“母”の元気は、
家族みんなの“元気”
になります

お母さんの“疲れ”は
ＡＳＤやＡＤＨＤが
原因かもしれない

私が発達障害とわかったら読む本

監修＊宮尾益知 どんぐり発達クリニック院長
滝口のぞみ 青山こころの相談室代表

河出書房新社

はじめに

お母さんの“元気”は子どもたちやお父さんの“元気”です。家族みんなが明るく楽しく暮らすために、お母さんにはいつも元気でいてもらいたいのです。

とはいえ、ＡＳＤやＡＤＨＤなどの発達障害の特性があるお母さんは、家事の中でも強いこだわりでなかなかうまく物事を進めることができなかったり、一つの事柄にこだわりいい加減なことができません。また、家族のイベントの段取りに疲れてしまったりしています。そんな特性のあるお母さんはどこか疲れ気味になっていませんか？

自分自身に発達障害の特性がある……、またそのように診断されたお母さんには家族の支えややさしい言葉かけが必要です。と同時に、日常の生活の中で、お母さんの気持ちが暗くなったり落ち込んだりしないように、お母さんに元気が出て普段の暮らしに支障が出ないようするためにはどのような気持ちで家事や子どもたちと接すればよいのか？　この本にはそのためのヒントが詰まっています。

ＡＳＤやＡＤＨＤのお母さんがどんな行動にストレスを感じるのか？

その原因はどこにあるのか？　この本の中でそれらをわかりやすく紹介し、解決法を解説しています。お母さん自身が自分自身の特性に気づき、対策することで、それまでの暮らしの困難さを克服し、お母さんが元気になるような具体的な対処法が載っています。夫との間で、子どもとの関係で、社会との付き合い方で、それぞれのシーンに分かれて紹介していますので、ぜひ参考にしていただき、これからも元気なお母さんでい続けてください。

第3章 発達障害のあるお母さんと「子ども」との間で起きる困りごと

第1章

女性の発達障害の基礎知識

発達障害は先天的な特性で、社会性やコミュニケーションなどの発達に偏りがあることで生じる不適応な状態をいいます。それは基本的に大人になっても変わることはありません。子どものころは気づかなかった特性が、さまざまなライフステージの中で判明することがあります。この章では、女性を中心に発達障害の基本情報について見ていきます。

大人にもある、発達障害

発達障害は、生まれつき脳の機能に何らかの問題があることで起こる不適応な状態をいいます。その特性は成長とともに自然になくなっていくということはありません。

発達障害は、生まれつきの障害

今日、発達障害に対する認知が急速に広がっています。以前は、なぜ発達障害になるのか、その原因がはっきりしていなかったこともあり、親の育児やしつけ、本人の持って生まれた性格、生活環境などが原因だと思われていました。

しかし、現在では研究も進み、発達障害は生まれつきの障害で、脳の機能に何らかの問題があるために不適応の状態になることが明らかになっています。また、精神的な症状ではなく、認知（理解、行動する過程）に問題があり、生活・学習上にさまざまな困難が生じてくることがわかっています。

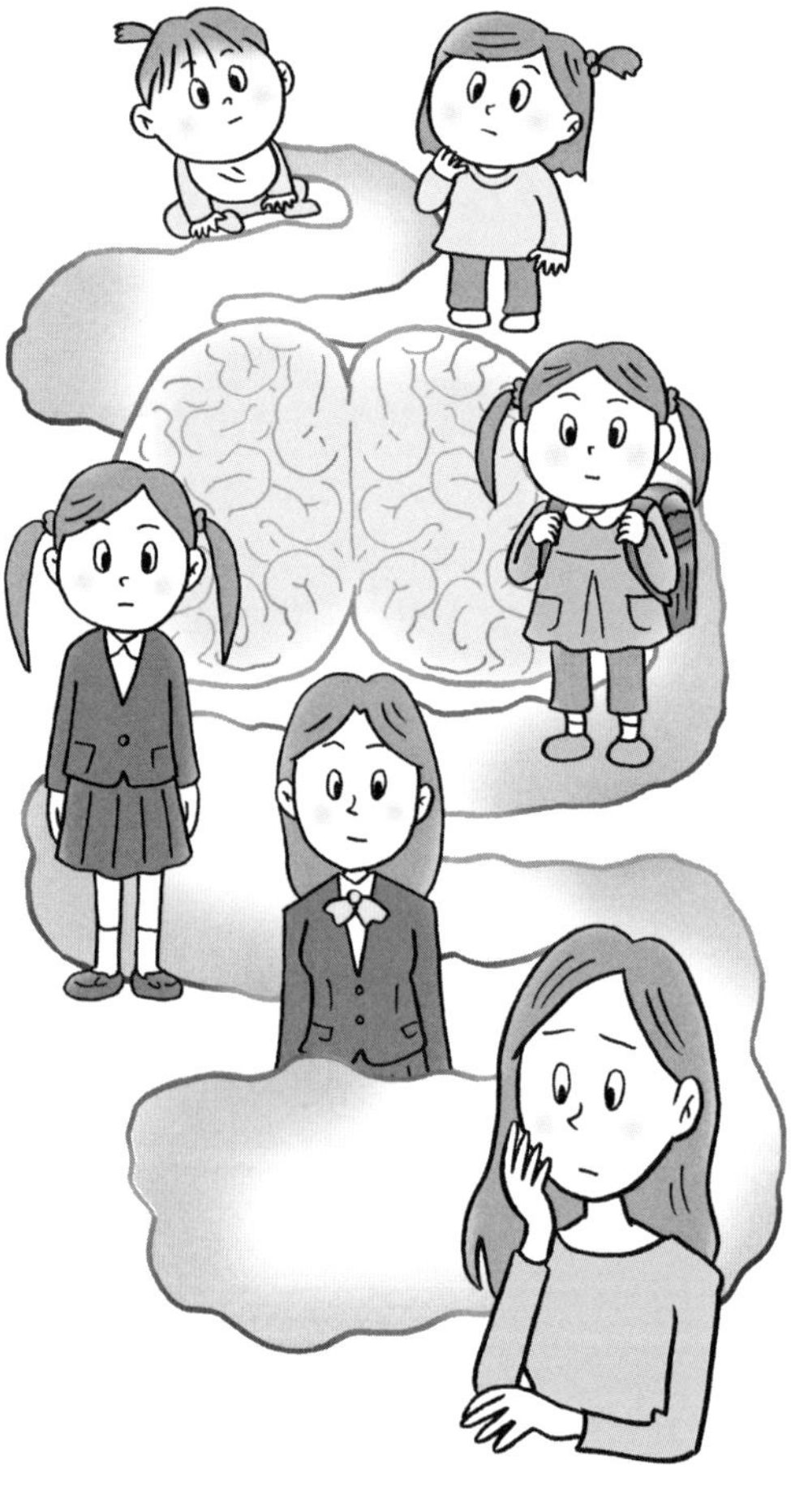

とはいえ、発達障害かどうかを判断するには、社会生活面で問題が生じているかどうかが基準となります。たとえ、ある種の特性はあっても、社会にうまく適応していけるのであ

れば、障害があるとはみなされません。

発達障害は男の子の方が多い？

発達障害は、一般的に男の子の方が多いといわれています。たとえば、「自閉症スペクトラム症候群（ASD）」では、男：女が四：一、「注意欠如・多動性障害（ADHD）」では、五：一の割合だとされています。

男の子の割合が多い要因として、発達障害の特性からくるさまざまな行動が、男の子の方が目立ちやすいことがあげられます。女の子は男の子と比べておとなしい上に、受身型といって自分から行動するよりも相手に合わせようとすることが多いため、特性からくる行動が目立ちにくいのです。

とはいえ、男の子も女の子も同じように〝生きづらさ〟を抱えています。

特性は基本的になくなることはない

ひと口に発達障害といっても、特性のあらわれ方は人それぞれです。くわしくは後述しますが、発達障害にはおもに三つの種類があり、それぞれに複数の特性があります。その特性がどの程度の度合いか、あるいは複数の特性が併存しているかなどによって、あらわれてくる状態も変わってきます。

特性があっても、成長の過程で必ず問題が生じるとは限りません。特性そのものが目立たない人もいますし、特性によっては経験や学習を重ねることで、少しずつ目立たなくなっていくものもあります。そのため、特性があることに気づかないまま成長し、大人になる人もたくさんいます。しかし、発達障害は生まれつきの障害で、成長とともに特性がなくなっていくことはありません。

大人になると生きづらさを感じる場面が増える

子どものころは家族や学校などから、さまざまなサポートを受けることができました。しかし、大人になればだれかが助けてくれるわけではなく、自分の行動には自分で責任を負わなくてはなりません。また、社会に出れば、学生時代のように好きな人とだけ話したり、付き合ったりするわけにはいかず、人間関係はより複雑になります。

そのため困りごとやトラブルも起こりやすく、生きづらさを感じる場面が増えたり、周囲の人から指摘されて自分に特性があることに気づくケースが少なくありません。近年、大人の発達障害にスポットが当たるようになってきたのは、そのように生きづらさを感じる人がたちが増えてきたことが背景にあります。

発達障害は大きく三つの種類に分けられる

発達障害は、おもに「自閉症スペクトラム障害（ASD）」「注意欠如・多動性障害（ADHD）」「限局性学習障害（SLD）」の三つに分類されます。

三つの発達障害が併存する場合もある

発達障害は、生まれつき脳の機能に問題があり、生活や学習などに何らかの問題が生じる状態をいいます。発達障害には種類があり、大きく「自閉症スペクトラム障害（ASD）」「注意欠如・多動性障害（ADHD）」「限局性学習障害（SLD）」の三つに分けられます。

どの発達障害かを見分けるために、「DSM−5」（「精神疾患の診断・統計マニュアル」第5版）や、「ICD−10」（「国際疾病分類」第10版）など、さまざまな診断基準や指標が設けられています。

本書では、おもにASDとADHDのケースについて取り上げていきます。

発達障害の診断基準

発達障害の診断には、アメリカ精神医学会の診断基準である「DSM−5」（「精神疾患の診断・統計マニュアル」第5版）や、世界保健機構（WHO）の診断基準である「ICD−10」（「国際疾病分類」第10版）などの国際診断基準が多く用いられています。どちらの診断基準を使用するかは、医師や医療機関によって異なり、診断名も変わってくる場合があります。

そのため診断の際には、特性によると見られる行動や言動などについて、医師が問診や行動観察を行い、その情報をもとに心理検査や発達検査などが行われます。その上で、「DSM−5」や「ICD−10」などの診断基準をどの程度満たしているかなどを総合的に判断して診断されます。

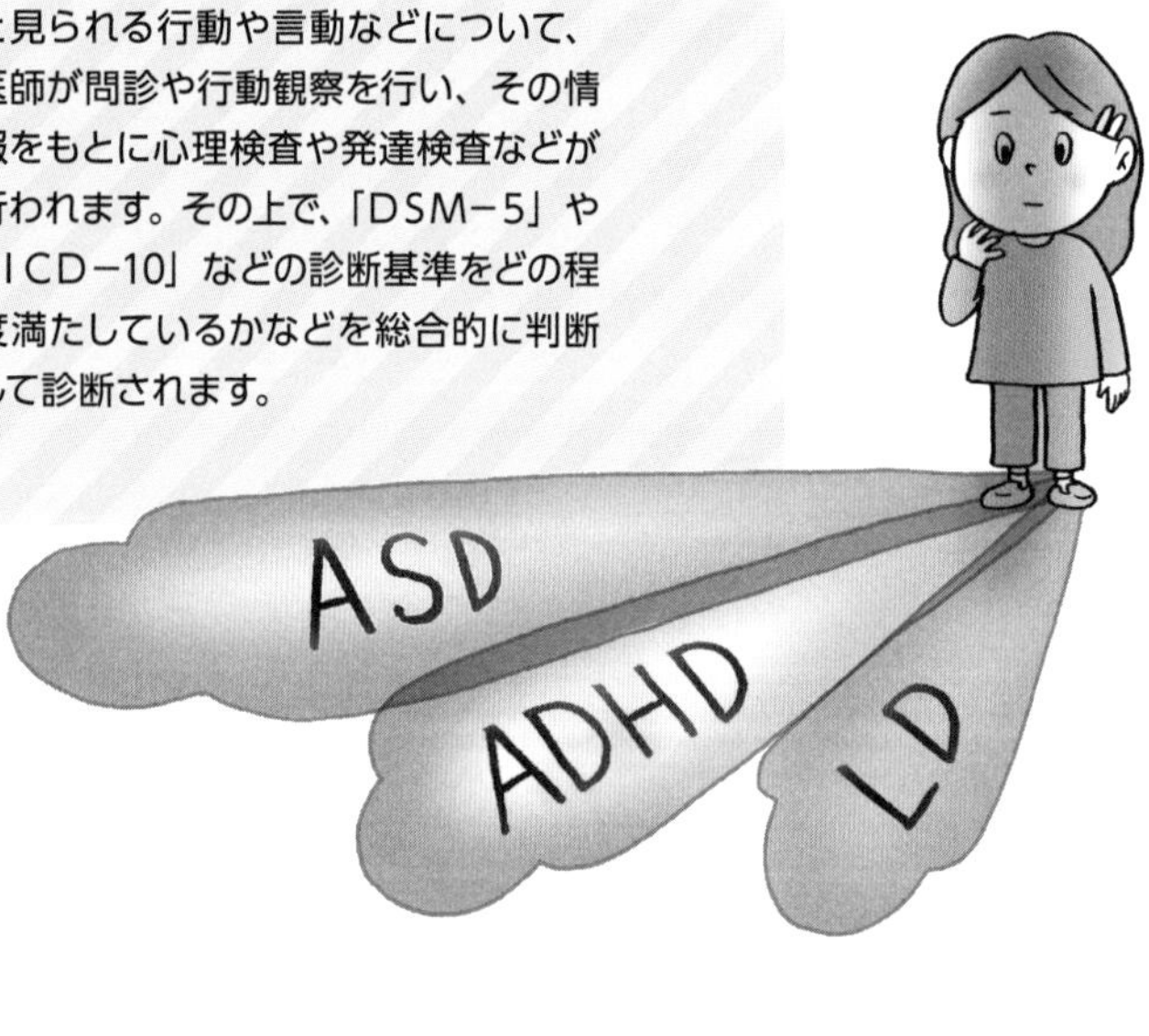

おもな発達障害

◆自閉症スペクトラム障害（ASD）

ASDのおもな特性として、「コミュニケーションの障害」「社会的なやりとりの障害」「こだわり行動」の三つがあげられます。

ASDは、かつては「自閉症」「自閉性障害」「広汎性発達障害」「アスペルガー症候群」など、さまざまな名称が用いられてきました。しだいに、これらをまとめて一つの連続体（スペクトラム）ととらえるようになり、現在では自閉症スペクトラム障害という名称が広く用いられています。

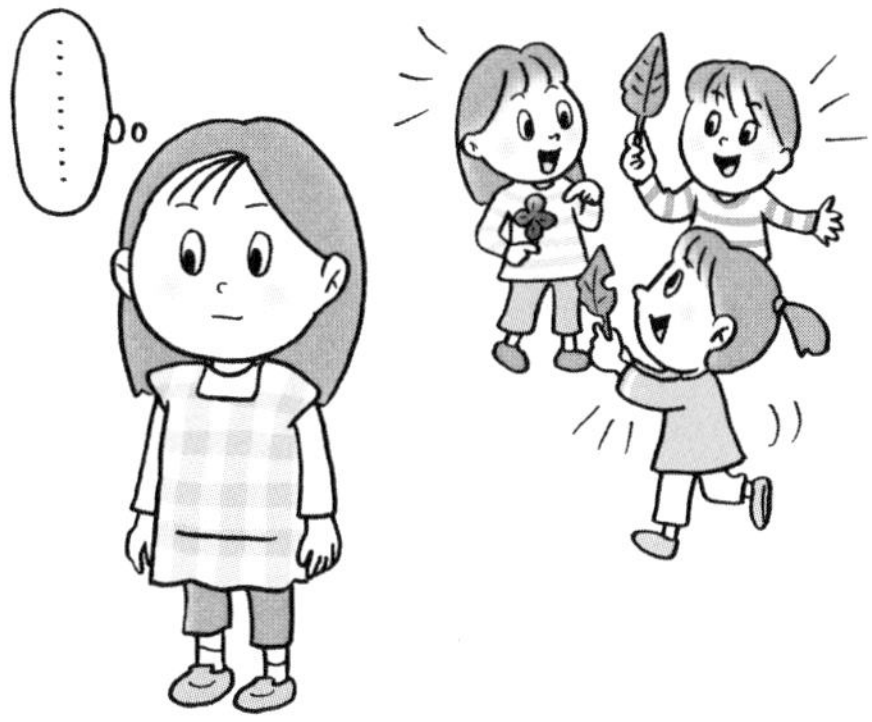

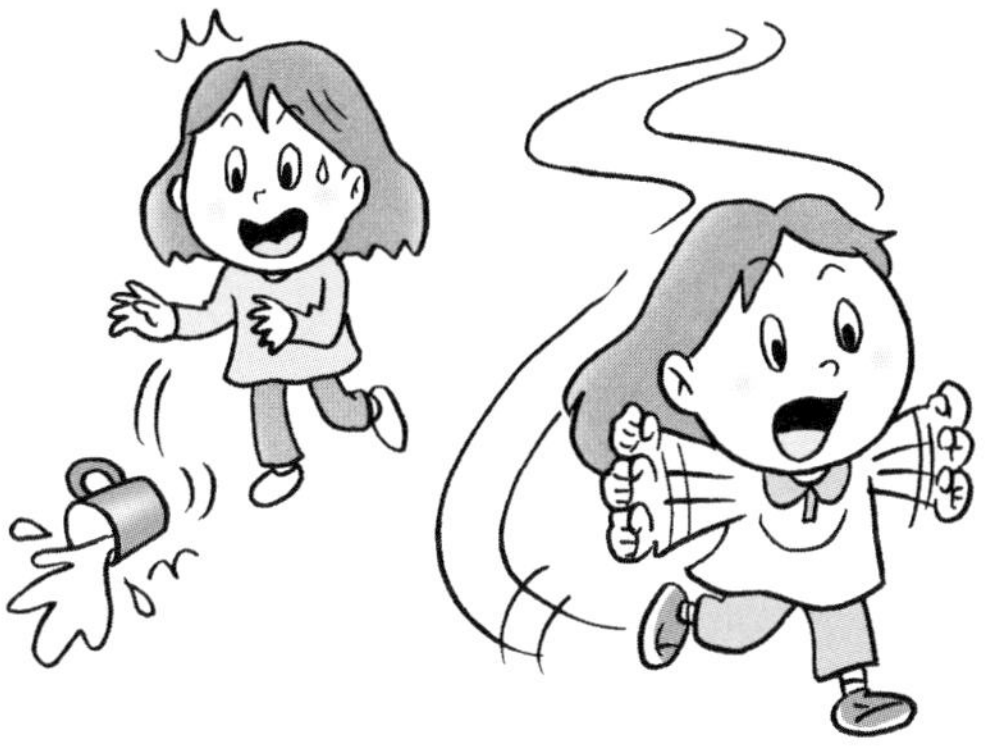

◆注意欠如・多動性障害（ADHD）

ADHDのおもな特性として、「不注意」「衝動性」「多動性」の三つがあります。落ち着きがない、よく考えずに行動する、ものをよくなくす、忘れ物が多いなど、おもに行動面に特徴があります。ただ、人によって不注意が目立ったり、多動が目立ったりと、特性のあらわれ方は異なります。

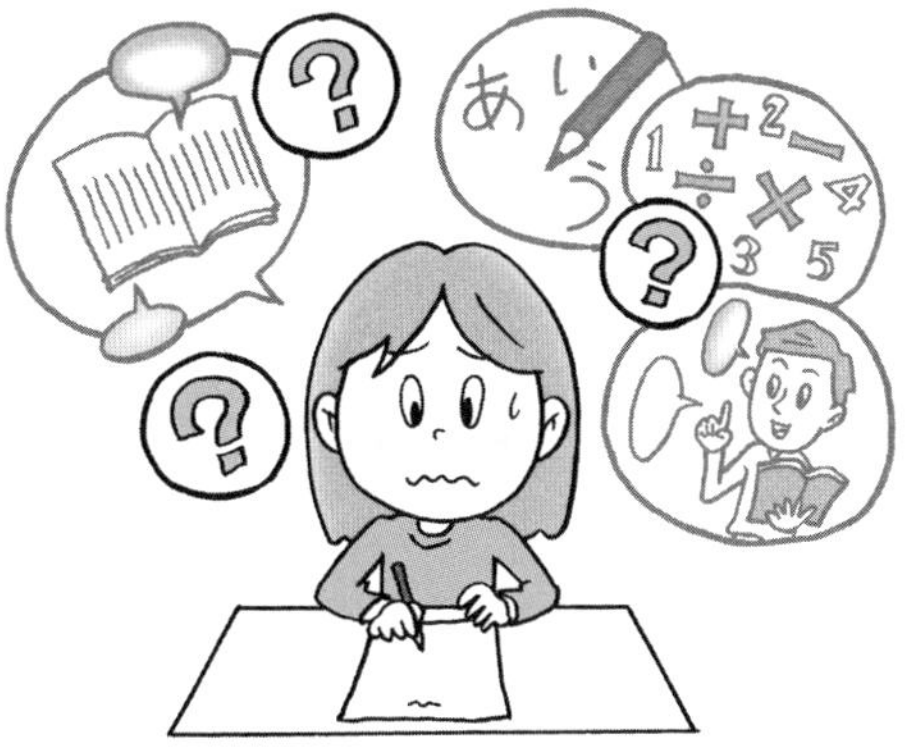

◆限局性学習障害（SLD）

SLDのおもな特性は、知的能力全般には遅れはないものの、「読む」「聞く」「話す」「書く」「計算する」「推論する」など、学習と関わる能力において、一つ以上の習得や使用に障害がある状態をいいます。

◆その他

運動能力の偏りが見られる「DCD（発達性協調運動症）」、「ADD（注意欠如障害）」なども発達障害に含まれます。

※これらの発達障害は、単独の障害として現れる場合もあれば、複数の障害が併存している場合もあります。
たとえば、ASDの人がADHDの特性も併せ持っていたり、ADHDの人にLDの特性が強く出る場合もあります。

「ASD」の基本的な特性とは

ASDには、おもに「社会的なやりとりの障害」「コミュニケーションの障害」「こだわり行動」という三つの特性があります。

人に対する関心が薄く、こだわりが強い

ＡＳＤの基本的な特性として、「社会的なやりとりの障害」「コミュニケーションの障害」「こだわり行動」の三つがあげられます。これらは「三つ組みの特性」とも呼ばれています。

社会的なやりとりの障害とは、人と関わるのが苦手だということです。人に対してあまり関心がなく、相手が何を考えているのか、何を求めているのかなどを推測したり、場の空気を読んだり、暗黙のルールを理解するなど、相手や状況に合わせた言動や行動をとることがうまくできません。そのため人間関係を築く上で困難をともないます。

コミュニケーションの障害は、言葉を使って相手に何かを伝えることが苦手なことや、身振り手振りなどの非言語的コミュニケーションがうまく理解できないことを指します。ＡＳＤの人はそもそも人に対する関心が薄いので、だれかと話したい、自分の気持ちを伝えたいという欲求があまりありません。そのため子どものころから言葉の発達に遅れや偏りが見られ、コミュニケーションがうまく訓練されないまま大人になる場合があります。

こだわり行動は、物事のある一部分に強い関心を持ったり、決まったルールや手順に沿った行動をとることをいいます。たとえば、朝食に毎日同じものしか食べない、自分の決めた手順で物事を行うなど、独特のこだわりがあります。

ほかにも、突然パニックに陥る、急な予定の変更や変化に対応できない、目や耳などの感覚がアンバランス（感覚の過敏性）といった特性がみられることもあります。

ASDの対人関係における四つのタイプ

ＡＳＤには対人関係において四つのタイプがあります。

①積極奇異型

知らない人にも平気で話しかけたり、初対面からなれなれしい態度をとったりします。

②受身型

自分から能動的に行動を起こすことは少ないが、誘われれば付き合うタイプです。女性に多いといわれています。

③孤立型

他人と話したり関わったりすることが苦手で、一人でいることを好みます。

④尊大型

自己主張が強く、周囲を圧倒するような振る舞いをする傾向があります。男性に多いタイプです。

女性の場合、一般的に受身型や孤立型が多いといわれています。特にAS（アスペルガー症候群：次ページ参照）の女性の場合、学生時代に成績が優秀なことも多く、特性による問題行動が少ないこともあり、自分も周囲も発達障害だと気づかず、生きづらさを感じていることが少なくありません。

ASDの基本的な三つの特性

①社会的なやりとりの障害

- 人との関わりが苦手
- 集団で行動することが苦手
- 相手や状況に合わせた行動が苦手
- 場の空気を読むのが苦手
- 自己主張が強く一方的な行動が目立つ

②コミュニケーションの障害

- 他人とうまくコミュニケーションがとれない
- 非言語的コミュニケーションが理解できない
- 相手の表情から気持ちを読み取れない
- たとえ話を理解することが苦手

③こだわり行動

- こだわりが強く、興味のあることだけをやりたがる
- 想像力が乏しい
- 言われたことを表面的に受け取りやすい
- 決まった手順ややり方など独自のルールがある
- 急な予定の変更に柔軟に対応するのが苦手

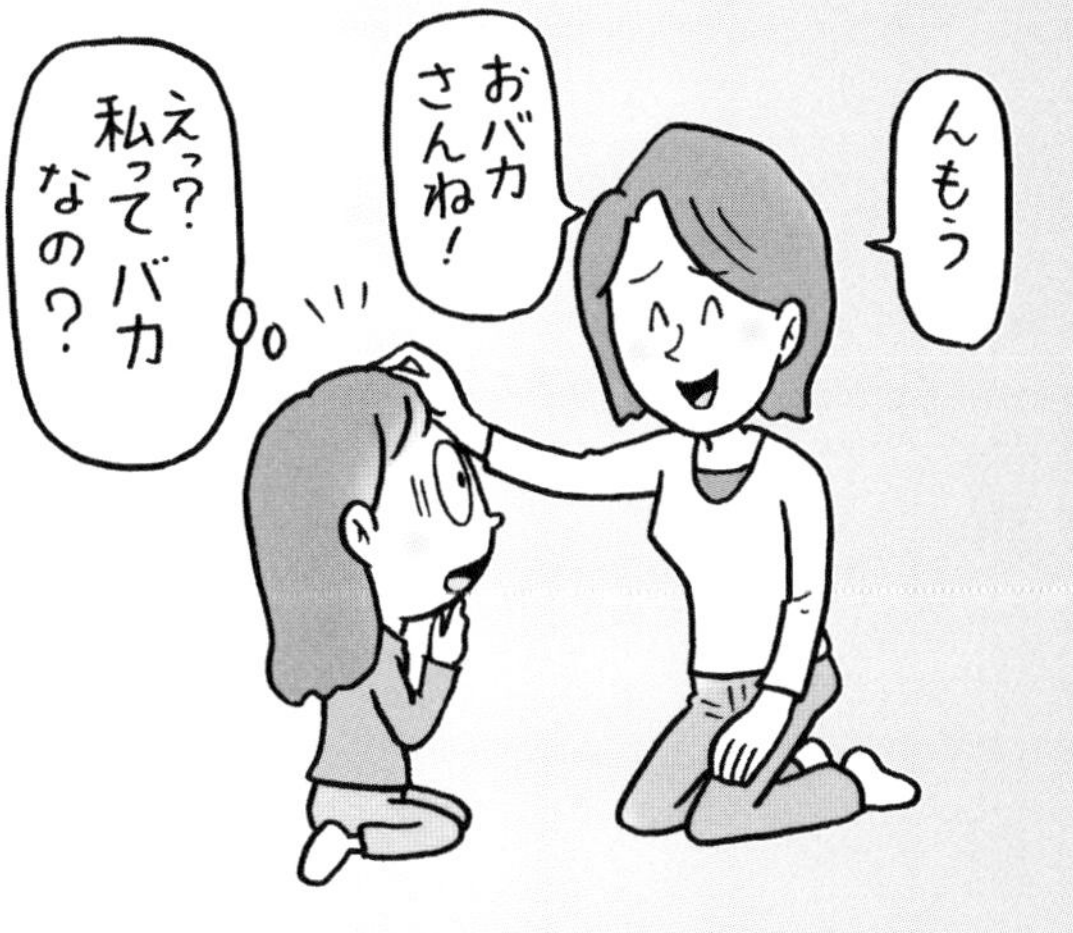

「AS」の基本的な特性とは

DSM-Ⅳでの分類ですが、「AS（アスペルガー症候群）」はASDの一つで、言葉や知的な遅れがほぼないことから、自分も周囲も特性に気づかず大人になることが少なくありません。

「ちょっと変わった人」として大人になるケースも

ASDの三つの特性は見られますが、言葉や知的な遅れがなく、対人関係の障害が比較的軽度な状態を「AS（アスペルガー症候群）」といいます。

1944年、オーストリアの小児科医・アスペルガーが、「知能と話し言葉に遅れは認めないが、社会的行動や人との関わりに問題のある子どもたち」について報告したことから、知られるようになりました。

ASの人の対人関係では、基本的に一人でいることを好む、他人との関わりが受け身かまたは一方的、人の気持ちに配慮することが苦手という特徴があります。

コミュニケーションにおいては、会話がかみ合わない、敬語が不自然、皮肉やたとえ話が通じないなどの特徴があるほか、身振り手振りや表情など言葉を用いない「非言語的コミュニケーション（ノンバーバルコミュニケーション）」がなかなか理解できません。

また、興味の対象が極めて限られていて、パターン化された行動が多いこともあげられます。たとえば、特定の物事に強い興味を示す、特定のやり方や手順にこだわる、興味のある分野については膨大な知識を持つなどです。

とはいえ、知的な遅れがないことから、表面的には対人関係やコミュニケーションに著しい問題は生じにくいため、就学中の頃からも「ちょっと変わった人」という認識で周囲も本人もASであることに気づかないまま、大人になるケースが少なくありません。

中には、学業優秀で有名な大学を卒業して大手企業で活躍したり、芸術面で才能を発揮したり、研究の分野で画期的な成果を上げている人もいます。

AS（アスペルガー症候群）の特性

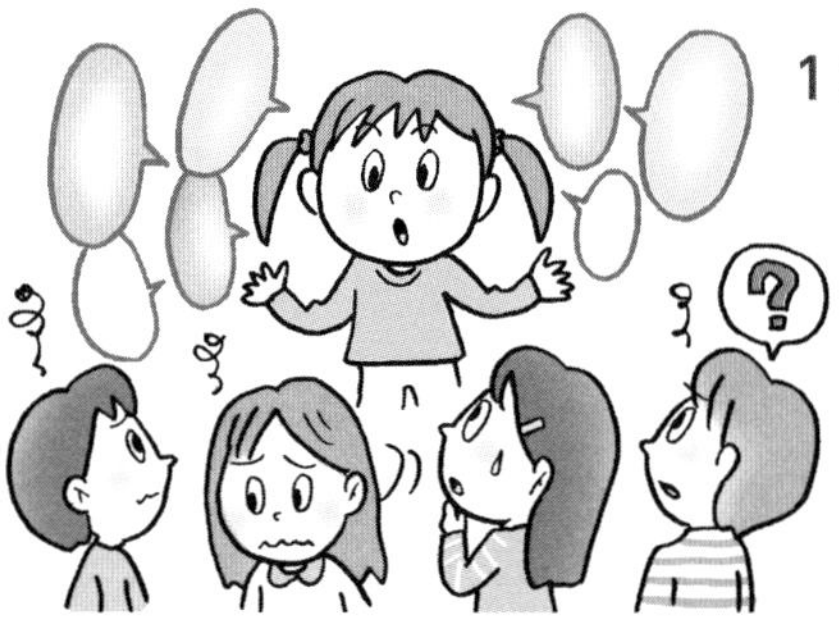

1：マイペースな対人行動

- ●相手の気持ちや状況を考えない
- ●マイペースな行動が目立つ
- ●人見知りをしない
- ●自分のいいたいことを一方的に話す
- ●思いついたことをそのまますぐに口に出す
- ●その場の空気を読んだり、暗黙の了解を理解するのが苦手
- ●周囲からは、自分勝手でわがままと思われることが多い

2：早くて達者な言葉の発達

- ●言葉の遅れがなく、むしろ早いことも多い
- ●難解な言葉や言い回し、表現を好んで使う
- ●文脈や間接的な表現を読み取ることが苦手で、相手の発言を文字通り受け取る
- ●プロソディ表出（※1）の障害はないか、軽い
- ●ユーモアやお世辞、皮肉や比喩の理解が難しい
- ●言葉を表面的に受け取りやすく、言外の意味を理解しにくい
- ●代名詞の理解が困難なことがある

※1　プロソディ＝イントネーションやリズムのこと

3：融通がきかない行動

- ●決められた手順やスケジュールに強くこだわり、パターン化することが多い
- ●新しい場所や状況、想定外の事態への臨機応変な対応が苦手
- ●想定外の事態に直面すると、不安にかられパニックを起こすことがある
- ●自分が決めたルーティンを他人も守ることを要求しやすい
- ●物事の一部分にこだわり、全体を見渡すことが苦手
- ●自分の興味があることだけに没頭していたい

4：その他

- ●ADHDが併存している場合がある
- ●手先が不器用なことが多い
- ●被害者的な言動が多い
- ●文字が乱雑なことがある

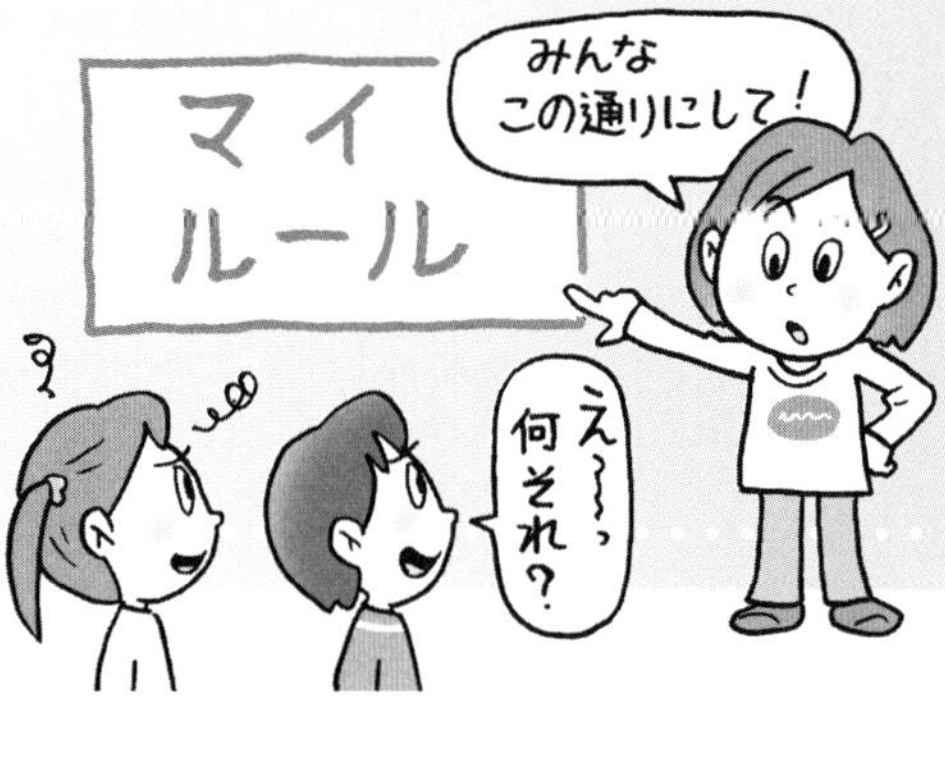
マイ
ルール
みんな
この通りにして！
え～っ
何それ？

「ADHD」の基本的な特性とは

ADHDは、「不注意」「多動性」「衝動性」という三つの基本的な特性があります。女性と比べて男性の方が目立ちやすく、特性のあらわれ方も異なる場合があります。

注意を持続できないために多動や衝動があらわれる

ADHDは、「不注意」「落ち着きがない（多動性）」「よく考えずに行動する（衝動性）」という三つの特性があります。

アメリカ精神医学会による診断基準（DSM）では、「知能発達に大きな遅れはなく、環境によるものが原因ではないにもかかわらず、多動、衝動性があり、注意が集中できない状態」と定義されています。

かつては脳への外傷や一過性の機能不全が原因とされていたり、症状そのものをあらわす「小児期多動反応」「過活動児童症候群」などと呼ばれていました。しかし、DSMが診断基準に使われるようになってからは、「多動が中心の症状ではなく、注意を集中あるいは持続することが困難（不注意）なために、多動・衝動的になる」と考えられるようになり、ADHDという診断名が用いられるようになりました。

また、ADHDには三つの特性に加えて、ほかの障害が併存するケースが少なくありません。たとえば、ADHDとASD、ADHDとLDといった形です。また、不安障害や気分障害を併せ持つ人もいます。

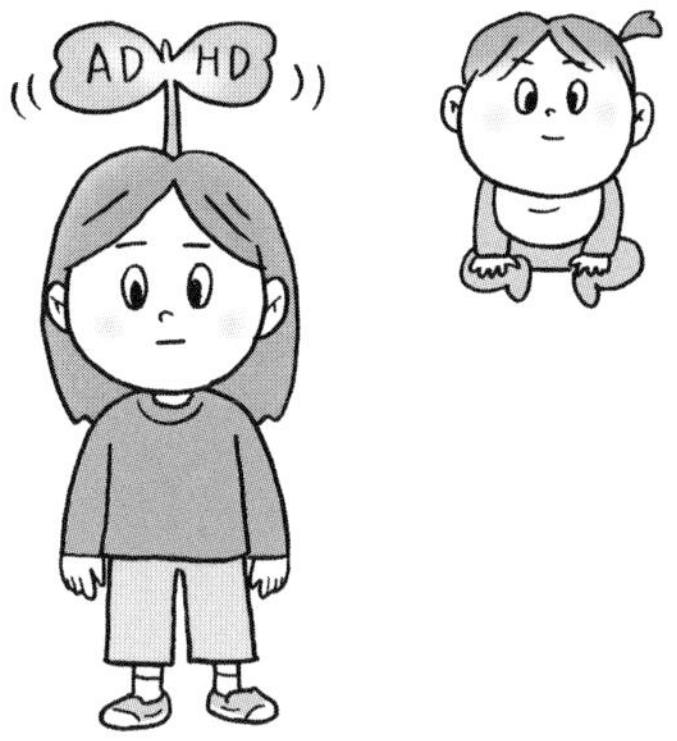

特性は小学校入学前にはあらわれる場合が多い

ADHDの特性は早い子どもで四歳くらいまで、遅くとも小学校入学前にあらわれてくることが多いようです。一方、多動があまり目立たず、注意や集中ができないことをおもに訴える「注意欠如障害（ＡＤＤ）」の子どもは、問題行動がそれほど目立ちません。そのため青年期、あるいは大人になってもきちんとした診断がされないことがあります。

また、全般的に女の子は男の子ほど行動が活発ではなく、おとなしいケースも多いため、「忘れ物が極端に多い」とか「おしゃべりが止まらない」といったＡＤＨＤの部分的な特性があらわれても、ほかの特性が目立たず、周囲からＡＤＨＤと気づかれないまま大人になる場合もあります。

ＡＤＨＤの基本的な三つの特性

不注意

- 集中力を持続するのが難しい
- モノをよくなくす
- 忘れ物が多い
- 片づけ・整理整とんが苦手
- 細かいことに気がつかない
- ケアレスミスが多い
- 仕事や課題に取り組んでもすぐに飽きてしまう

多動性

- 一つの場所に腰を落ち着けることが苦手
- 目的のない動きをする
- じっとしていても内心ソワソワしている
- 仕事中でも物音をたてたりする

衝動性

- 思いつきで発言したり行動したりする
- 過度におしゃべり
- 時間に間に合うように行動できない
- 感情が不安定になりやすい

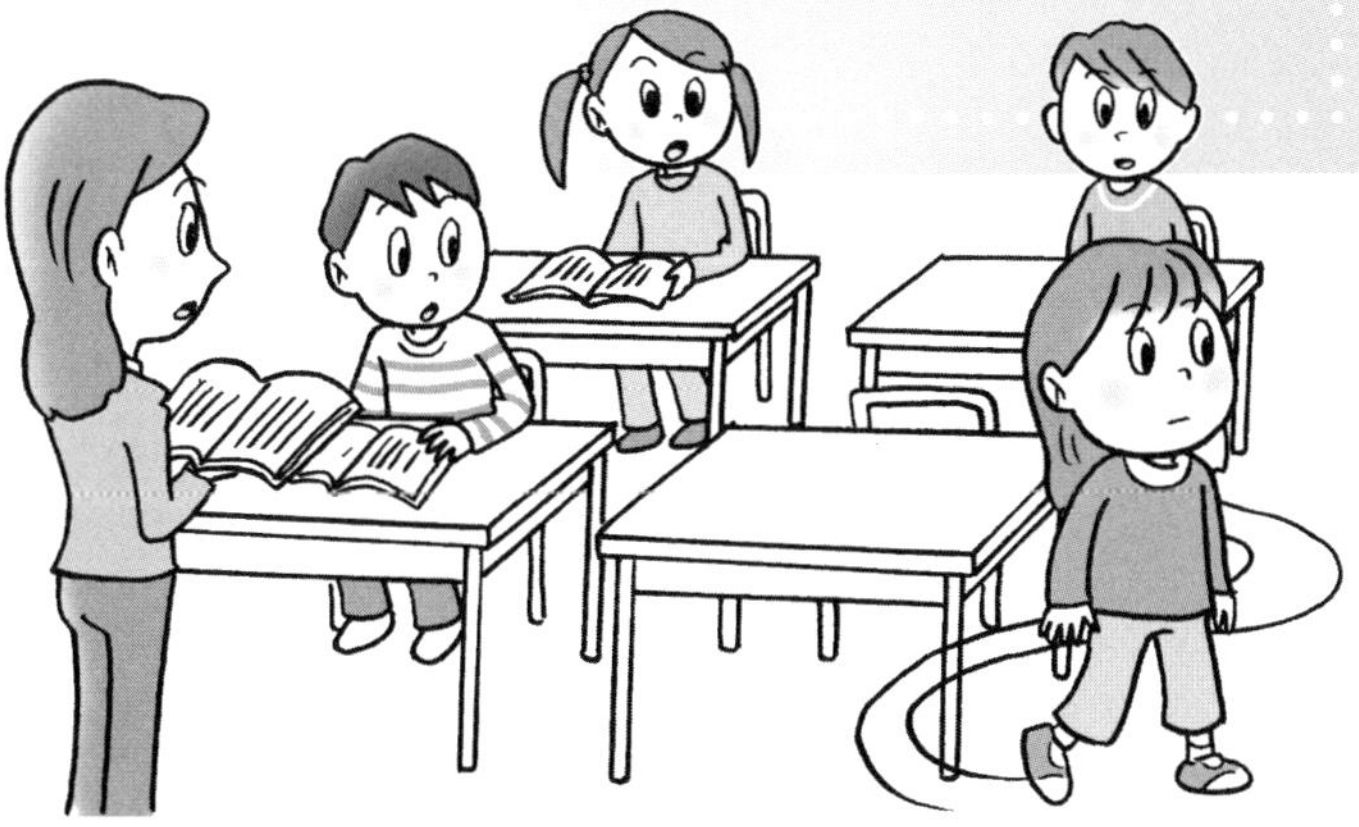

「SLD」の基本的な特性とは

SLDは、「読む」「聞く」「話す」「書く」「計算する」「推論する」など脳の認知機能のいずれかに問題が生じた状態をいいます。ただ、医療的な意味の障害ではありません。

六つの学習能力のどれかに障害がある

SLDは、日本で「学習障害」と呼ばれています。その基本的な特性は、知能全般は正常であっても、「聞く」「話す」「読む」「書く」「計算する」「推論する」という六つの能力のうち、一つ以上の修得や使用に困難があることです。これらの特性は同じようにあらわれるのではなく、人それぞれに異なります。また、ほかの発達障害と併存している場合もあります。支援ツール等で解消することも多くあります。

SLDのおもな特性

「聞く」ことの障害

- 会話が理解できない
- 文章の聞き取りができない
- 単語や言葉の聞き誤りが多い
- 長い話を理解するのが苦手
- 長い話に集中できない
- 言葉の復唱ができない

「話す」ことの障害

- 筋道を立てて話すことが苦手
- 文章として話すことが苦手
- 会話に余分なことが入ってしまう
- 同じ内容を違う言い回しで話せない
- 話が回りくどく、結論までいかない

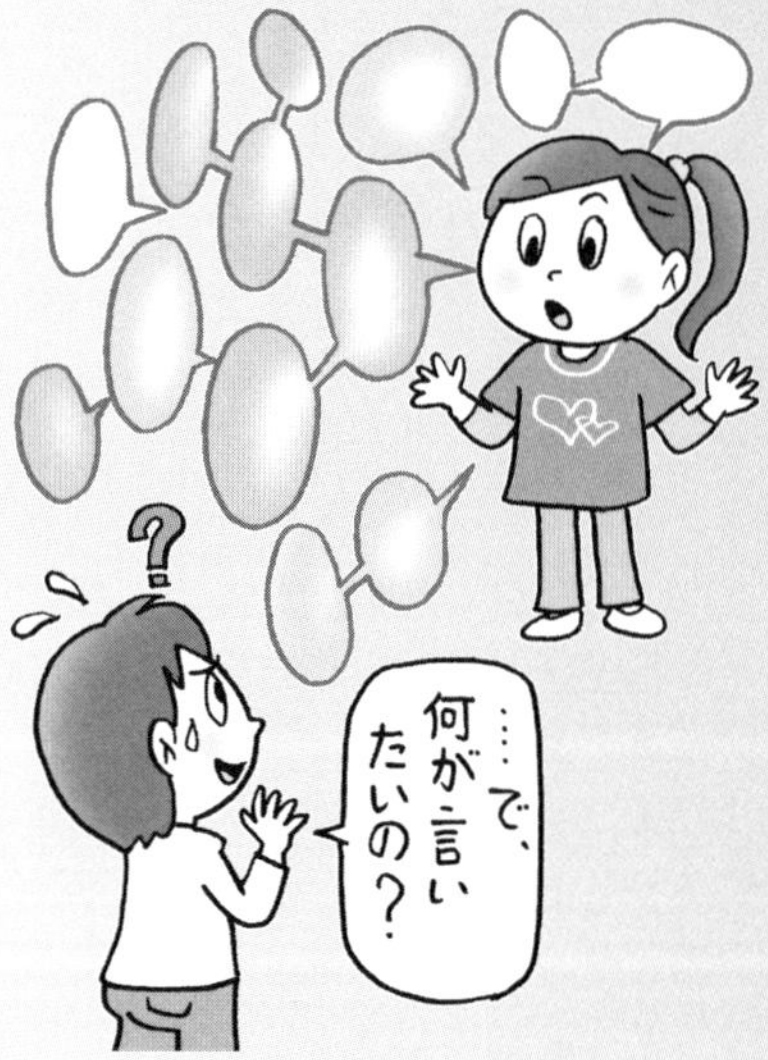

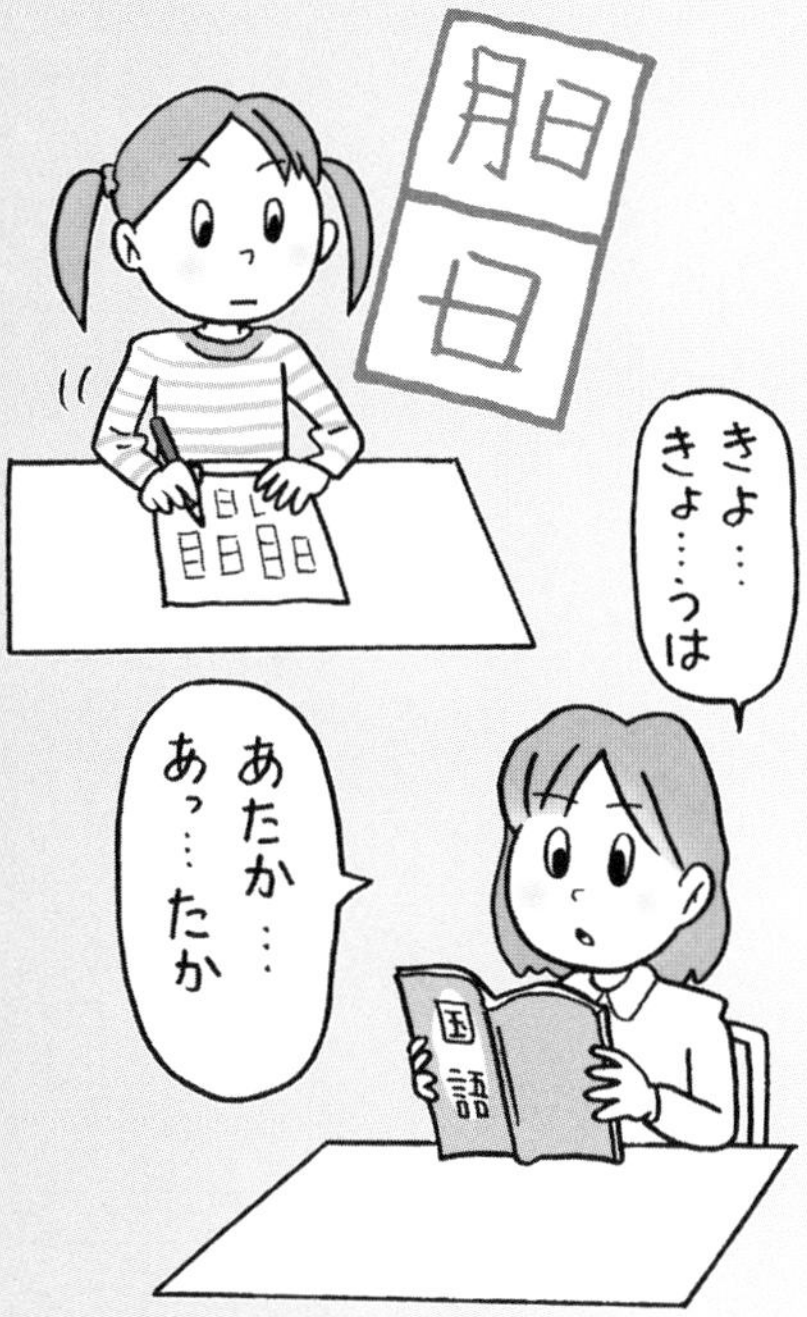

「書く」ことの障害

- 文字が書けない
- 誤った文字を書く
- 漢字の部首（へんとつくり）を間違う
- 単語が書けない、誤った文字が混じる
- 単純な文章しか書けない
- 文法的な誤りが多い（「てにをは」の誤りなど）

「読む」ことの障害

- 文字を発音できない
- 間違った発音をする
- 促音（小さな「つ」）や拗音（小さな「や」「ゆ」「よ」）を発音できない
- 単語を読み誤る（例えば「つくえ」を「つえく」と読んでしまうなど
- 文字や単語を抜かして読む
- 読むのが遅い
- 文章の音読はできるが、意味が理解できない

「計算する」ことの障害

- 数字の位どりが理解できない
- 繰り上がり、繰り下がりが理解できない
  ＊数字は1～9となり、繰り上がりで10と0から始まるという概念が理解できない。
- 九九を暗記しても計算に使えない
- 暗算ができない

「推論する」ことの障害

- 算数の応用問題・証明問題・図形問題が苦手
- 因果関係の理解・説明が苦手
- 長文読解が苦手
- 直接示されていないことを推測することが苦手

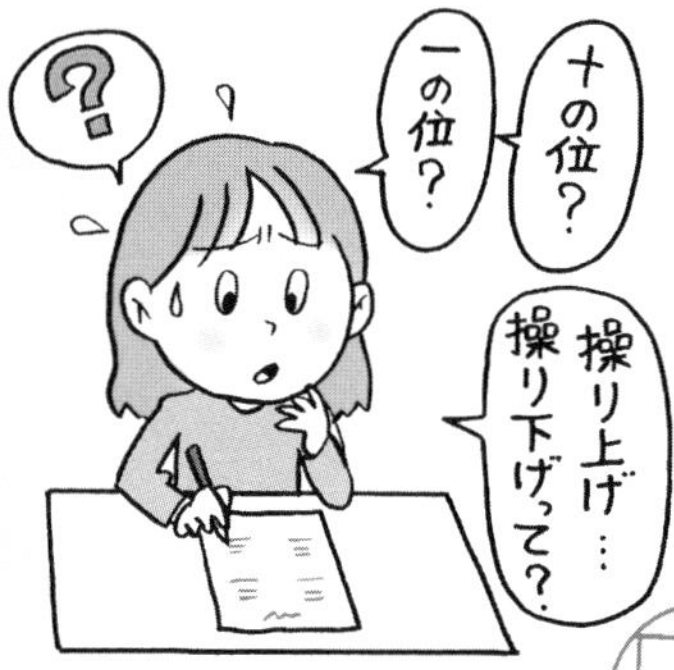

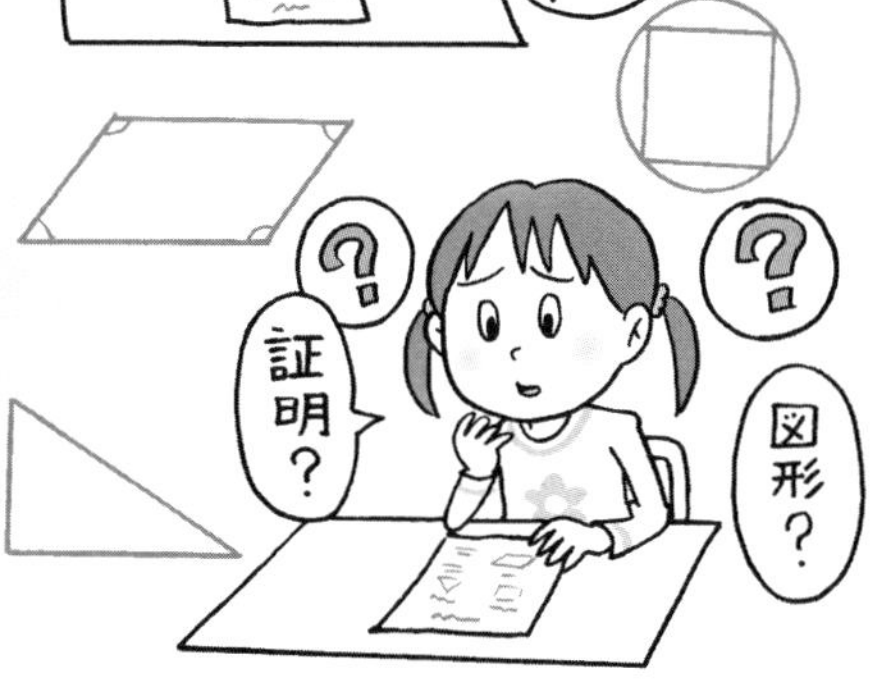

女性が自分の発達障害に気づくとき

子どものころは大目に見てもらえたことも、大人になればそうはいきません。特性によるさまざまな問題行動やトラブルが顕在化し、発達障害に気づくことが出てきます。

発達障害のある人は"常識"がなかなか身につかない

子どものころは気づかなかった発達障害の特性が、大人になってからわかるのはどうしてでしょうか。

そこにはさまざまな社会のルールが関わっています。円滑な社会生活を送るには、社会のルール、つまり常識に従う必要が出てきます。

もちろん、ルールは社会に出る前にも、家庭や学校の中にありました。しかし、家庭や学校では、それぞれ親や先生がルールを教え、サポートもしてくれました。たとえルールを守れなくても、なぜ守らなければならないのかを説明してもらえたり、大目に見てくれたりしました。

ところが、社会に出ればだれもルールを教えてくれません。普通の人は社会に出るまでに、経験をもとに自然に身につけていきますが、特性のある人は、経験からルールを身につけていくことが難しい場合が少なくないのです。

ＡＳＤは目に見えないことを理解するのが苦手

ＡＳＤの人は、目に見えないことを理解するのが難しいことから、常識が身についていない場合があります。

たとえば、学校の校則や会社の規則などは文章化されているので理解できますが、学校や職場の中では規則とはまた別の「暗黙の了解」というルールがあります。目上の人には敬語を使う、他人の状況を察して手伝ったり気遣ったりする、ときには自分の都合よりも相手の都合を優先するなどです。

しかし、ＡＳＤの特性がある場合、こうした状況を理解し、臨機応変に対応することができません。そのため「ちょっと変わった人」「気の利かない人」と思われたり、知らず知らずのうちに迷惑をかけたり、とき

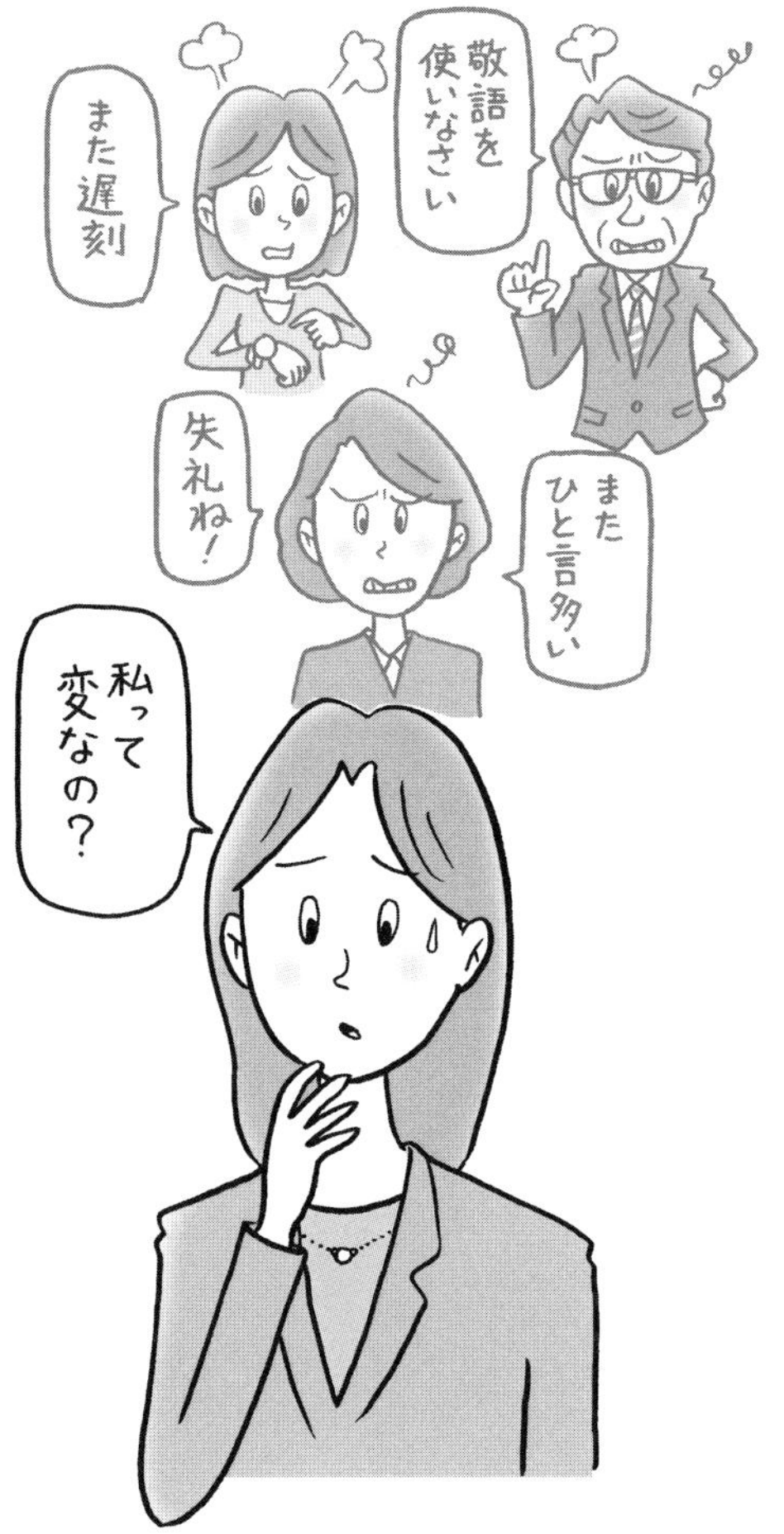
敬語を使いなさい
また遅刻
また ひと言多い
失礼ね！
私って変なの？

には周囲とトラブルを起こしてしまうことがあります。

特に女性の場合は、男性と比べて他人や場の状況を察する能力が高い傾向にあり、暗に細やかな配慮や気づかいを求められてしまう場面が少なくありません。しかし、ＡＳＤの女性はそのような能力を発揮することが困難です。そのため、大人になるとさまざまな場面で居心地の悪さを感じたり、トラブルをきっかけに自ら特性に気づくことがあります。

ＡＤＨＤの女性は物事の段取りが苦手

ＡＤＨＤの特性には「不注意」「衝動性」「多動性」の三つがありますが、女性の場合、「多動性」が目立つケースは男性より少なく、「不注意」と「衝動性」が目立つ傾向にあります。「多動性」の症状ははた目から見てわかりやすいですが、「不注意」と「衝動性」はわかりにくく、「怠けている」と誤解されることがあります。

不注意からくる症状として、「物事の段取りをつけることが苦手」があげられます。そのため、決まった時間内でどれくらいのことができるかをうまく判断できず、あれもこれもと予定を詰め込んでしまいます。また、時間にルーズで遅刻を繰り返したり、約束をすっぽかしてしまうこともあります。

衝動性の症状では、安いからと同じようなものをいくつも買ったり、余計なものまで買ったりします。会話をしているときも、相手の話に割って入ったり、相手が傷つくようなことを平気で口にする人もいます。就職や結婚などの大きな決断も、よく考えずにしてしまう場合もあります。

そうした行動パターンからトラブルを招くことも多く、自ら違和感を覚えたり、周囲から指摘されて気づくことがあります。

女性の発達障害を理解するヒントは、男女の脳の違い

女性の発達障害は、特性のあらわれ方が男性とは異なる場合があります。それを理解するには、男女の脳の違いに着目してみましょう。

男性と女性では脳の働きが異なる

かつて、『話を聞かない男、地図が読めない女――男脳・女脳が「謎」を解く』という本が出版され、「男脳と女脳が異なる」という考えが、世間で認められるようになりました。実際、脳の構造は男性と女性では異なる部分があります。

研究によると、日本人の脳の重さは男性の方が女性よりも少し重いものの、表面の構造は違いがないとされています。内部構造に目を向けてみると、女性は、脳の中心に位置する脳梁後部が大きく、多くの神経線維が左右を結んでいます。そのことから、女性の脳は左右間で頻繁に情報のやりとりが行われていることがわかります。一方、男性はこの情報

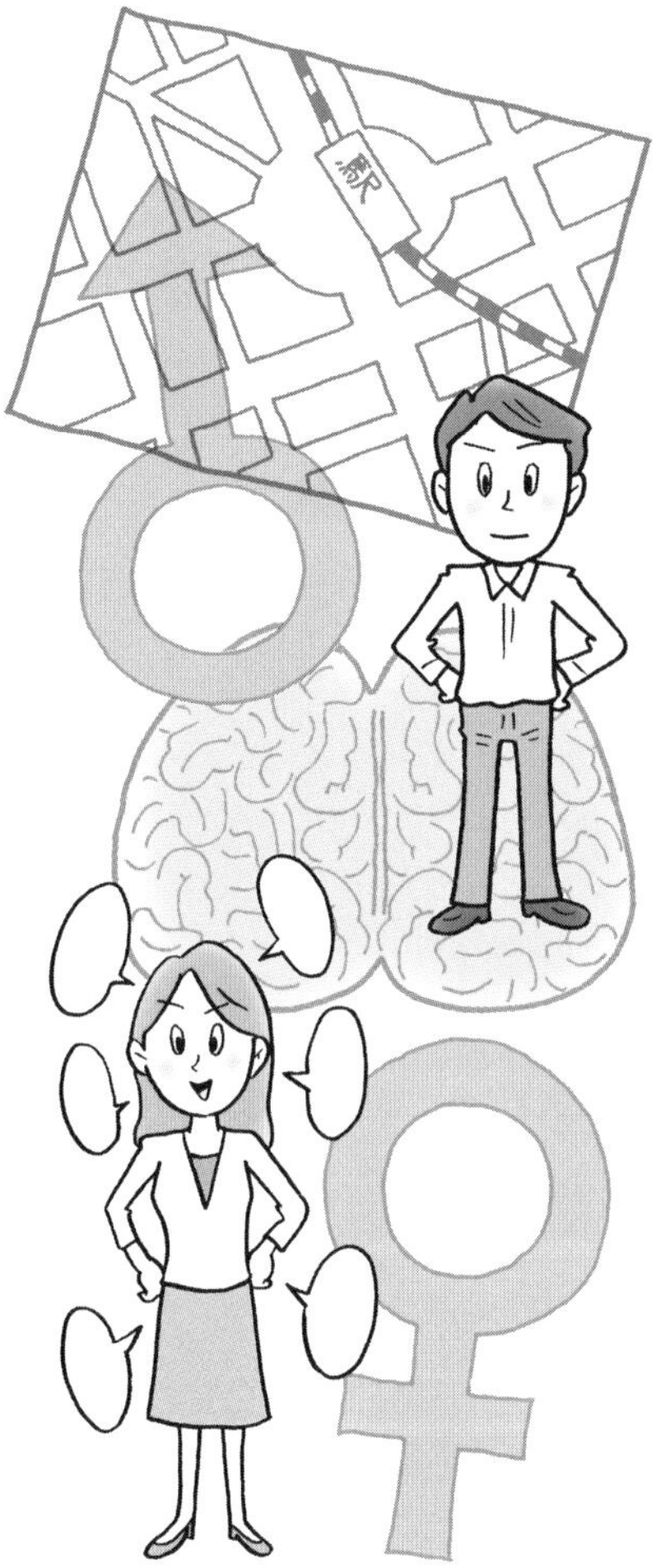

交換があまり活発ではありません。

脳は、右脳と左脳で役割が異なることが知られています。左脳には、おもに言語野が存在します。一方、右脳には補完的言語野が存在しています。

会話をしているときの男女の脳をMRIで見てみると、男性の脳は理論を司る左脳が働いていますが、女性の場合は左脳だけでなく右脳も働いています。

つまり、女性は右脳と左脳の両方を使って、言語活動を行っているのです。よく、「女性の方が言語能力は高い」といわれるのは、左脳で言葉の意味を理解しながら、右脳でしぐさや表情など非言語のサインを読み取ることができるという脳の構造によると考えられます。

一方、男性は脳の頭頂の部分が女性より発達していて、空間認知能力が高いことが、地図を読むのが得意といわれるゆえんです。

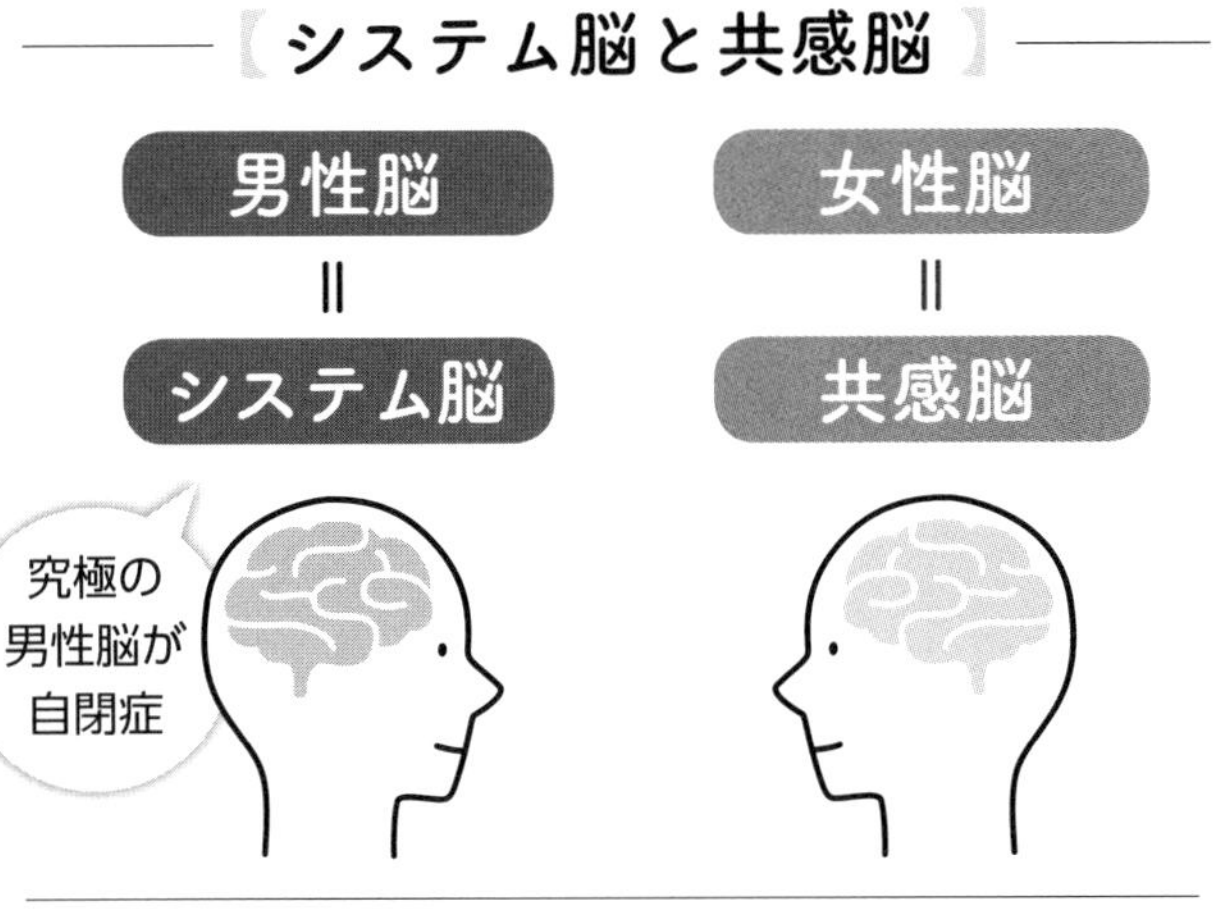
システム脳と共感脳
男性脳
＝
システム脳
女性脳
＝
共感脳
究極の
男性脳が
自閉症

（出典：オーク発達アカデミー）

発達障害は、男脳の極型ともいえる

自閉症の研究で知られる発達心理学者・サイモン・バロン＝コーエンによれば、「自閉症は極端に発達した男脳」だとしています。

彼は脳の機能を、「共感」と「システム」という二つの軸からとらえました。そして、女性の脳は、他人の気持ちをまるで自分のことのように感じる「共感脳」、男性の脳はシステムを理解して構築するようにつくられた「システム脳」ではないかと考え、「システム脳の極型」が自閉症（ＡＳＤ）であるという結論に至ったのです。

実際、ＡＳＤの特性の一つに、共感性の低さがあります。人の状況や気持ちを想像することが苦手なために、相手に共感することが難しいのです。一方、物事を客観的にとらえて理解し、結論に導くことは得意です。男性のシステム脳の極端な形がＡＳＤというのも納得できます。

ただ、発達障害のある女性は、男脳に起因するような特性がありながら、れっきとした女脳の持ち主でもあります。そう考えると、なぜ男性の発達障害と女性の発達障害が異なるかが理解しやすいのではないでしょうか。

女性のASDの特徴

特徴① 集団が苦手

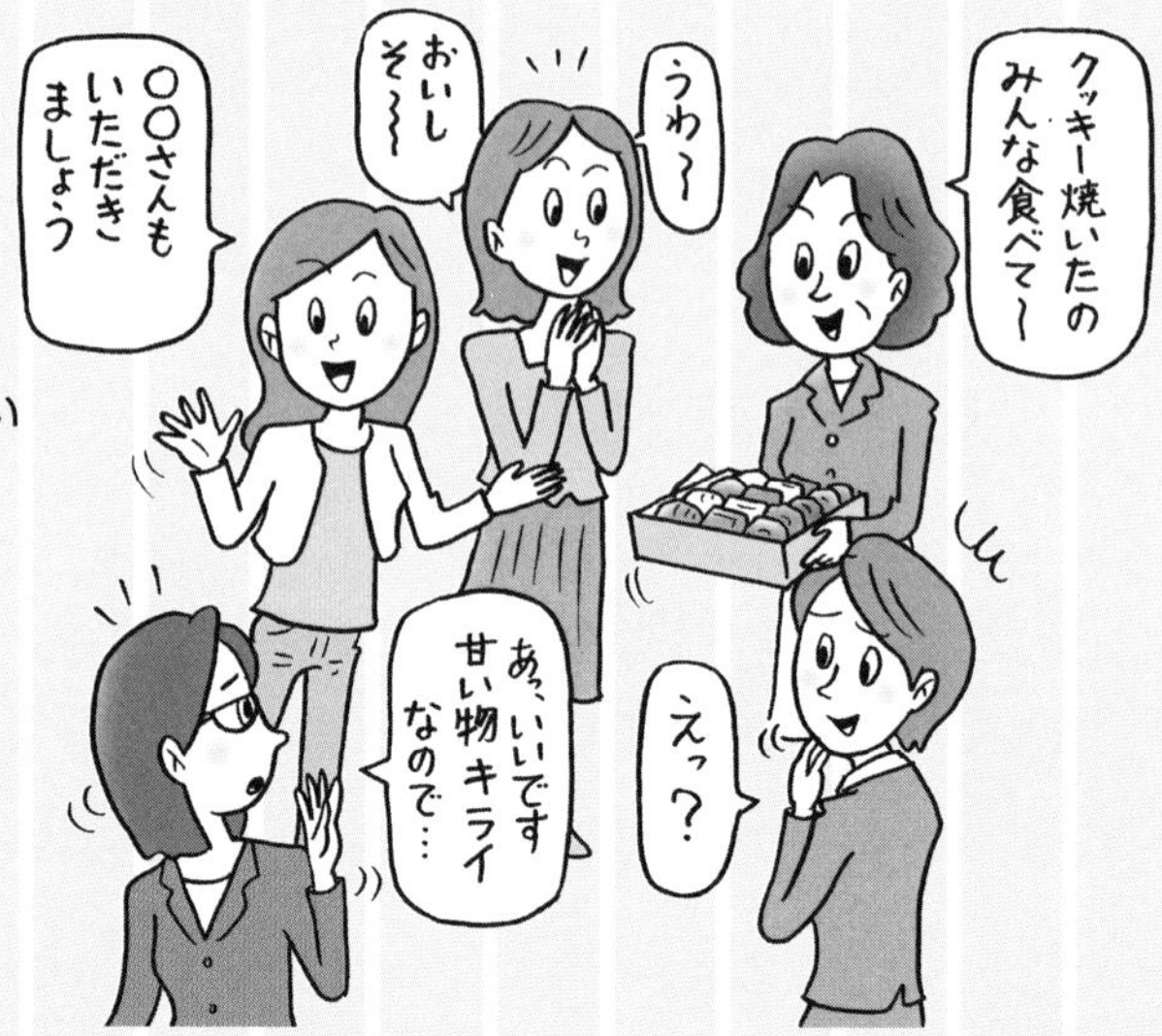

クッキー焼いたの
みんな食べて～
うわ～
おいし
そ～～
○○さんも
いただき
ましょう
えっ？
あ、いいです
甘い物キライ
なので…

check!

- □他人との適切な距離感がつかめない
- □グループ活動が苦手
- □大人数の中にいると落ち着かない
- □場の空気が読めない
- □チームで仕事をするのが苦手
- □周囲と協調することができない

特徴② 会話が続かない

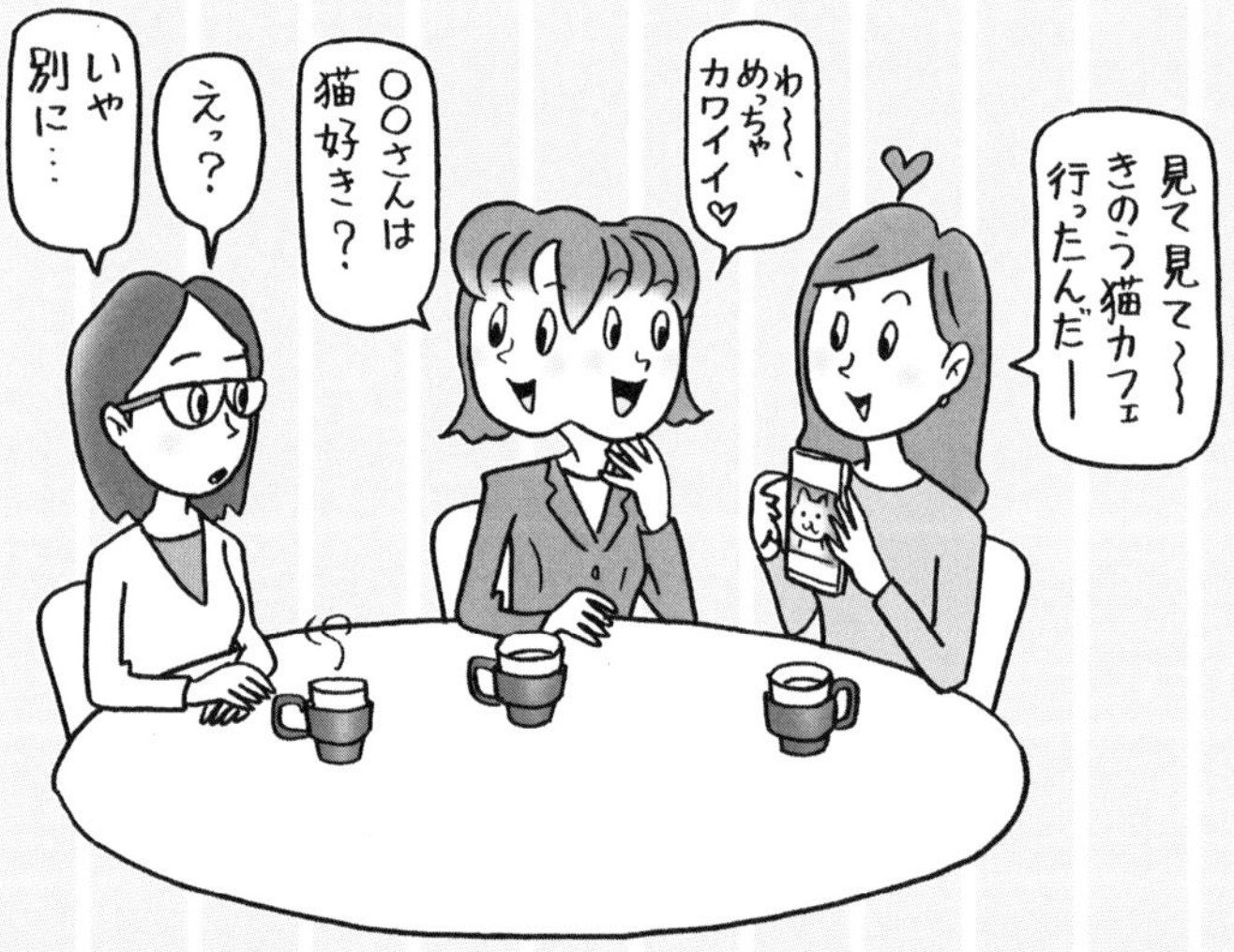

見て見て～
きのう猫カフェ
行ったんだー
わ～、
めっちゃ
カワイイ♡
○○さんは
猫好き？
えっ？
いや
別に…

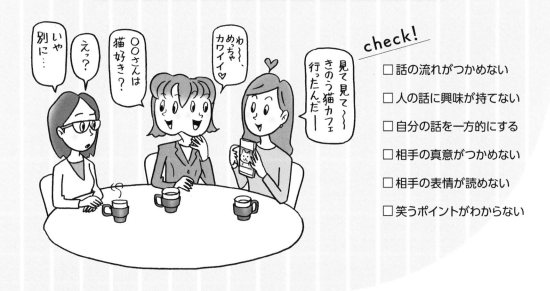

check!

- □話の流れがつかめない
- □人の話に興味が持てない
- □自分の話を一方的にする
- □相手の真意がつかめない
- □相手の表情が読めない
- □笑うポイントがわからない

特徴③ 決められたことしかできない

check!

- □ 指示された仕事しかできない
- □ 忙しい同僚を手伝う発想がない
- □ 次にやることがわからない
- □ 急な予定変更に対応できない
- □ 自分で考えてやることが苦手
- □ 新しいことにすぐに対応できない

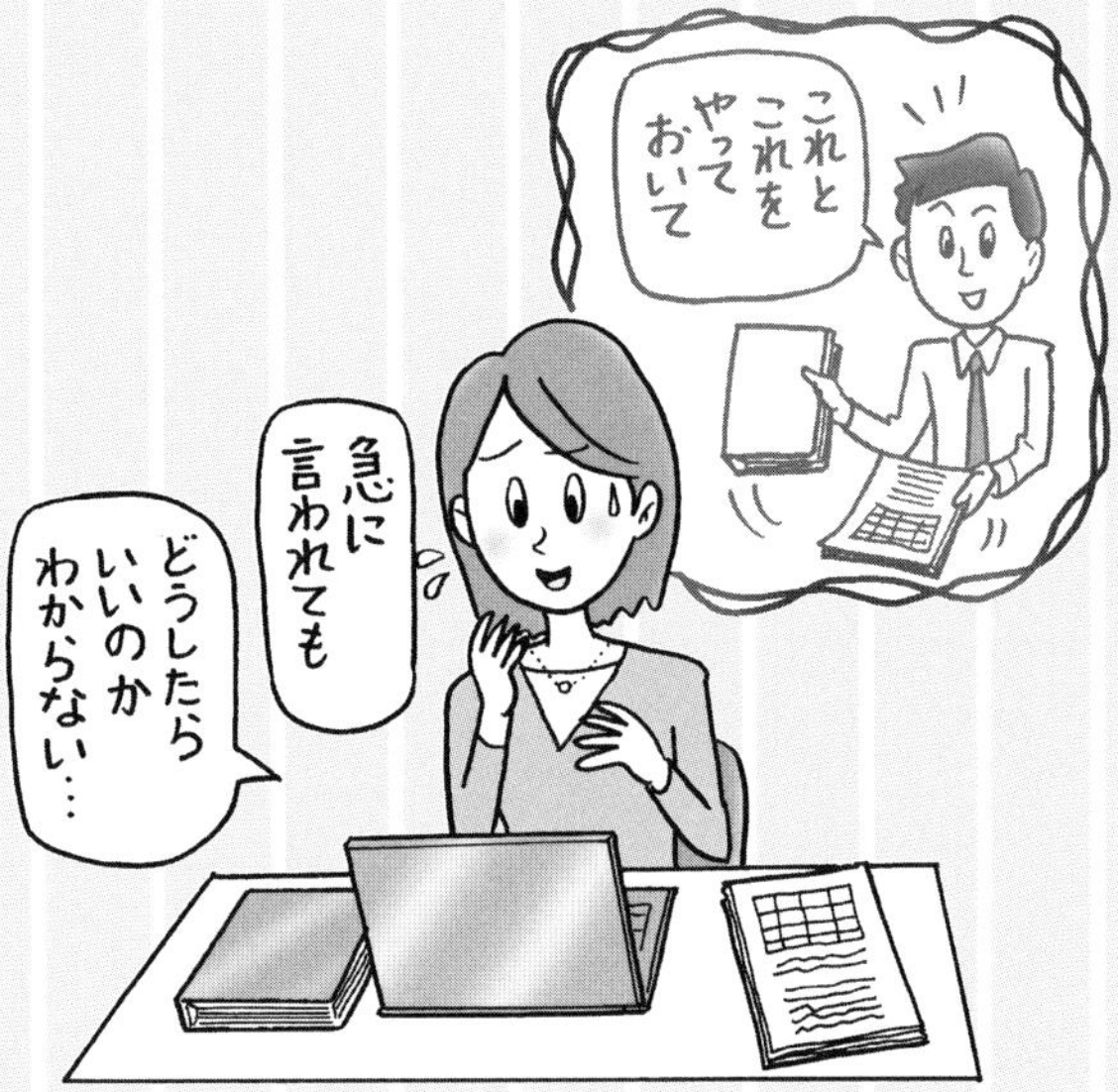
これと これを やって おいて
急に 言われても
どうしたら いいのか わからない…

特徴④ 体調不良を繰り返す

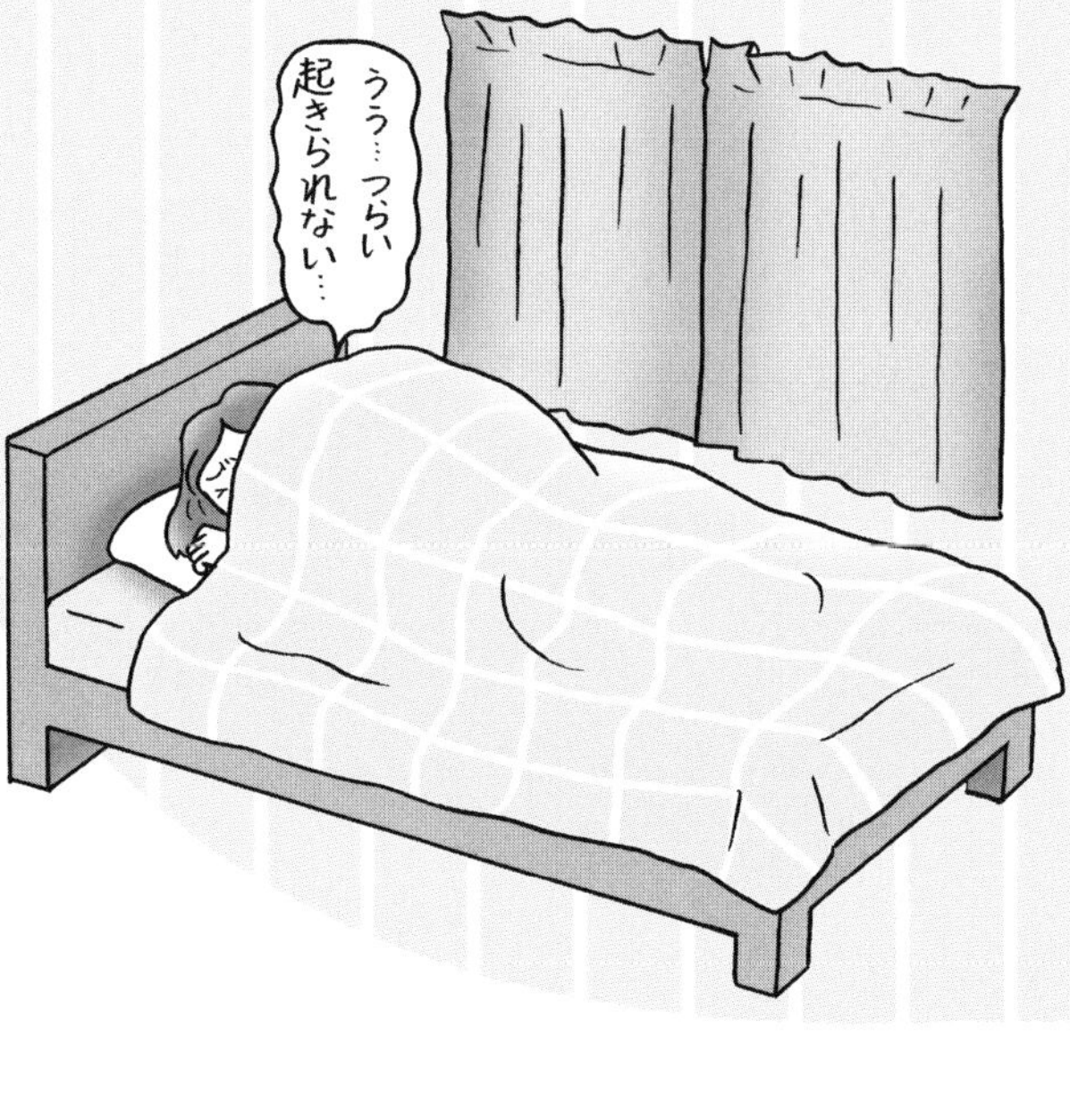
うう… つらい 起きられない…

check!

- □ 朝起きられないことがある
- □ 環境が変わると体調を崩す
- □ 光や音が気になって仕方がない
- □ 落ち込むと眠れなくなることが多い
- □ 何もする気が起こらないことがある
- □ いつも劣等感を感じている

特徴⑤ 世間の常識がわからない

check!

- □「暗黙の了解」が理解できない
- □適切なタイミングであいさつができない
- □目上の人に敬語が使えない
- □相手の都合を考えない
- □トレンドや時事ニュースに興味がない
- □「人から見た自分」という視点に乏しい

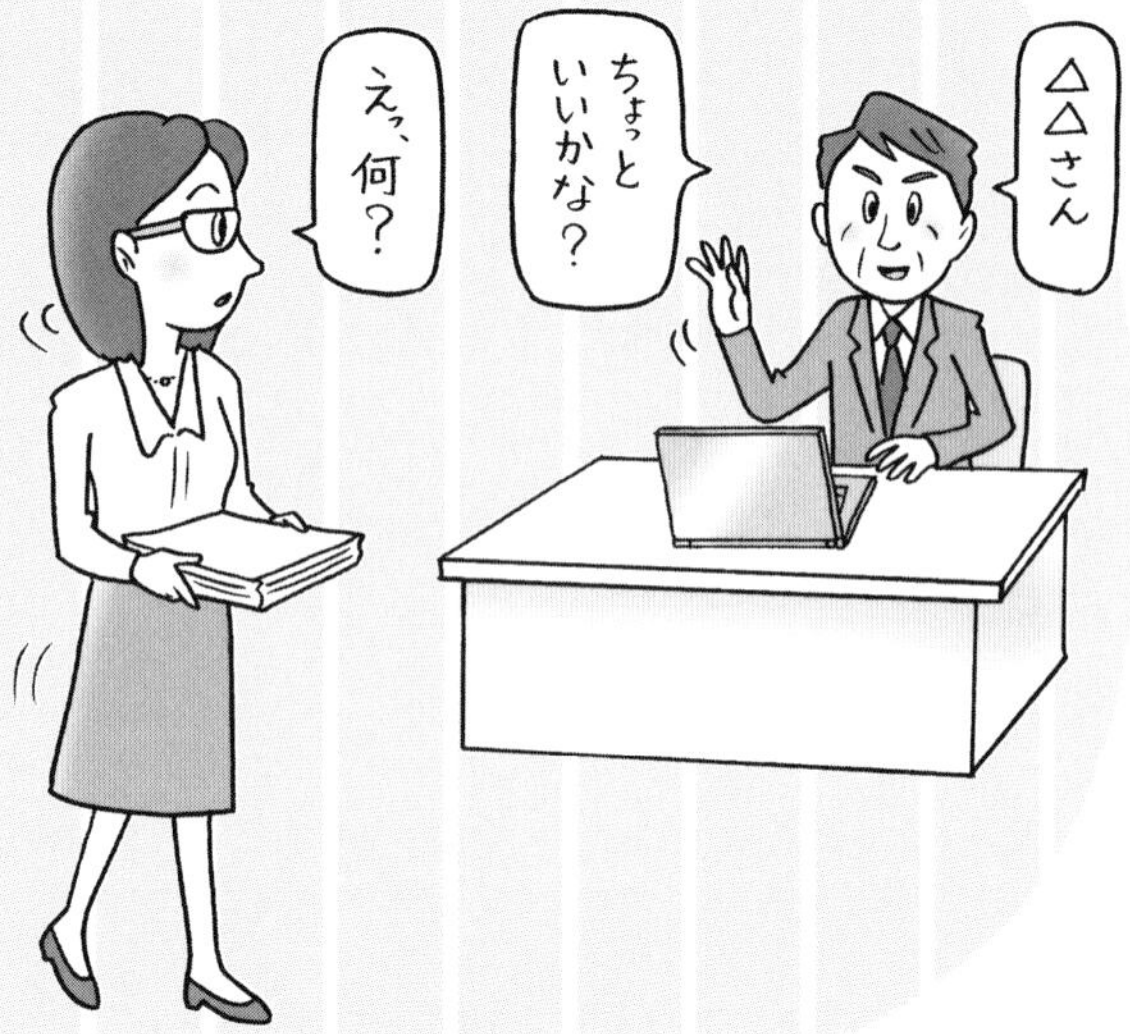
△△さん
ちょっといいかな？
えっ、何？

特徴① 何事も長続きしない

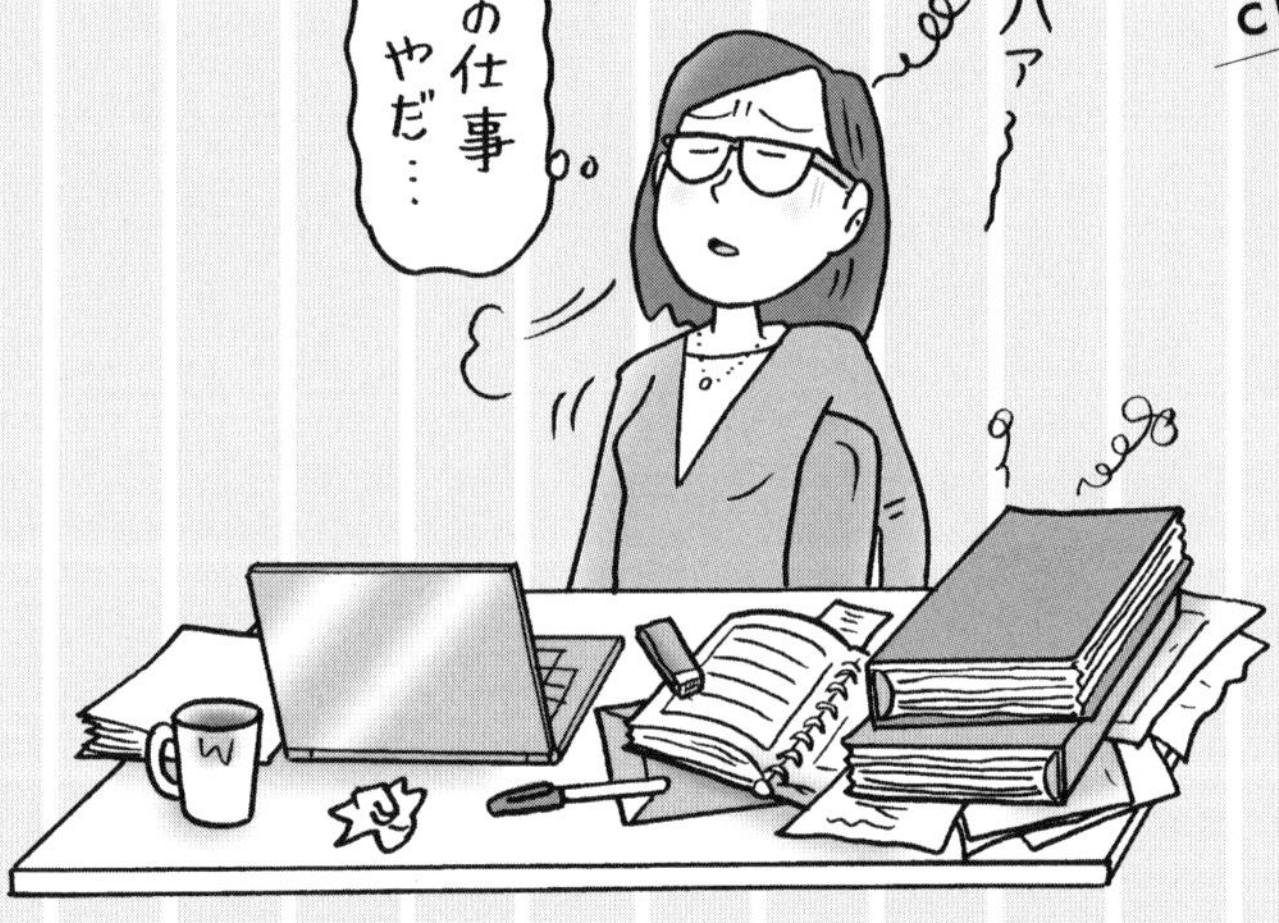
この仕事やだ…
ハア～

check!

- □一つのことに集中して取り組めない
- □「やる気がない」と思われがち
- □仕事が長続きしない
- □仕事の段取りがうまくできない
- □整理整とんが苦手
- □転職を繰り返す

女性のADHDの特徴

特徴② 同じ失敗を何度も繰り返す

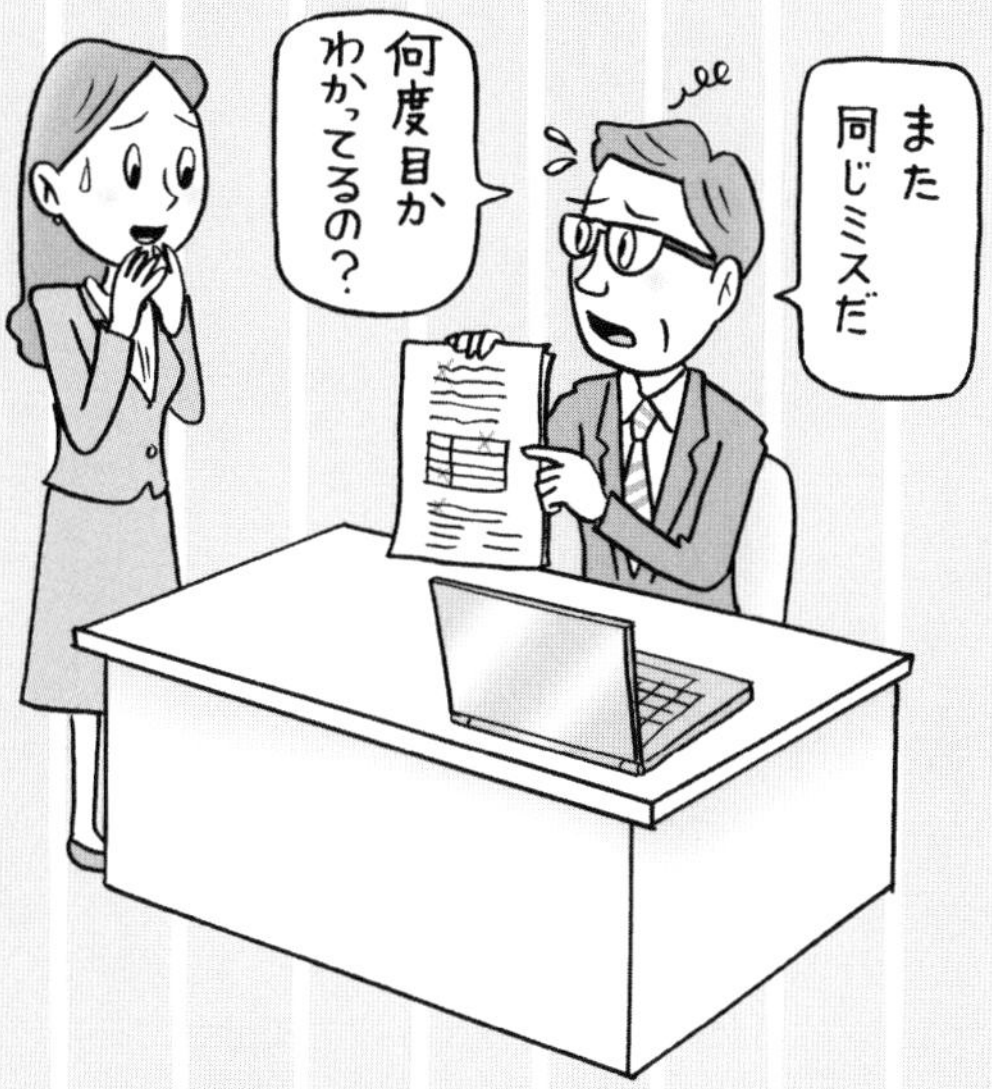
何度目か
わかってるの？
また
同じミスだ

check!

- □時間が守れない
- □遅刻が多い
- □職場で何度も同じミスをする
- □一度に複数のことができない
- □聞き間違いや勘違いが多い
- □優先順位をつけることが苦手

特徴② なぜか人を怒らせてしまう

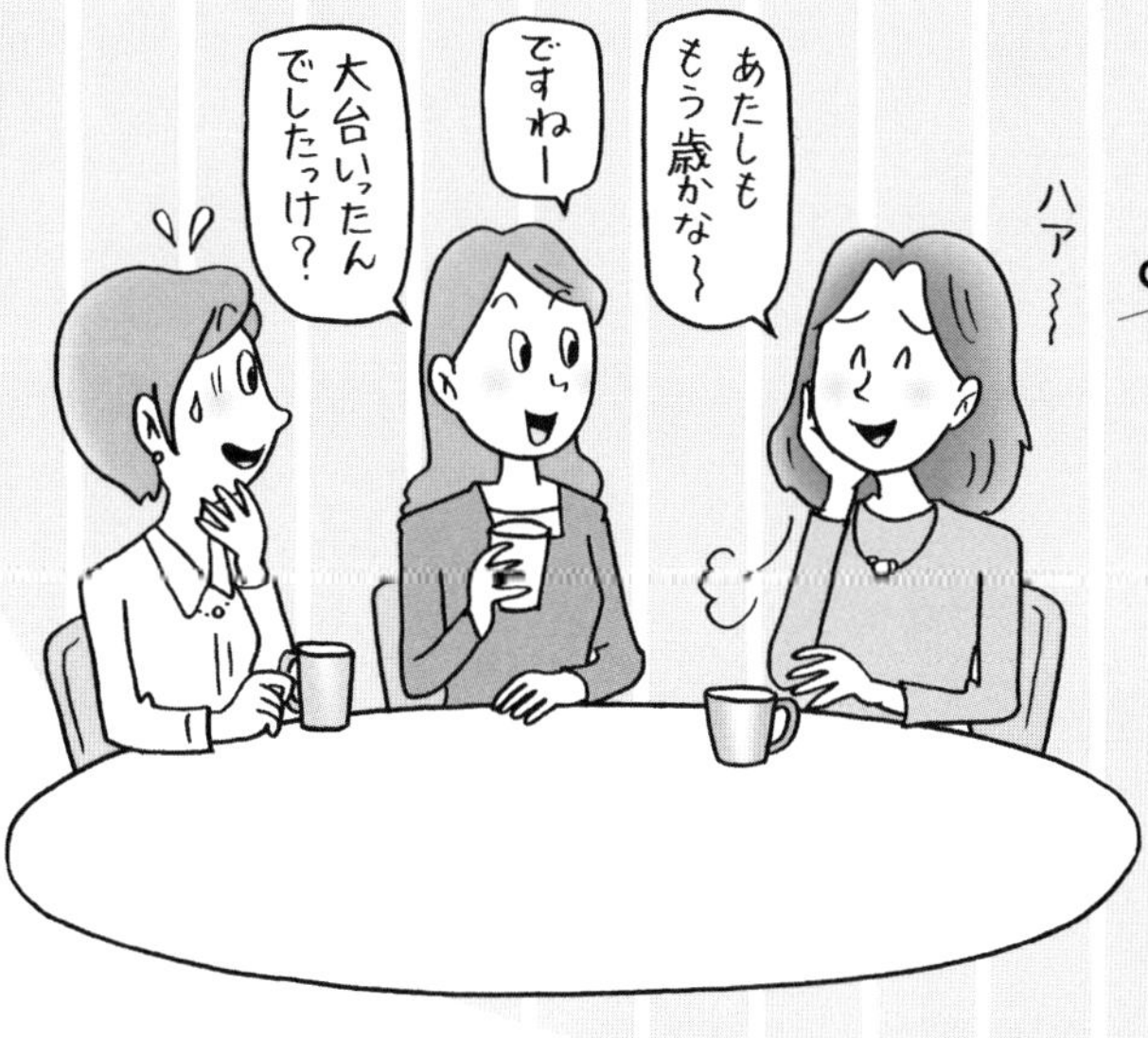
あたしも
もう歳かな〜
ですねー
大台いったん
でしたっけ？
ハア〜

check!

- □余計なひと言が多い
- □気の乗らないことはすぐ断る
- □思ったことをそのまま口にしてしまう
- □内緒話ができないといわれた
- □約束をよく忘れる
- □話し出すと止まらない

column 1

女性に多い、隠れ発達障害

現在の発達障害の診断基準は、男の子を想定してつくられていると思われます。社会性の乏しさ、極端な行動などは、男の子の方が目立ちやすいからです。

知的に明らかな遅れがなく、言葉の遅れも見られない場合、何か発達障害が疑われる特徴的な行動がない限り、見過ごされてしまう傾向があります。特徴的な行動は遊び方や日常生活に出ることがあります。たとえば、物を一列に並べることに没頭したり、好きな色のものに強い関心を示したり、カレンダーの日付と曜日をすべて暗記していて即答できるなどです。こうした行動は多くの場合、男の子に限られます。

女の子は、男の子と比べるとおとなしいことが多く、一人遊び（ままごと）をしていても違和感はありません。そのため周囲からは「ごっこ遊び」ができているように見えてしまい、発達障害の特性による特徴的な遊び方が理解されにくいのです。

それでも思春期を迎えるころになると、ASDの場合は、友だちができない、ぼんやりと自分の世界に浸っている、何気ない会話ができない、ADHDの場合は、おしゃべりが止まらない、人の話を聞いていない、約束をすっぽかすなどにより、仲間外れにされたり、いじめられて不登校になったりして、ようやく周囲が気づくケースが多くなります。

一方、こうした症状がありながら、認知度が低いために、大人になるまで気づかれないケースが多いのも事実です。

こうして本人は世間とのずれや違和感を抱えながら、大人になり生活していることが少なくありません。

第2章

発達障害のある女性と「夫」との間で起きる困りごと

結婚は、だれにとっても人生の重大な決断であり、環境が大きく変化するライフイベントです。夫婦関係にマニュアルはなく、正解もありません。それだけに二人が協力して生活を築いていかなくてはなりません。しかし、特性のある女性の場合、対人関係やコミュニケーションに問題があり、さまざまなトラブルが起きる可能性があります。

発達障害のある女性の結婚における問題点

発達障害のある妻は、夫への気遣いや愛情表現など、マニュアルのない夫婦の関係構築がスムーズにいかない場合があります。

ASDの女性は結婚前との生活の違いに戸惑う

ＡＳＤの女性は、自分に対して無関心な相手に惹かれることはあまりありません。自分に対して親切であったり、優しく接してくれたり、興味を持ってくれる人を好きになる傾向があります。しかし、ＡＳＤの人にとっての「好き」は、「相手に対する強い関心」というニュアンスで、自分の中の世界で恋人関係を演じ、相手不在のまま完結している場合が少なくありません。

そんなＡＳＤの女性が結婚した場合、徐々に問題が表面化してきます。結婚前の、ただ相手だけを見てその後ろにある現実を考えなくてもいい関係から、日常生活全般や実家や親

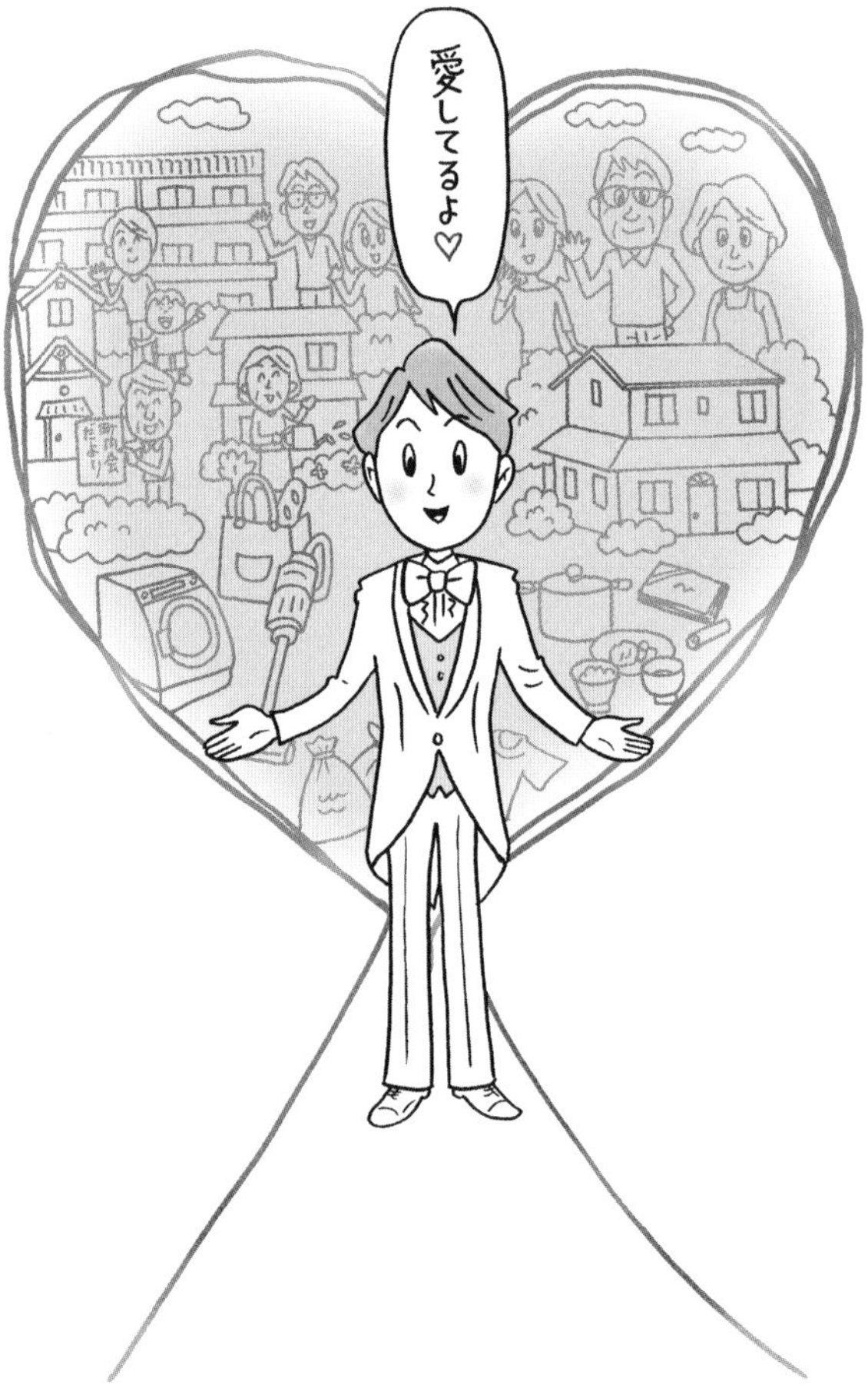

戚との付き合いなどが覆いかぶさってくるためです。

　夫と恋愛関係だったときは、相手のいうことに従っていれば、大きな問題はありませんでした。ところが、結婚すると生活にまつわるあらゆることを、自分で考えてこなしていかなくてはなりません。夫が生活の逐一を指示してくれるわけではなく、

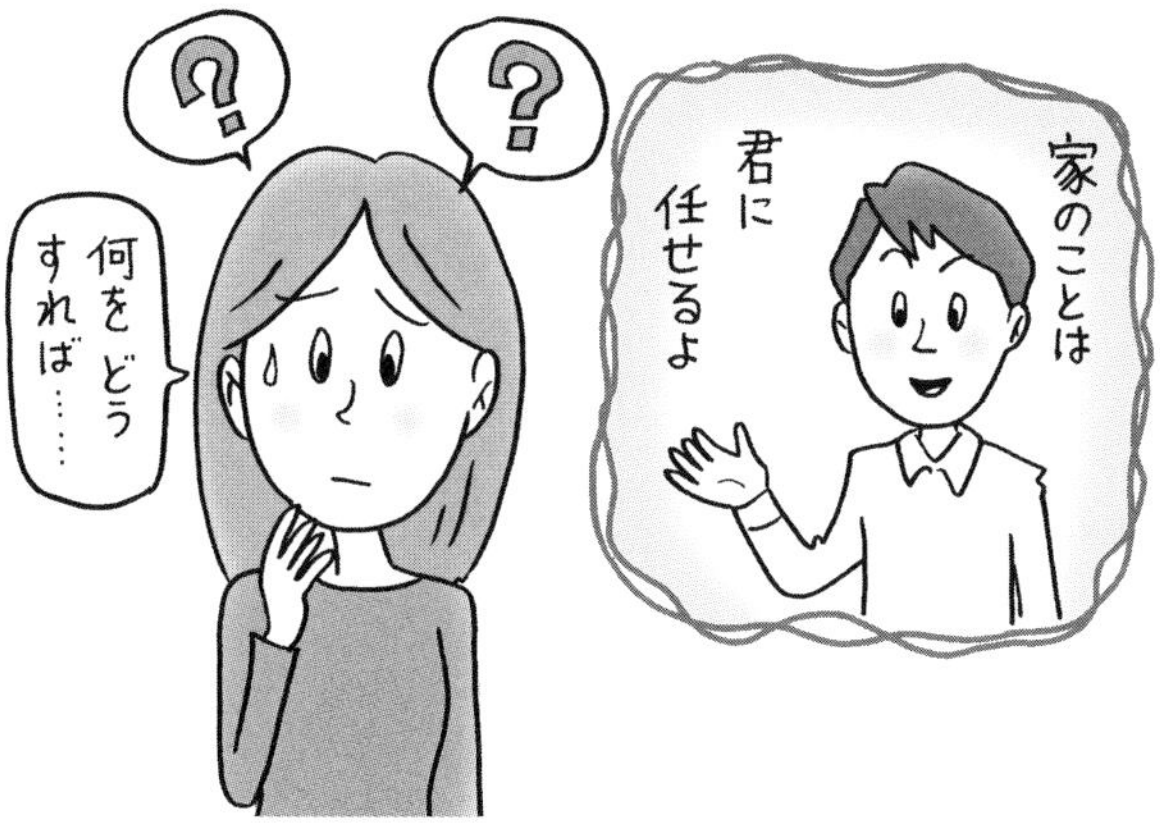

何でも手伝ってくれるわけでもありません。いつも機嫌がいいわけでもありません。恋愛中とは接し方が変わるのも、夫婦になれば当たり前のことです。

　ところが、ＡＳＤの妻からすれば、こうした夫の変化や状況の変化など、目に見えないことを理解できないことも多いのです。

　また、恋愛中に相手のいうことに従っていたのは、相手の思考を理解していたからではなく、次にどうしたらいいかわからないから従っていたという側面があります。にもかかわらず、結婚後に夫から「家のことは君に任せるよ」といわれても、何をどうしたらいいか戸惑ってしまいます。

ＡＤＨＤの女性は気持ちと行動がエスカレートしがち

ＡＤＨＤの女性は、大切なことを最後に決める傾向があります。結婚という人生における重大な決断をするときも同様です。

　ＡＤＨＤの特性ゆえに自分勝手になる傾向にあるため、相手の都合におかまいなく、相手の気持ちが自分に向くのを待つでもなく、自分が相手を好きという気持ちと行動がどんどんエスカレートしていってしまいます。

　もちろん、自己主張の強くないおとなしい男性で、女性の押しに負けて結婚にこぎつける人もいるかもしれませんが、不幸な結末を迎えることもありますし、結婚後の後悔につながるケースもあります。

　同じＡＤＨＤの傾向がある二人だった場合、同じ方向を向いて一緒に走っているときは気持ちも高揚するでしょう。素晴らしい成果が上がる場合もあります。しかし、違う方向に走り出したときは、一気に空中分解してしまうこともあるのです。

夫との困りごと

CASE❶ 会話が減っていく

夫婦のコミュニケーションがスムーズであることは、良好な関係を保つ重要な要素です。ところが、特性のために会話がどんどん減っていく場合があります。

SCENE 1 妻の話にまとまりがない

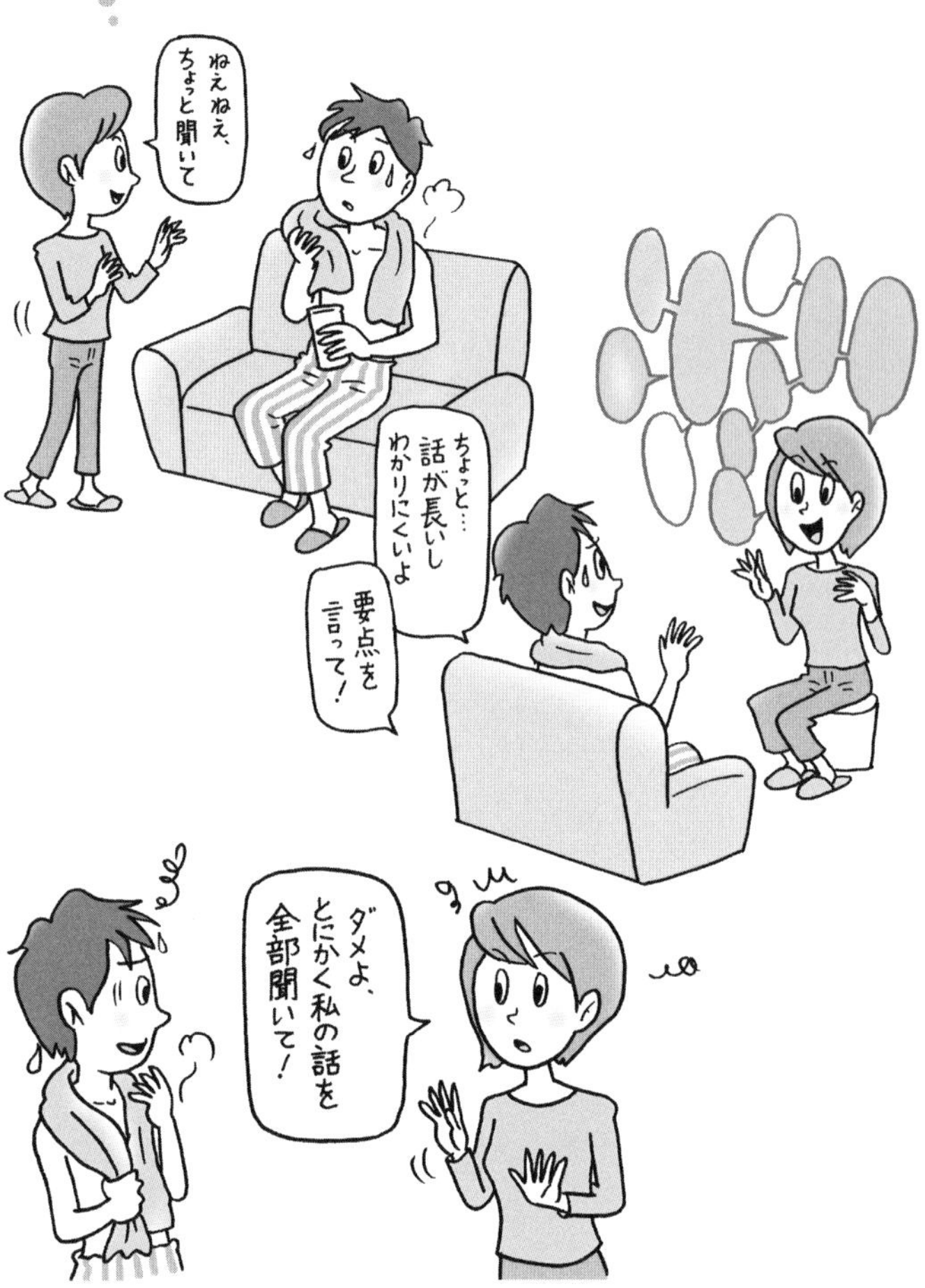
ねえねえ、ちょっと聞いて
ちょっと…話が長いしわかりにくいよ
要点を言って！
ダメよ、とにかく私の話を全部聞いて！

要領を得ない妻の話が夫をイラつかせる

たとえば、夫が帰宅したら、今日あった出来事について夫に話したいと思う女性は多いのではないでしょうか。中には重要な要件を夫に報告したり、話し合いをもったりするケースもあるでしょう。

ところが、ASDの妻の場合、話にまとまりがなかったり、部分にこだわってしまうことがよくあります。

夫は、話の全体像がなかなかつかめないまま、長い話を聞かされることになります。これでは、疲れて帰宅した夫をイラつかせるおそれがあ

SCENE 2 夫には興味のないことを延々と話す

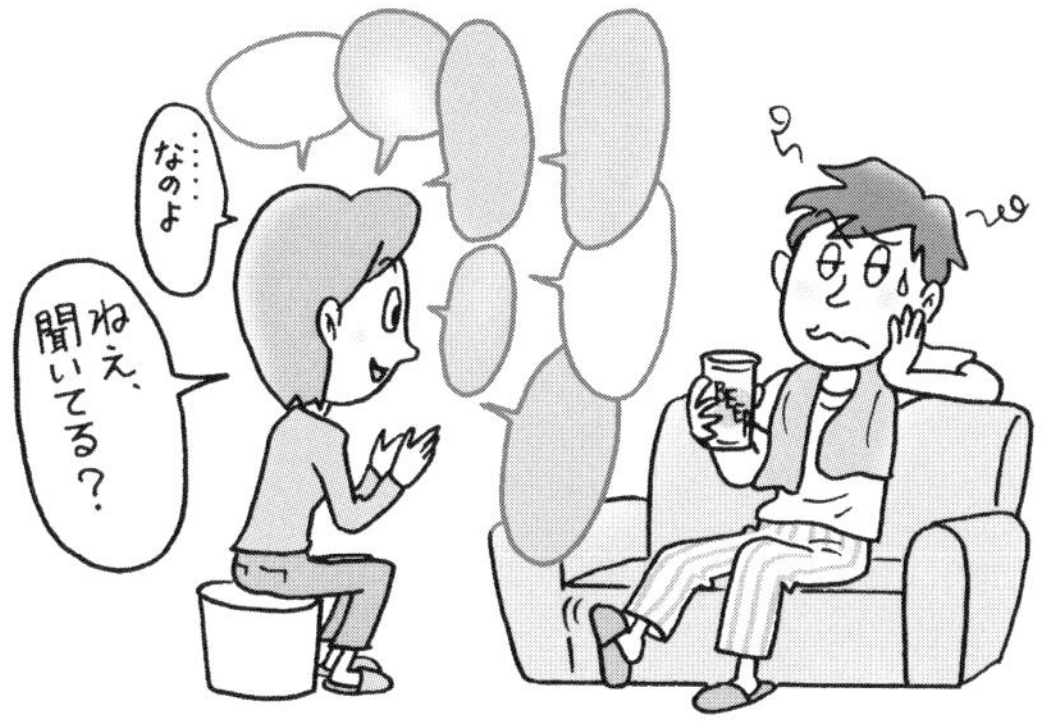
……なのよ
ねえ、聞いてる？

SCENE 3 夫の態度から夫婦ゲンカに

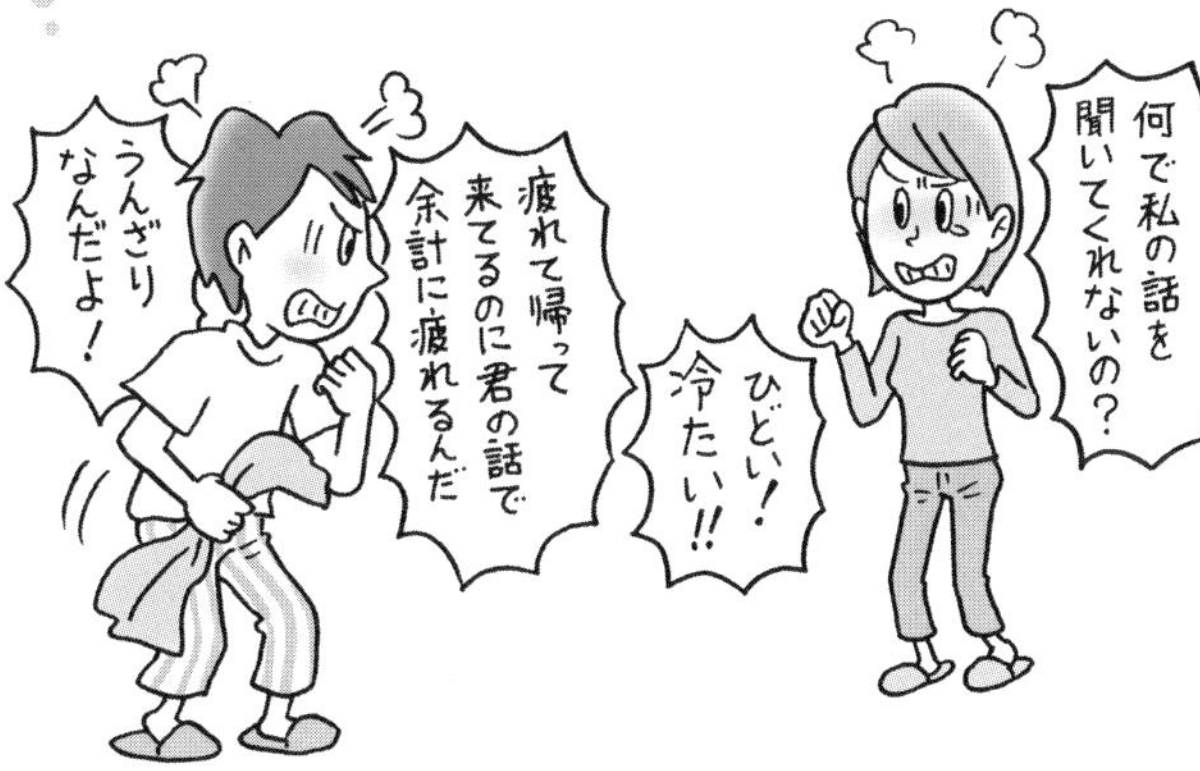
うんざりなんだよ！
疲れて帰って来てるのに君の話で余計に疲れるんだ
ひどい！冷たい!!
何で私の話を聞いてくれないの？

ります。

ＡＤＨＤの妻の場合は、話を最後まで聞くとわかるのですが、なかなか本題が出てきません。そのため、「何が言いたいんだ。こっちは疲れているんだ！」と、やはりイラつかせることになりがちです。

こうしたことが続けば、夫は妻と会話することがおっくうになり、夫婦のコミュニケーションがどんどん希薄になっていき、重要な話でも真剣に聞いてもらえなくなる場合があります。もし短気な夫なら怒鳴られたり、場合によってはＤＶになる可能性もないとはいえません。

トラブルを回避するポイント

- ◉話はできるだけ短くまとめる工夫を
- ◉今日一番のトピックだけを話題にしてみる
- ◉話の目的や結論を先に伝えるクセをつける

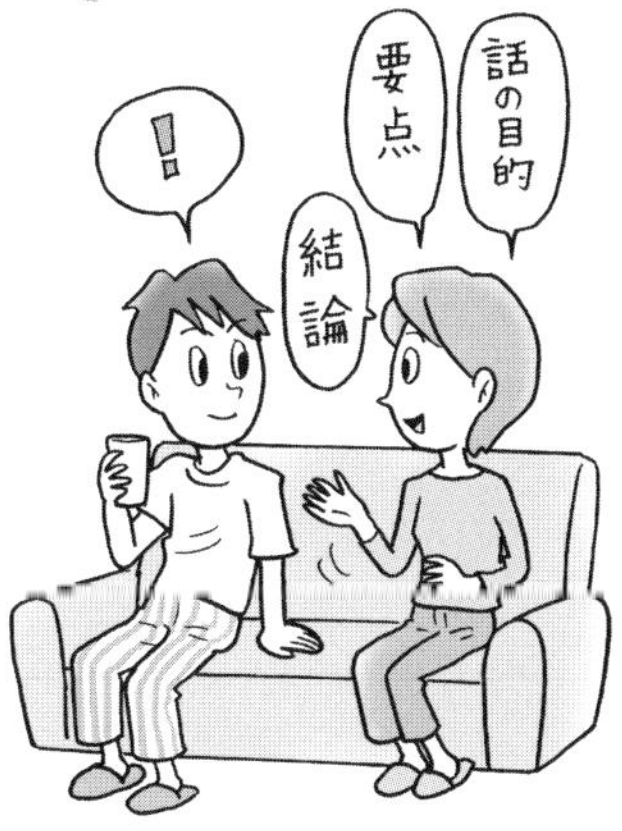
!
要点
話の目的
結論

夫との困りごと

CASE❷
妻の役割がわからない

特性のある女性は、はっきりと指示されないとうまくできないことが多いものです。夫が求める妻の役割がわからずに混乱してしまうことがあります。

SCENE 1
具体的に指示されないとうまくできない

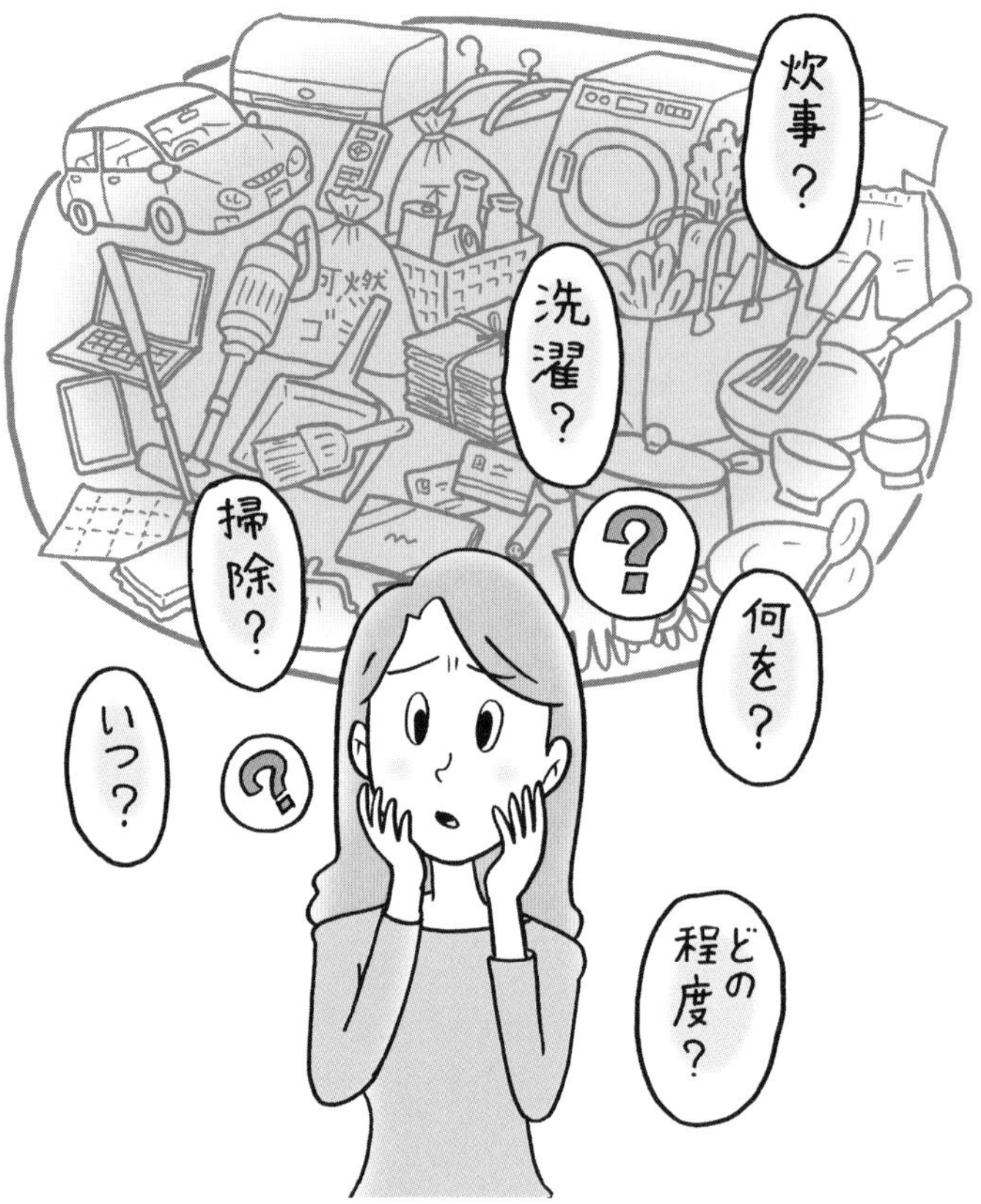

自分が何をしなければならないかがピンとこない

男女平等が叫ばれる今日ですが、内心、「家の中のことは妻がやってほしい」と思っている男性は多いものです。たとえ妻が外に仕事を持っていても、家の中のことを積極的に担ってくれる男性は、まだまだ多くないというのが現状でしょう。

仮に、夫から「家のことは君に任せるよ」といわれても、ASDの妻は具体的に何を求められているのかピンときません。ADHDの妻には、家の中にはやることがたくさんありすぎて、優先順位をつけながら手際

SCENE 2 家の中の役割は妻の比重が高い

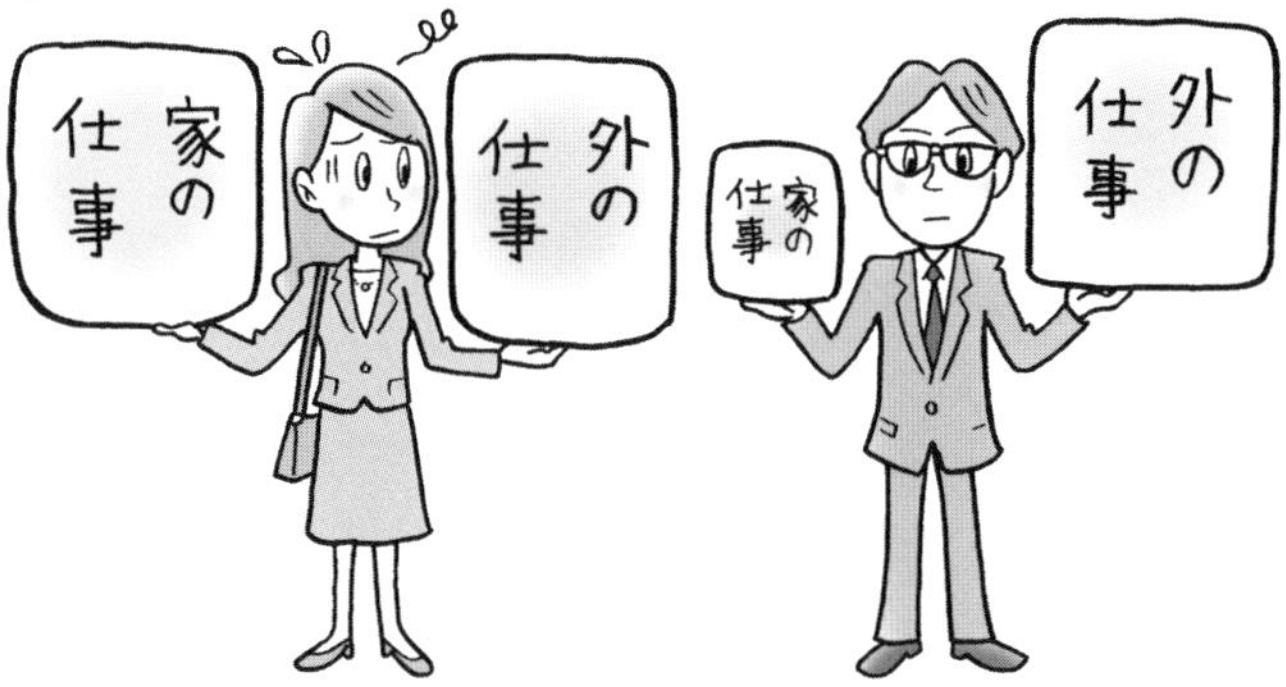

SCENE 3 夫のいうことがコロコロ変わって対応できない

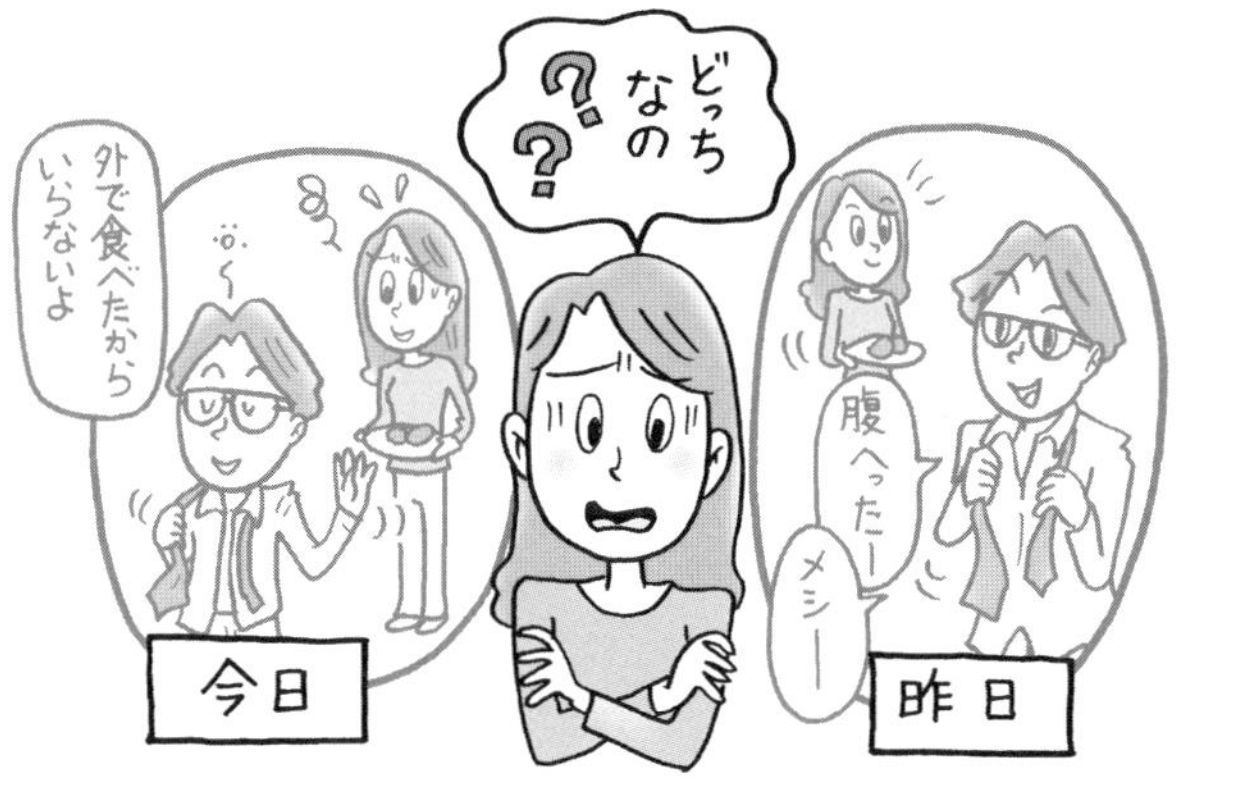

よくこなしていくことができません。

また、外で働く男性は、いつも同じパターンで行動しているわけではありません。帰宅すると「ごはんはまだか」と不機嫌になる日もあれば、「今夜は外で食べてきたから夕飯はいらないよ」という日もあります。

普通の夫婦でも、そういうときはケンカに発展してしまう場合がありますが、ＡＳＤの妻は日によっていうことが変わると、それに臨機応変に対応することができず、夫婦関係がギクシャクしてしまう場合があります。

トラブルを回避するポイント

◉役割分担をはっきりと決める（できれば文章化する）
◉一つひとつのことを自分なりにマニュアル化する
◉何事も一人で背負い込まない

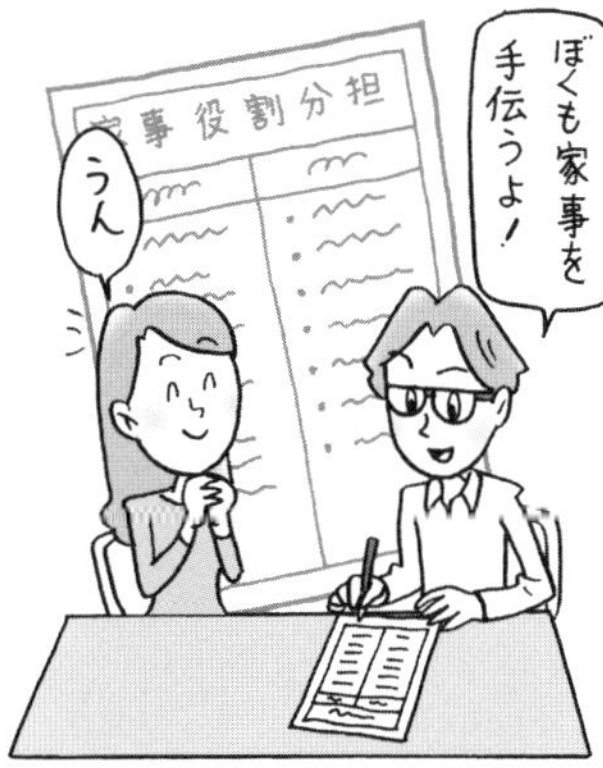

夫との困りごと

CASE❸ 家事がうまくこなせない

特性のある女性は、家事全般が得意ではありません。特にＡＤＨＤの女性は、物事に段取りをつけるのが苦手なので、家の中が雑然とした状態になりがちです。

SCENE 1 目標を見据えて段取りをつけるのが苦手

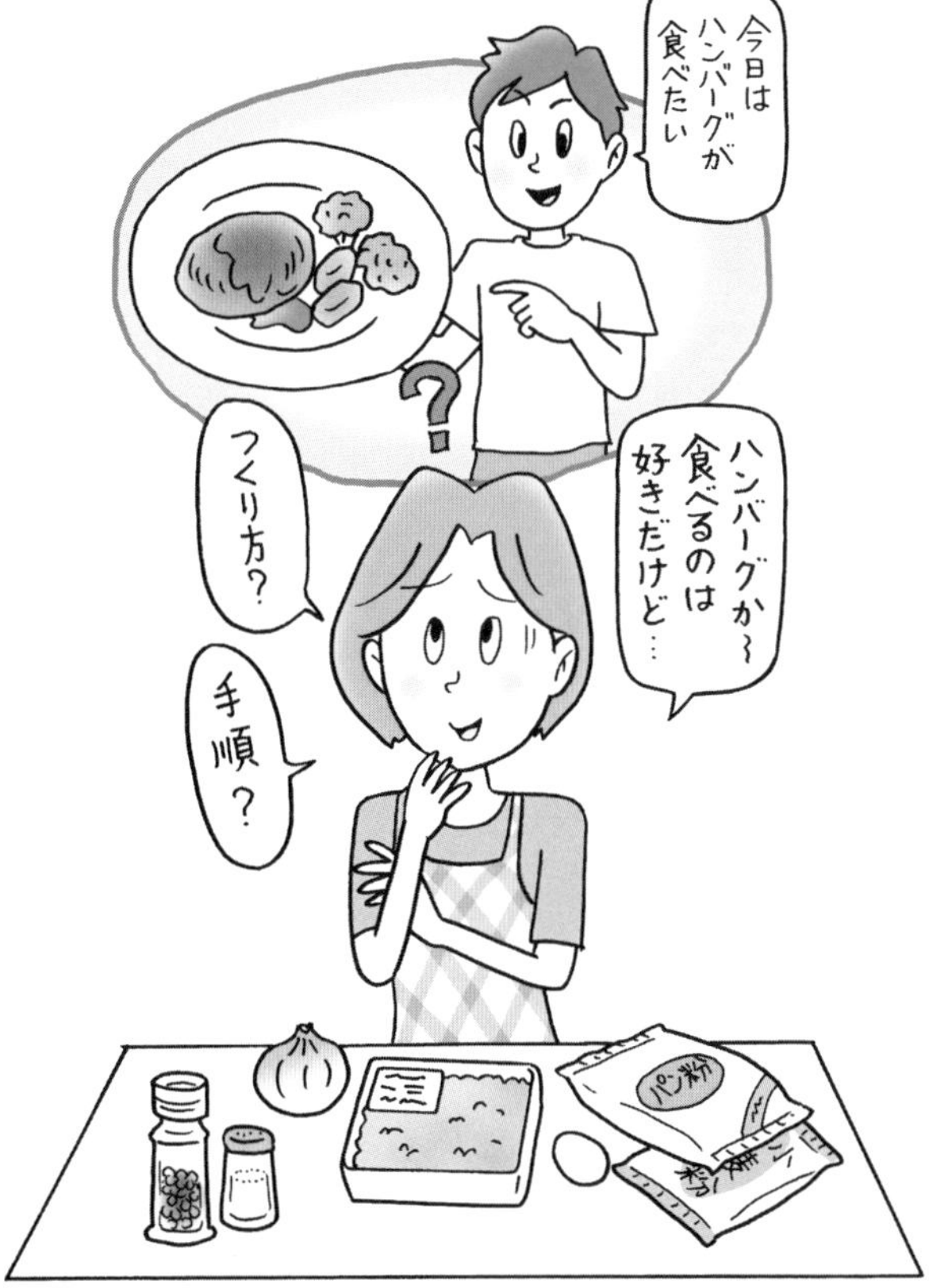
今日はハンバーグが食べたい
ハンバーグか～ 食べるのは好きだけど…
つくり方？
手順？
パン粉

脳の実行機能に偏りがあり、家事全般がこなせない

個人差はありますが、特性のある女性は家事全般が苦手です。料理を例に取ると、何をつくるかを決めて食材を用意し、複数の作業を同時に効率よく進めていくなど、驚くほど複雑な行為です。これをスムーズにこなせるかは、専門的な言葉を使うと、脳の「実行機能」という働きが大きく影響します。

実行機能とは、複雑な課題に対して「目標を立て」「手順を考え」「目的に応じて作業を開始し」「必要に応じて修正し」「目標の到達を予想

SCENE 2
そもそも面倒なことが嫌い

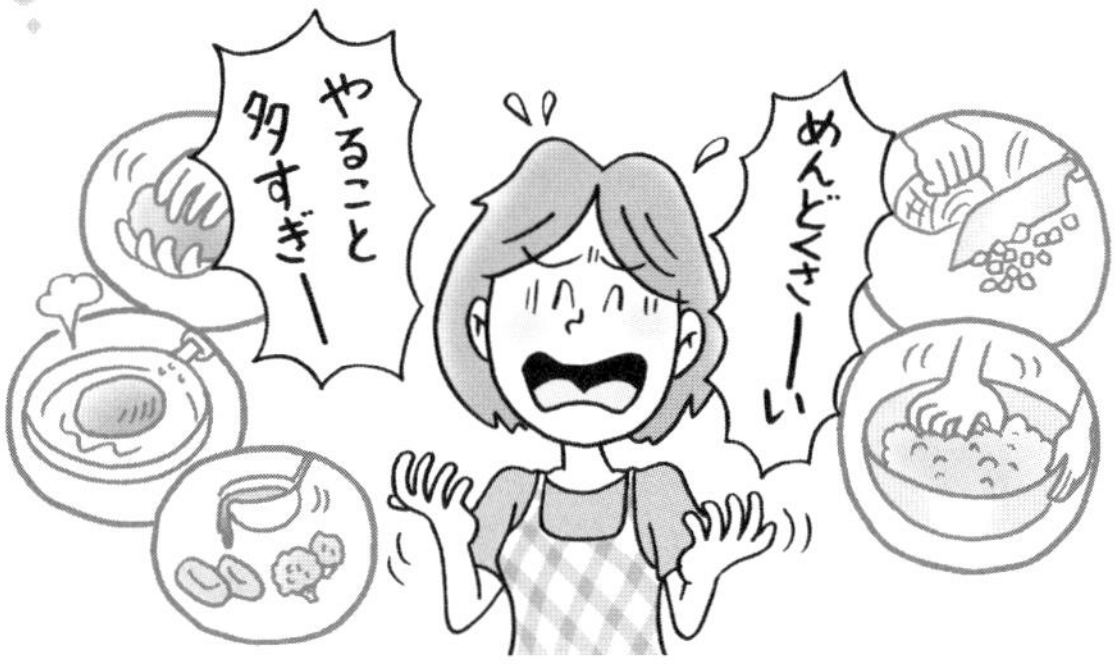
めんどくさーい
やること多すぎー

SCENE 3
どこまでやれば完成なのかわからない

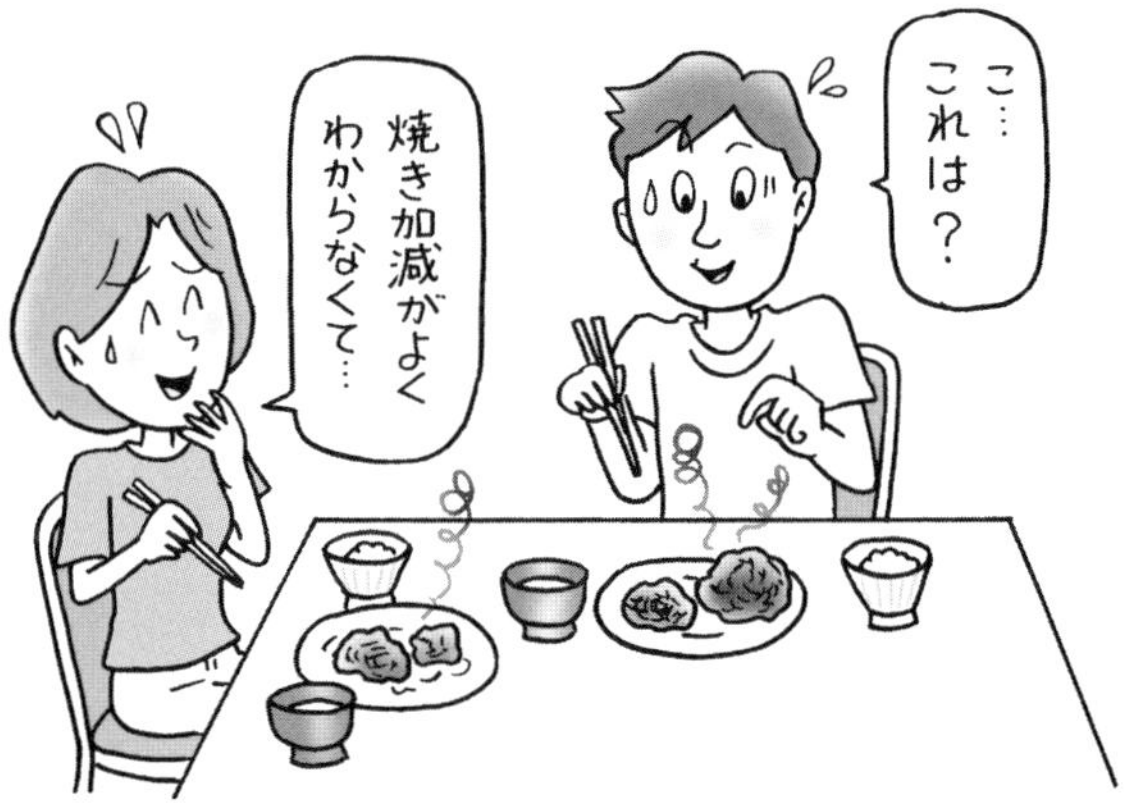
こ…これは？
焼き加減がよくわからなくて…

しながら作業の効率化を図る」という一連の流れを支える脳の機能です。特にＡＤＨＤの人は、この働きに偏りがあるといわれています。

また、料理には正解がないため、ＡＳＤの人の場合、最終的にどんな状態になれば完成なのかがわからず、戸惑う場合があります。

こうした理由から、料理だけでなく家事全般に時間がかかったり、段取りよくできないという困りごとが起こりやすくなります。

妻の大変さを理解できない夫が「何をやってもダメだな」などと不用意な言葉を口にすると、関係が悪化するおそれがあります。

トラブルを回避するポイント

◉家事分担をはっきりと決める（できれば文章化する）
◉完璧を求めすぎない（6割を見て4割は見ない）
◉家事の便利グッズを活用する
◉夫は家事の苦手な妻の人格を否定しない（良いところをほめる）

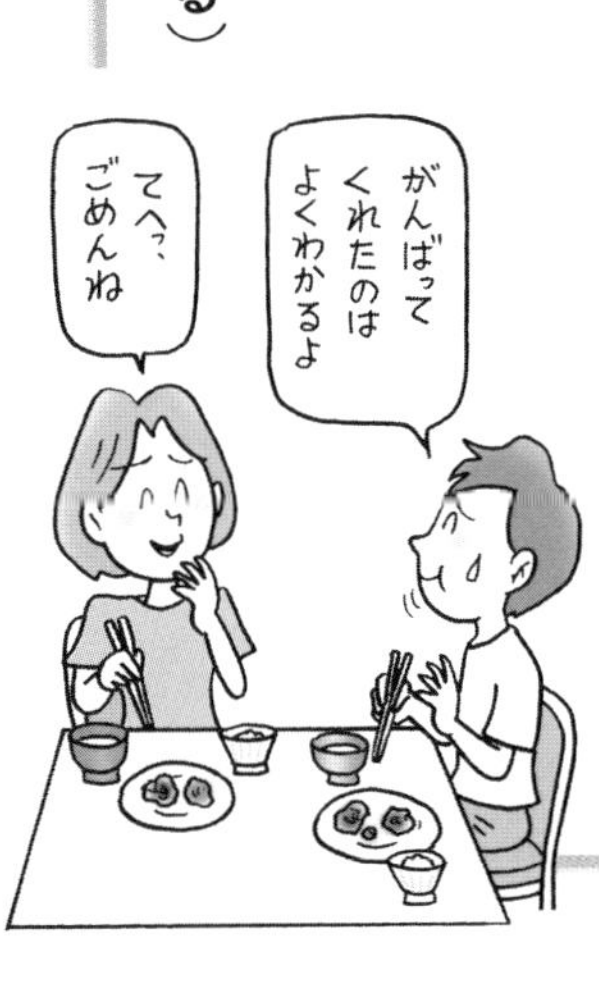
がんばってくれたのはよくわかるよ
てへっ、ごめんね

夫との困りごと

CASE 4 片づけられない

発達障害のある人は、「片づけられない」という共通の症状があります。この特性は、家族の生活に多大な影響を及ぼします。

SCENE 1 物事の優先順位をつけて実行するのが苦手

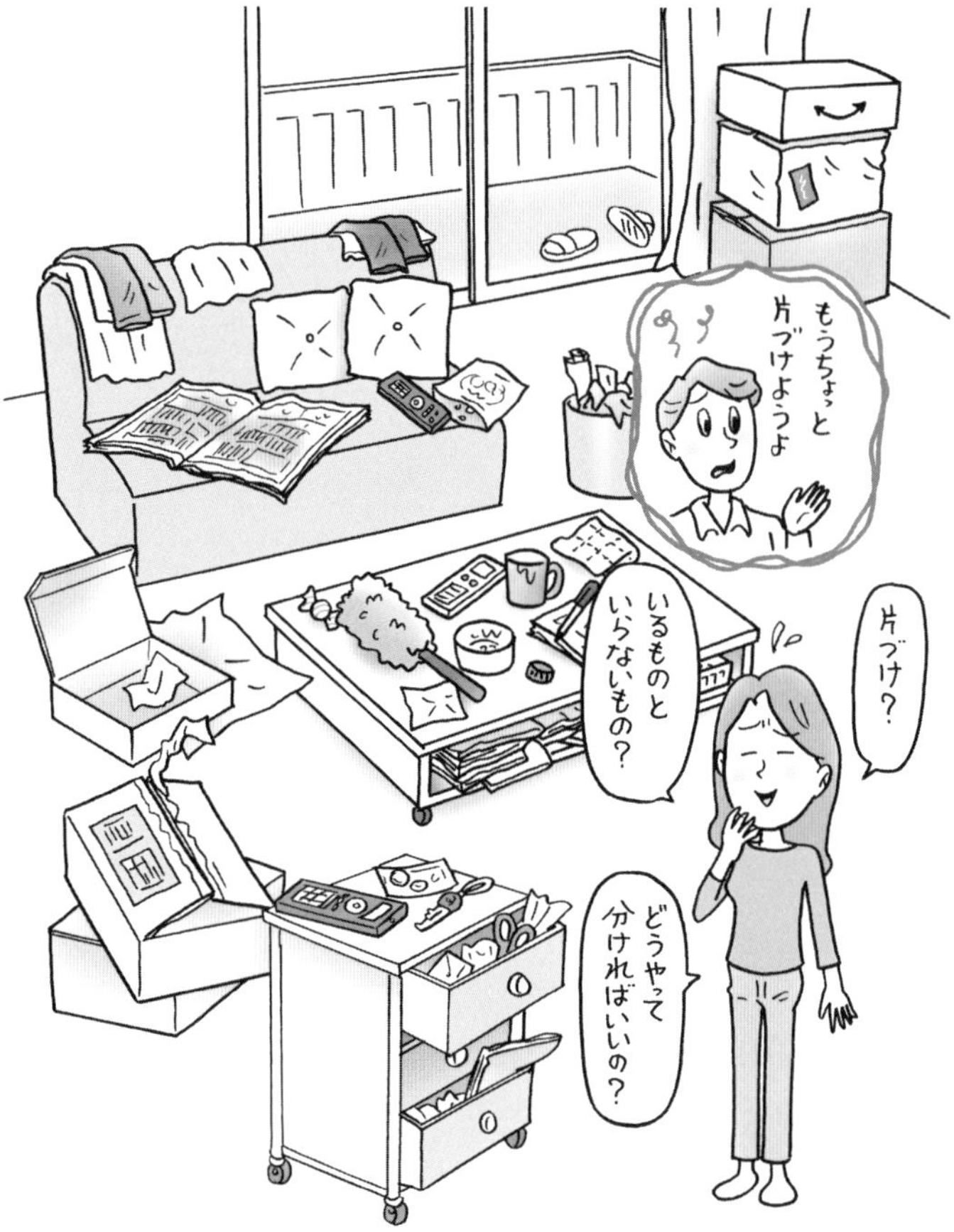
もうちょっと片づけようよ
片づけ?
いるものといらないもの?
どうやって分ければいいの?

状況は同じでもそこまでの過程は異なる

ＡＤＨＤとＡＳＤには、どちらにも「片づけられない」という共通した特性があります。

ＡＤＨＤの人は、計画を立ててそれに沿って物事を進めていくことが苦手です。片づけの作業は、物を分類し、種類ごとに所定の場所に収納し、いらないものを捨てていきます。そうした段取りをつけるのがうまくないことに加え、一つのことに集中できないため、中途半端になってしまう場合が少なくありません。いらないものを捨てることができず、何

SCENE 2 一つのことに集中して取り組むのが苦手

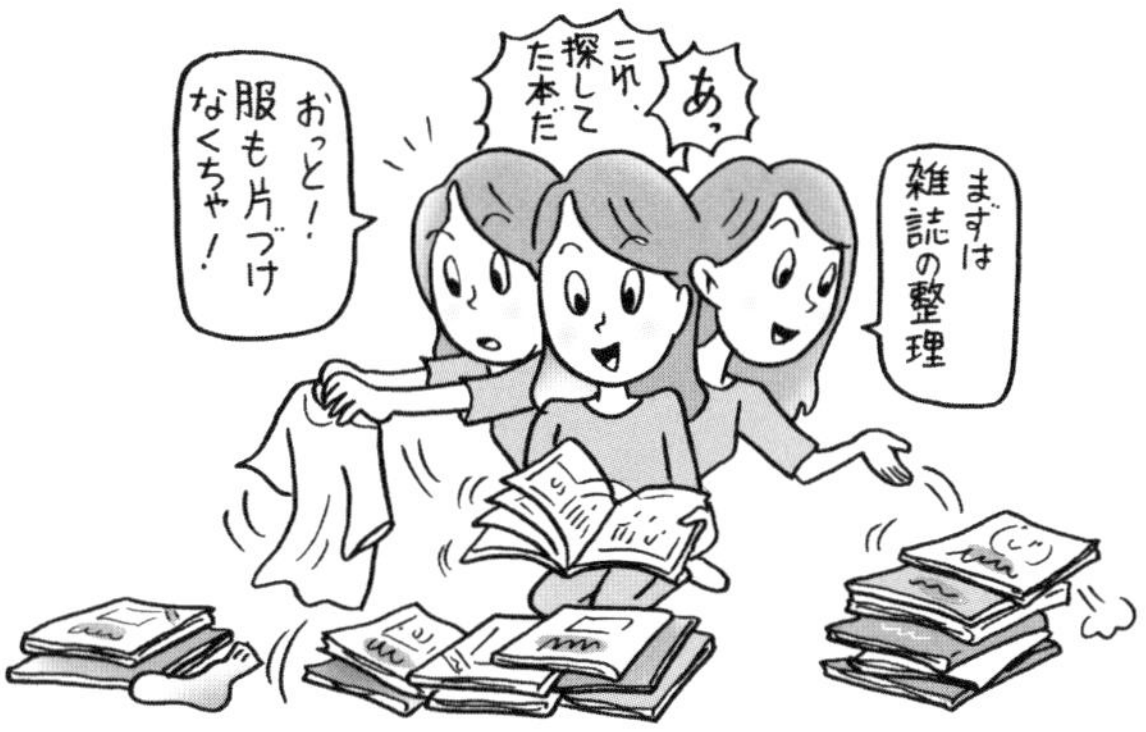
まずは雑誌の整理
あっ
これ、探してた本だ
おっと！服も片づけなくちゃ！

SCENE 3 片づけ方にこだわって時間がかかる

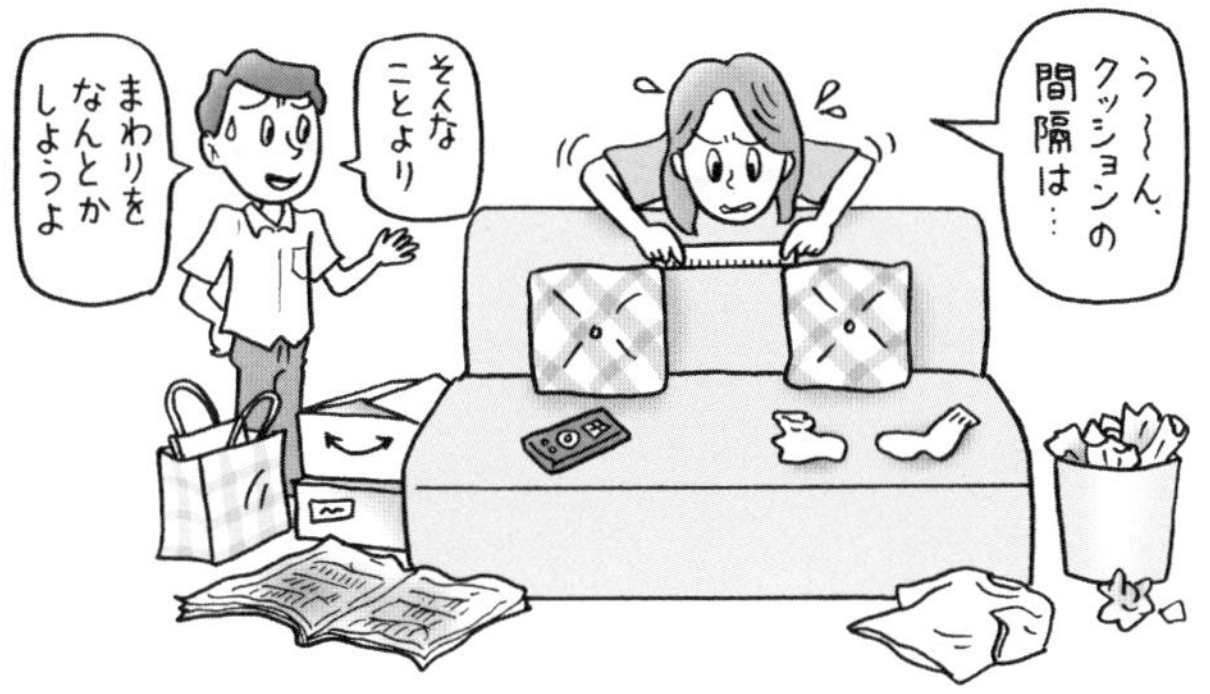
う〜ん、クッションの間隔は…
そんなことより
まわりをなんとかしようよ

でも雑にどんどん収納してしまい、結果的に片づかないこともあります。

また、ADHDの特性ゆえに、無計画に同じようなものを買ってしまい、物が増えて収納する場所がなくなるというケースも散見されます。

一方、ASDの人は何事もきっちりやらないと気がすまないところがあります。片づける場所や並べ方一つひとつにこだわって時間がかかり、結局一日では終わらなくなってしまう場合があります。

いずれにせよ、家の中がつねに雑然としているのでは、くつろぐことができません。

トラブルを回避するポイント

- ◉片づけの計画を立てる
- ◉タイマーを使って「○○の片づけは15分」と時間単位を決めてみる
- ◉できなかったことは翌日やればよしとする
- ◉週末は夫も一緒に片づけを行う

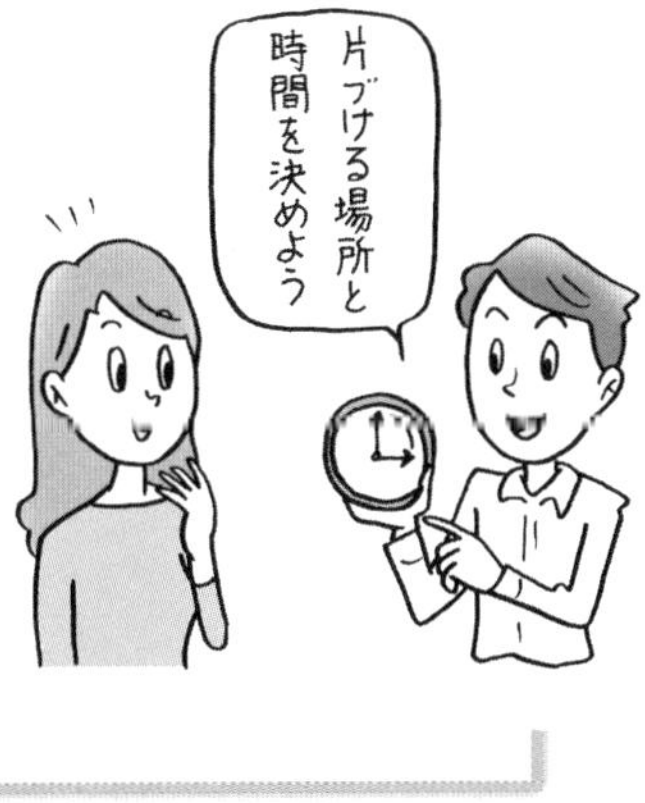
片づける場所と時間を決めよう

夫との
困りごと

CASE 5

お金の管理がうまくできない

家計は妻が預かるケースが少なくありませんが、特にADHDの女性は計画的に買い物をしたり、金銭を管理することが苦手です。

SCENE 1

ほしい物が目に入るとがまんできない

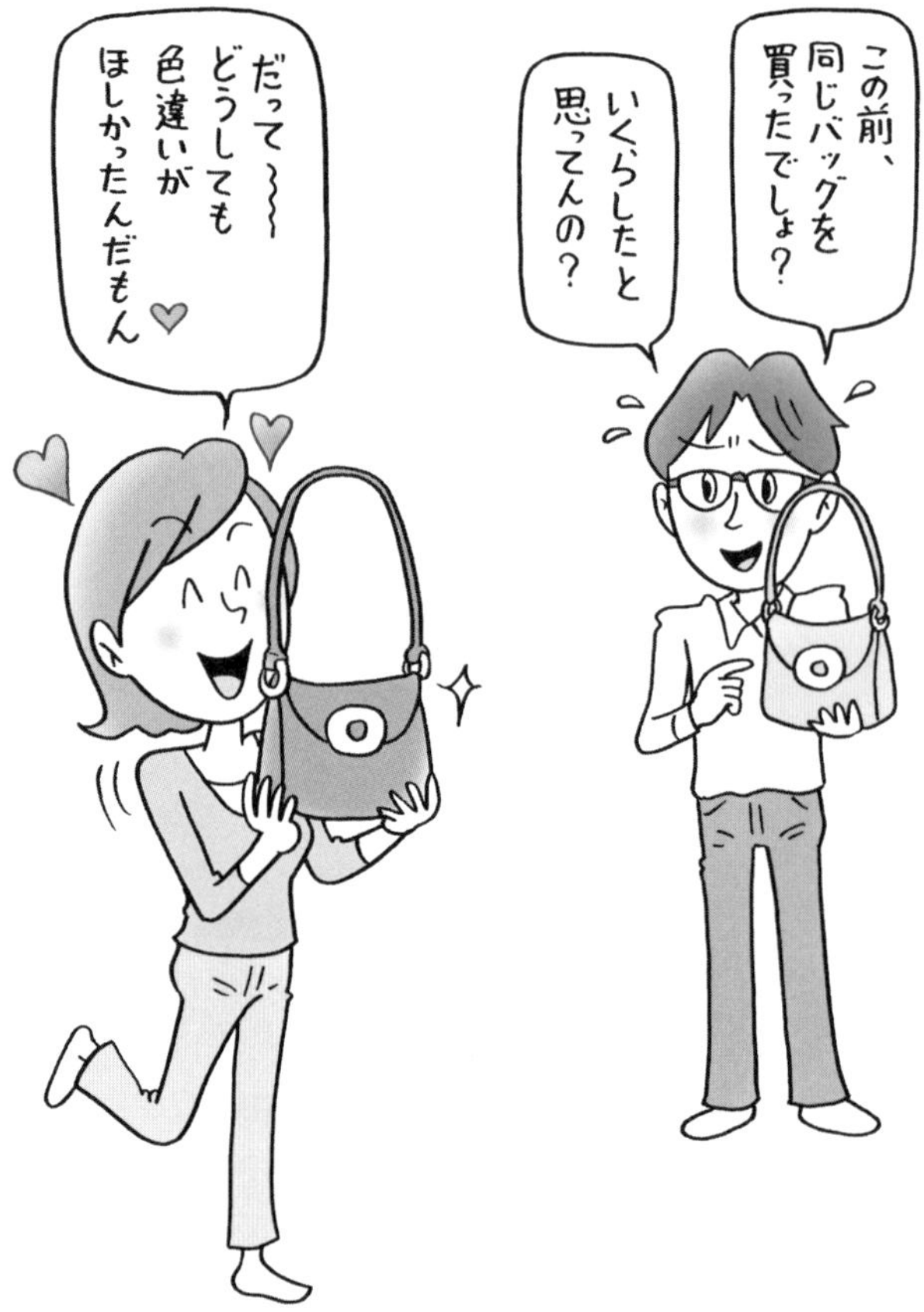
この前、同じバッグを買ったでしょ？
いくらしたと思ってんの？
だって〜〜どうしても色違いがほしかったんだもん

衝動性から買いたい物ががまんできない

お金の管理は、生活を運営する上で大変重要なことです。そう頭ではわかっていても、ADHDの女性は、計画的にお金を使ったり管理をしたりすることが苦手です。

たとえば、衝動性の特性から感情のコントロールがきかない場合があり、ショッピングに行って気になる物があると、がまんできずに買ってしまいがちです。買ったことを忘れて、また別の日に同じ物を買ってしまったり、安いからと大量に買い込んだりすることもあります。

SCENE 2 安いからと同じ物を大量に買い込む

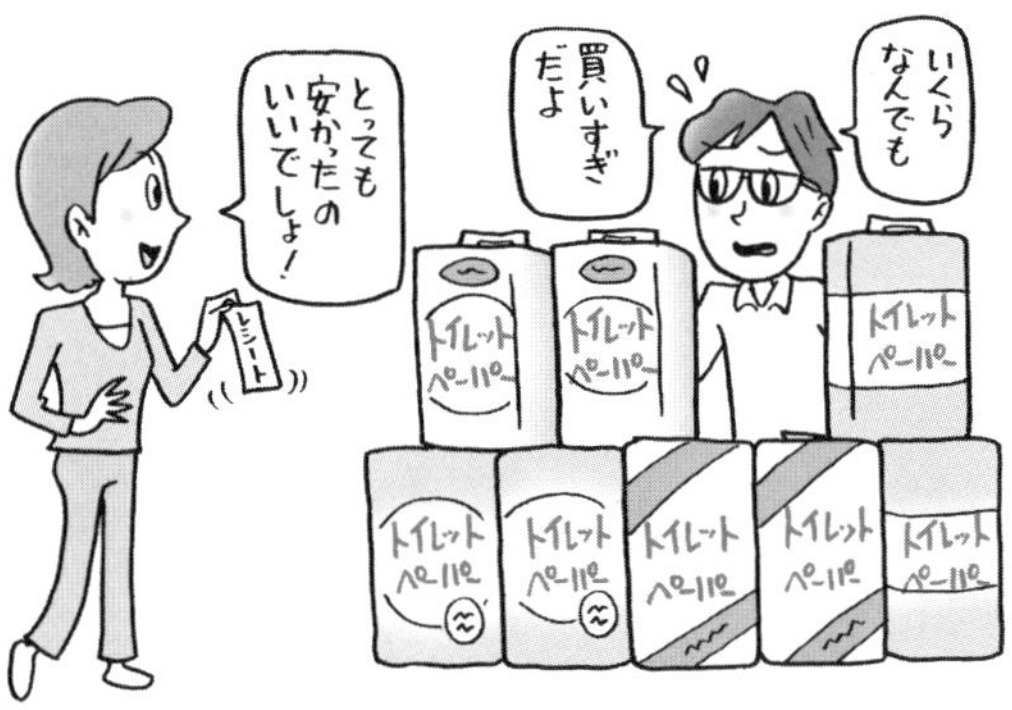
とっても安かったのいいでしょ!
レシート
買いすぎだよ
いくらなんでも
トイレットペーパー

SCENE 3 現金はあるだけ、クレジットカードも限度額まで使ってしまう

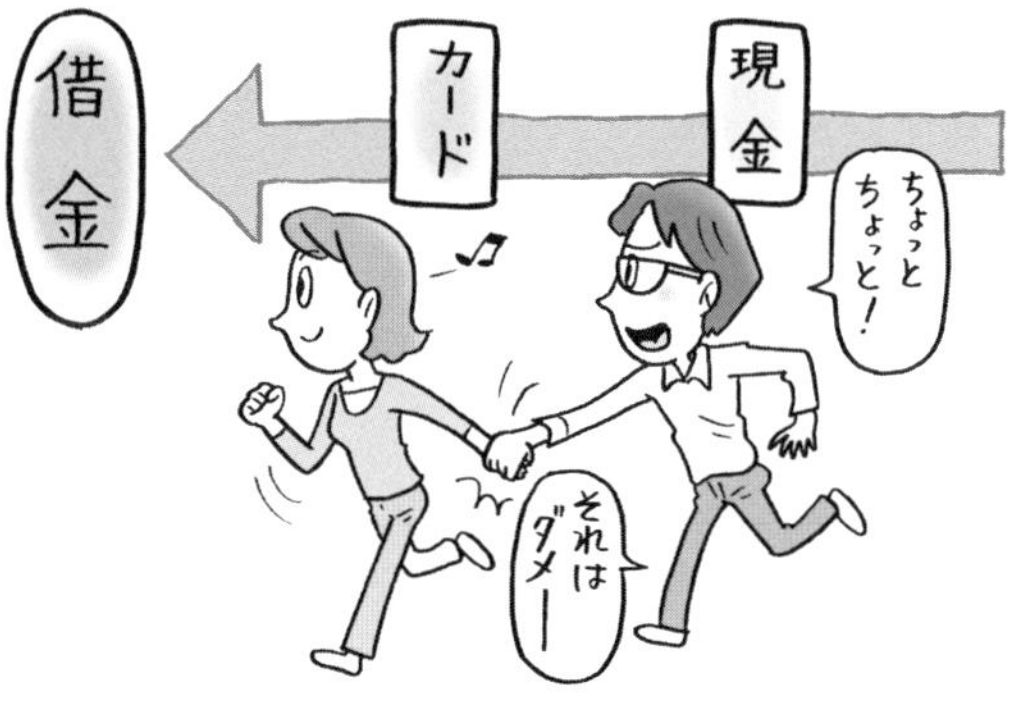
借金
カード
現金
ちょっとちょっと!
それはダメー

また、日ごろのストレスや劣等感が原因で、買い物依存に陥るリスクもあります。するとお金があればあるだけ使ったり、現金がないときはクレジットカードを使って支払限度を超えてしまうようなこともあります。そうして不用意に借金をつくり、返済に追われる事態も考えられます。当然ながら貯金も苦手です。

そんな特性のある妻がお金の管理を預かるとしたら、最悪の場合、家計が破綻してしまうかもしれません。そうなれば夫婦の信頼関係だけでなく、家庭の運営を維持するのが困難になるおそれもあります。

トラブルを回避するポイント

- ◉ほしい物でもその日には買わないクセをつける（同じものがないか確認）
- ◉財布に入れるお金の上限を決めておく
- ◉ATMから引き出す金額を決めておく
- ◉クレジットカードは持たない

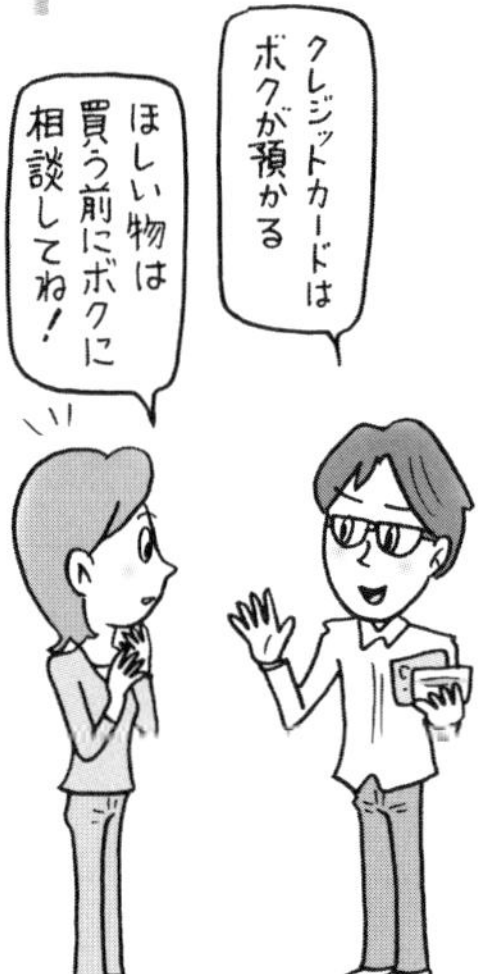
クレジットカードはボクが預かる
ほしい物は買う前にボクに相談してね!

夫との
困りごと

CASE 6

夫婦生活が乏しい

特性のために、夫婦ならではのコミュニケーションを楽しんだり、スキンシップやセックスに快感が得られないケースがあります。

SCENE 1 夫婦生活が乏しい

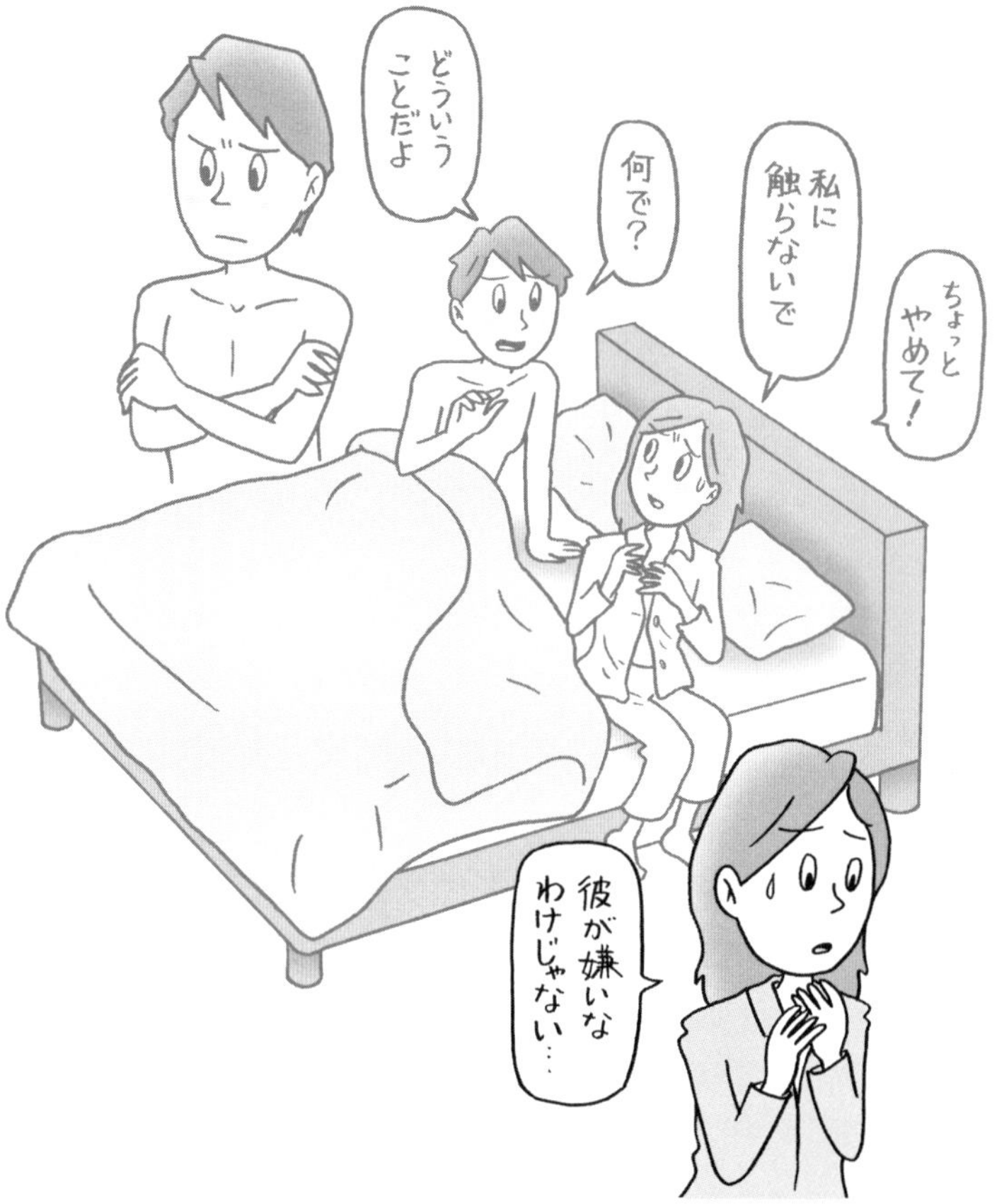
ちょっと やめて！
私に 触らないで
何で？
どういうことだよ
彼が嫌いなわけじゃない…

感覚の過敏性から接触が苦手なことも

ＡＳＤの女性の中には、〝感覚の過敏性〟のために、体の接触や性交渉が苦手な場合があります。

ＡＳＤの人は、光や音、温度など、五感を通じた感覚が敏感だったり、逆に鈍感だったりすることがあります。蛍光灯の明かりをまぶしく感じたり、冷蔵庫のモーターの音が騒音に聞こえたり。逆に気温の変化に鈍感で、夏でも冬でも同じような服装で平気だという場合もあります。

そうした感覚の過敏性により、〝触覚〟も人とは異なる場合があります。

SCENE 2 夫に甘えるのが苦手

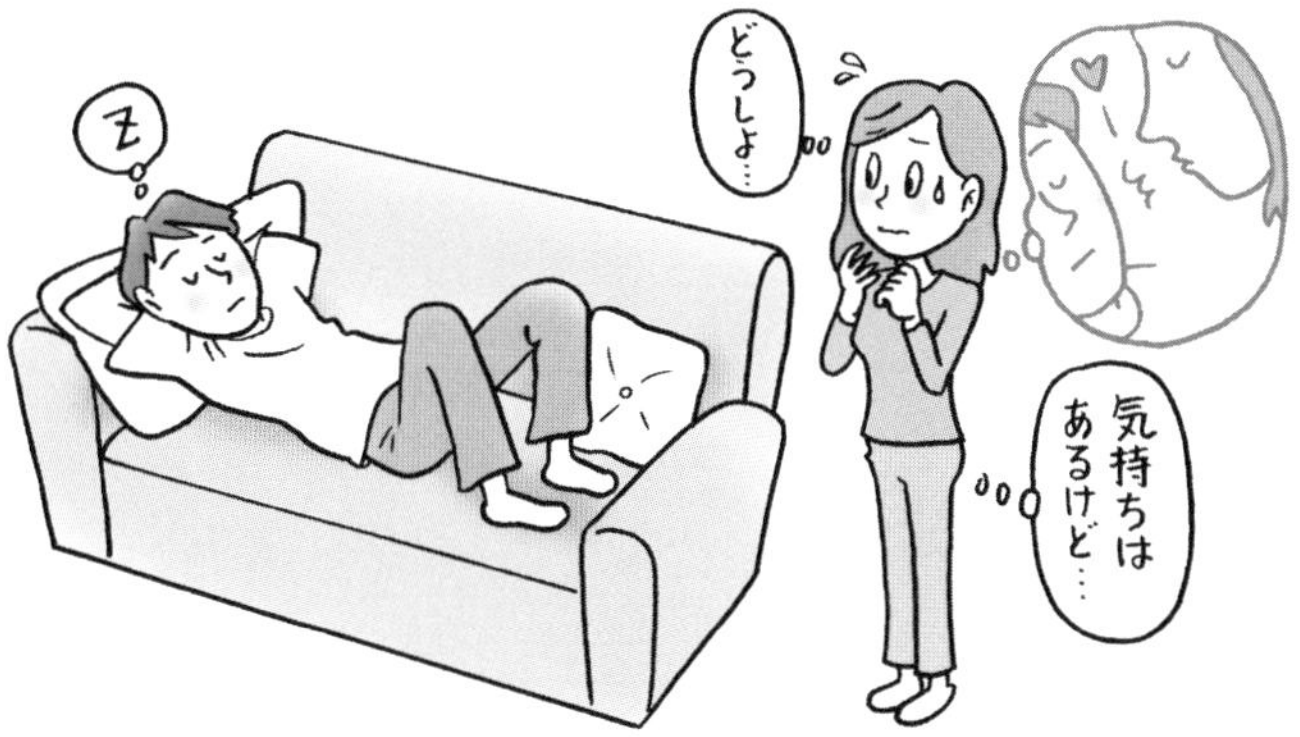
Z
どうしよ…
気持ちはあるけど…

SCENE 3 「きれいでいたい」ということにあまり興味がない

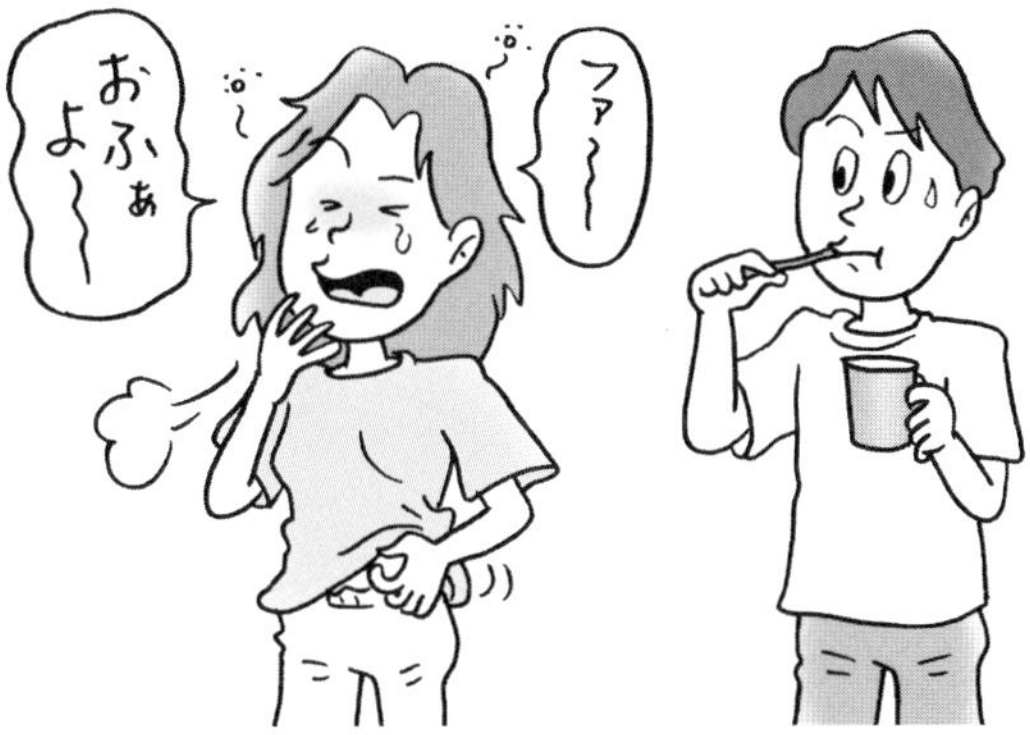
おふぁよ〜
ファ〜〜

夫が嫌いというわけではなく、ただ人に触られたり、至近距離にだれかがいることを不快に感じる場合があるのです。

　また、ときには夫に甘えたり、髪型やメイクなどの身だしなみに気を使ったりするなど、夫婦間の愛情表現をすることが苦手な場合もあります。微妙な夫婦の問題だけに、気軽に人に相談することもできず、一人で抱え込んでしまう場合もあります。

　本人もつらいですが、夫にしても夫婦生活や夫婦の愛情表現が乏しい妻との関係に物足りなさを感じたり、場合によってはすき間風が吹くようになるおそれもあります。

トラブルを回避するポイント

- ◉一度専門医やカウンセラーなどに相談してみる
- ◉人に触られることが苦手なことを夫に理解してもらう
- ◉日ごろから夫婦の会話の時間を大切にする

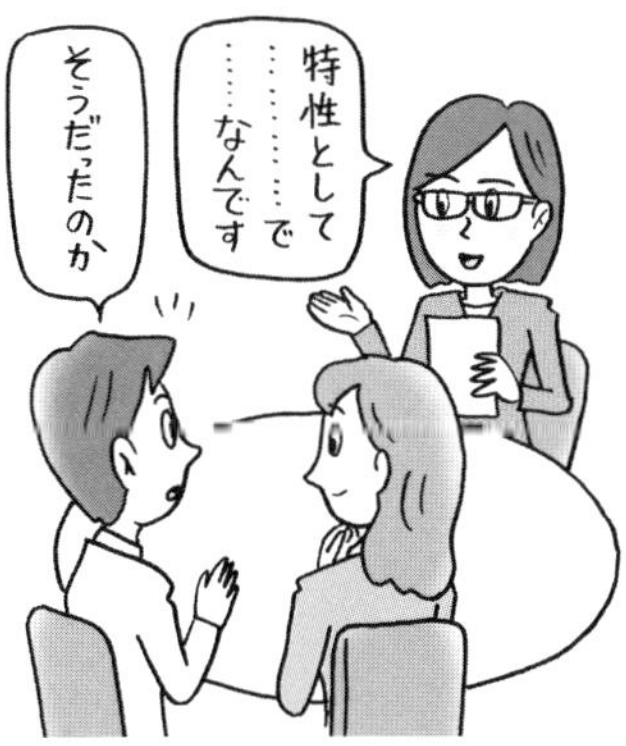
特性として……で……なんです
そうだったのか

夫との困りごと

CASE 7 妊娠・出産による変化に対応できない

女性にとって、妊娠や出産はとても大きなライフイベントです。特性のある女性の場合、自分の体の変化や生活全般の変化にうまく対応できない場合があります。

SCENE 1 妊娠による心身の変化に戸惑う

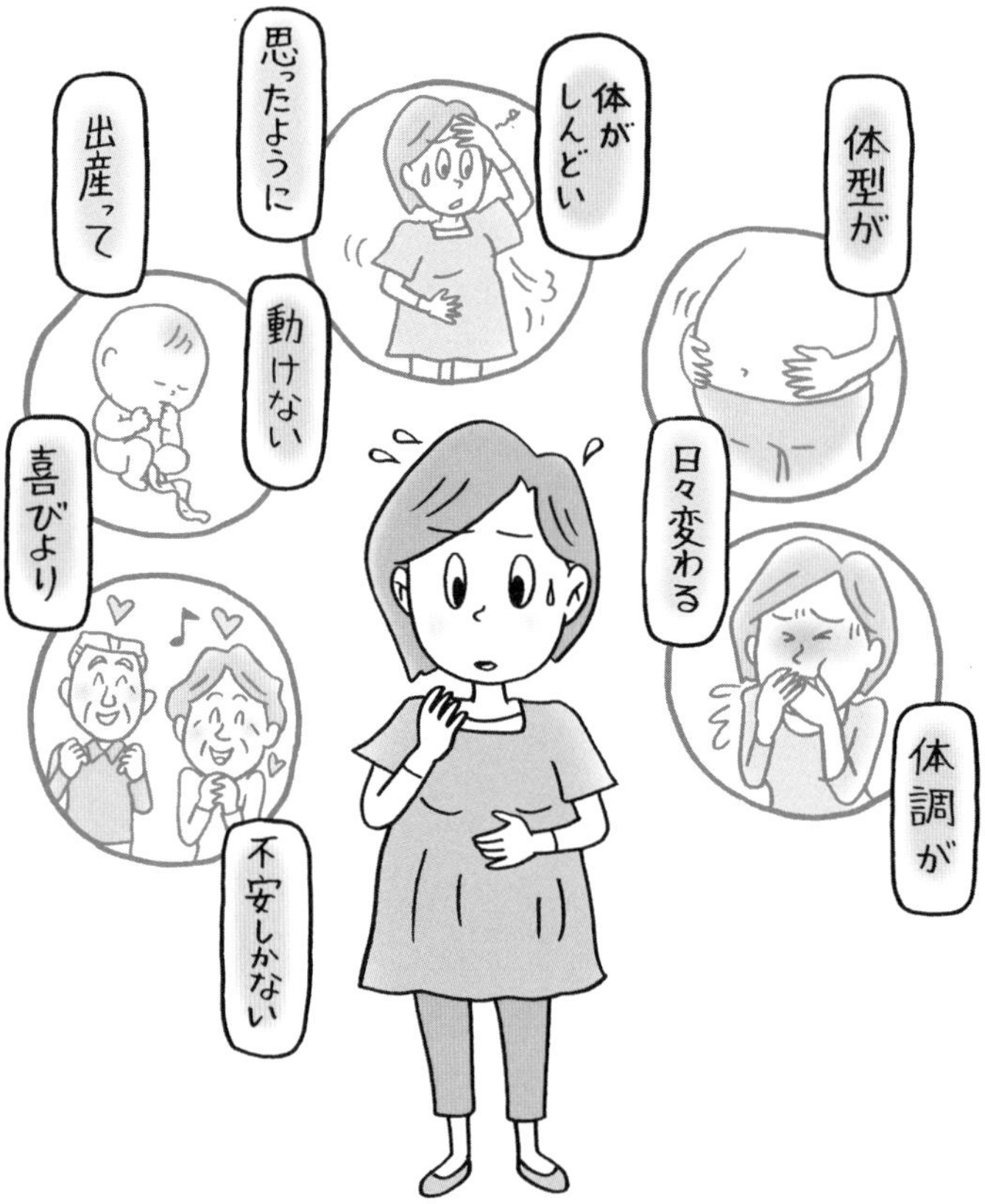
体型が
日々変わる
体調が
体がしんどい
思ったように
動けない、
不安しかない
出産って
喜びより

妊娠や出産時にはストレスがかかりやすい

妊娠・出産は、大変喜ばしい出来事である一方、女性の心身に大きな負担がかかり、生活全般も変化します。ＡＳＤの女性の中には、自身の心身の変化に戸惑い、大きなストレスになる人がいます。

ＡＳＤの女性の場合、思春期を迎えるころ、初潮を迎えたり、体つきがだんだん丸みを帯びてくるなどの変化に気持ちがついていけず、受け入れるのに時間がかかったりするケースが少なくありません。

妊娠中は体が変化するだけでなく、

SCENE 2 夫の仕事が忙しく妻は一人でいることが多い

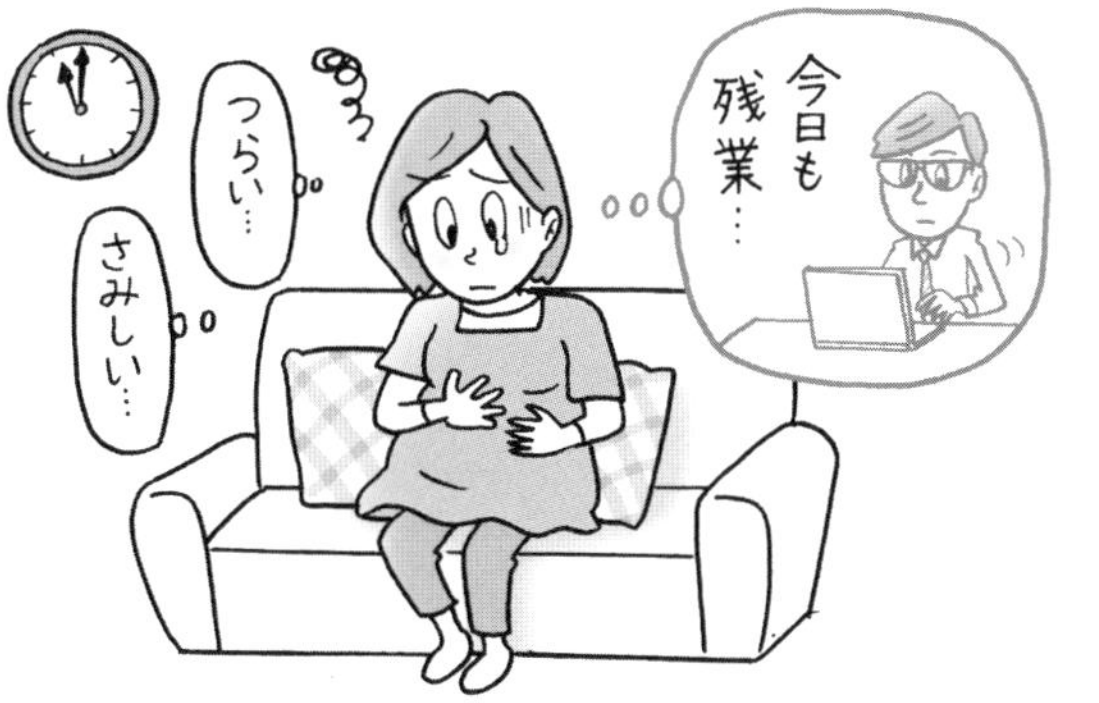
つらい…
さみしい…
今日も残業…

SCENE 3 妊娠や出産を機に夫婦ゲンカが増える

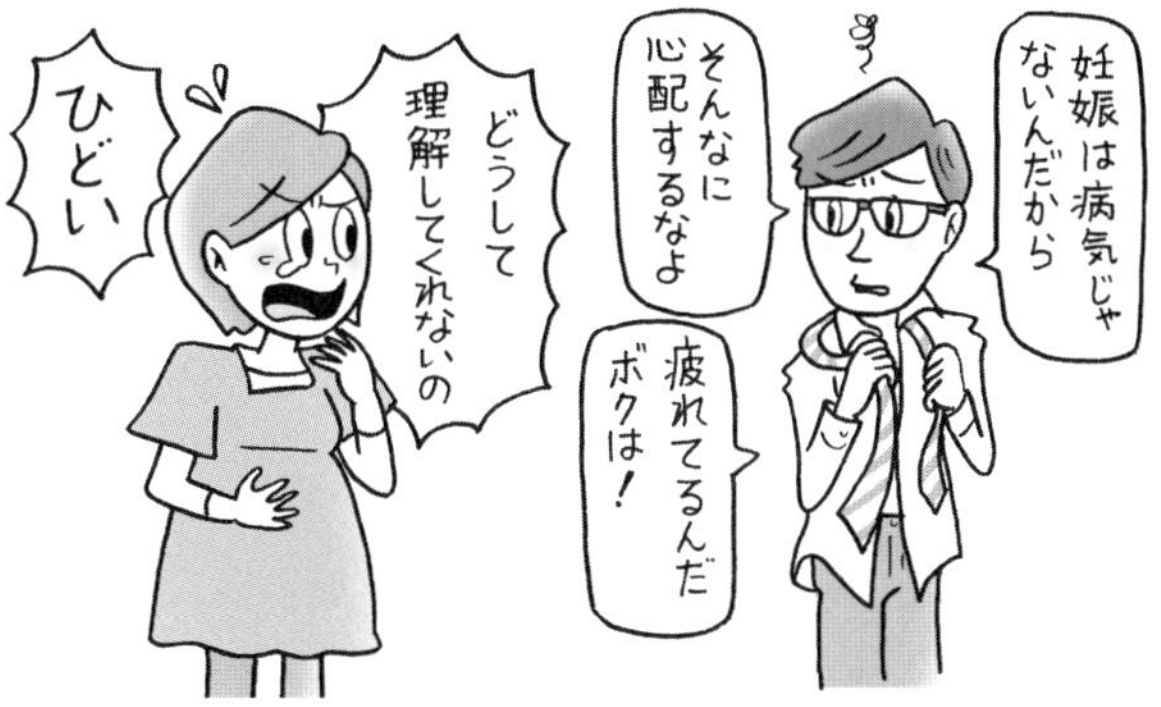
妊娠は病気じゃないんだから
そんなに心配するなよ
疲れてるんだボクは!
どうして理解してくれないの
ひどい

体調がすぐれなかったり、心の状態も不安定になりがちなだけに、特性のある女性にとってはただうれしいだけの日々とはいえません。そのためASDの女性で、変化に弱いタイプの人は、周囲、特に夫のサポートが不可欠となります。

ところが、夫の仕事が忙しくて物理的にサポートする時間が取りにくかったり、「妊娠や出産は病気ではない」とばかり、妻の体調に無頓着だったりすると、ますますストレスをためて、精神的にも追いつめられ、夫婦の関係性が悪化してしまうおそれがあります。

トラブルを回避するポイント

- ◉不安が強い場合は周囲にサポートをお願いする
- ◉自分の体調の変化を夫にこまめに報告して理解してもらう
- ◉自治体が行っている相談などのサービスを利用してみる

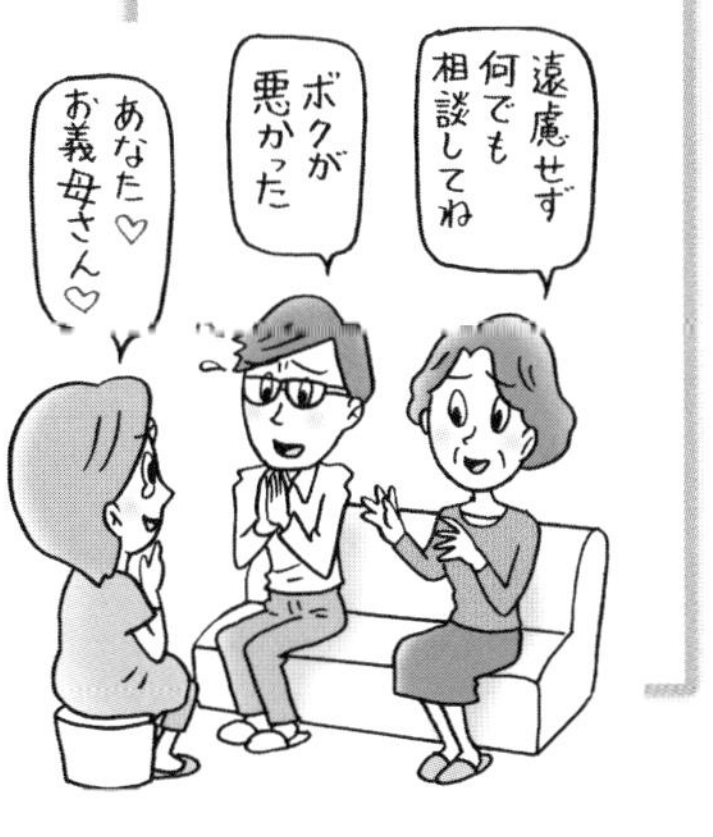
遠慮せず何でも相談してね
ボクが悪かった
あなた♡お義母さん♡

column 2

異性との関わり方を教わったことのある女性は少ない

発達障害であるか否かにかかわらず、異性との関わり方、良好な関係の築き方などを教わったことがあるという人はあまりいないのではないでしょうか。

学校の保健の授業では、思春期以降の体や心の変化を教えてくれても、異性とどのような関係なら手をつないでもいいか、デートに誘っていいか、キスをしてもいいか……、などは教えてくれません。

また、異性のどんな態度が自分に好意があるサインなのか、自分がどうふるまうと好意があると相手に認識されるのか、ルールとして教えてもらったという人は少ないはずです。

そもそも対人関係に「正解」は存在しませんが、こと異性との関わり方、関係づくりは〝暗黙のルール〟のオンパレードのようなものだけに、困り感を持つ発達障害の女性はたくさんいます。

たとえば、ASDの女性は夫との関係で、相手の気持ちがくみ取れず、自分のルールや考えに固執してしまってトラブルになるケースが少なくありません。

ADHDの女性の場合は、夫との約束を忘れてしまったり、衝動的な行動をとったりして、相手とのすれ違いが起こる場合があります。

また、夫から〝女性らしい気配りやふるまい〟を求められた場合、特性ゆえに行動に移すことが難しいことが多く、「できない自分」に落ち込んだり、苦手を克服しようと頑張りすぎてしまう場合があります。

いずれにせよ、発達障害のある女性は、夫に自分の特性を理解してもらいながら、二人だけの関係を構築していくことが大切です。

第3章

発達障害のあるお母さんと「子ども」との間で起きる困りごと

日本ではまだ、子育ては女性が行うものと考える人が少なくありません。お母さんは子どもの気持ちを考えることができ、適切に育てることができると思われがちです。しかし、子育てはマニュアル通りにはいきません。特性のあるお母さんは、その都度状況を見て、察しながら行わなければならない子育てに対応できず、悩みや問題を抱えてしまいがちです。

発達障害のある女性の子育てにおける問題点

子育てには正解もマニュアルもありません。日々成長していく子どもにうまく対応することができず、戸惑ったり悩んだりする場面がたくさんあります。

毎日変化していく子どもに対応できない

ＡＳＤのお母さんは、マニュアルやルールにしたがって物事を進めていくのは得意ですが、家庭生活や子育てにはそれらがありません。夫の世話や家事、子育てと、毎日の生活はめまぐるしく変化していきます。自分で決めたルールやスケジュールの通りに物事が進んでいくことはまずありません。

子どもが赤ちゃんのときはコミュニケーションが未熟なので、何かを伝える手段は泣いたりぐずったりすることです。お母さんはその様子を見て、その都度「おなかがすいたんだね」「おむつが気持ち悪いのかな」などと判断しますが、ＡＳＤのお母さんには、赤ちゃんのそうした微妙な違いを見極めることがうまくできません。

子どもがもう少し成長して、言葉で伝えられるようになっても、意思の疎通がうまくいくとは限りません。子どもはお母さんの思い通りに行動するわけではなく、やはり状況を見て察しなければならないことがたくさんあります。また、昨日はそうであっても、今日も同じとは限りません。子どもは日々成長し、変化しています。

ＡＳＤの人は、こうした変化を察し、臨機応変に対応することが苦手です。基本的にまじめなので、そんな子育てに一生懸命取り組みますが、一方ではストレスをためていることが多いのです。

この状態が続くと、ある日がまんの限界が来て感情が爆発したり、つい子どもを叩いてしまったり、逆にネグレクトになってしまうケースもあります。

子育ての方針が一貫していないＡＤＨＤのお母さん

ＡＤＨＤのお母さんの場合は、子

育てに対して一貫した方針が取りにくい傾向があります。

　たとえば、子どもが「もっとゲームで遊びたい」といったとき、ある日は「いいよ」と許可したのに、ある日は「ダメ」と禁止したりします。あるいは、子どもが何かしてはいけないことをしてしまったようなとき、ある日は「まあ、いいか」と大目にみたけれど、ある日は激しく叱る場合もあります。こうした一貫性のない態度を親が取ってしまっては、子どもは混乱してしまいます。

　また、自分は物をよく出しっぱなしにしているのに、子どもには「ちゃんと片づけなさい！」などと叱ってしまうこともあります。その結果、「お母さんだってできていないじゃないか」とケンカになってしまう場合があります。

　子育ては根気がいるものですが、特性ゆえに気が変わりやすくせっかちなので、思ったようにならないことが多いのです。また、お母さん自身がＡＤＨＤの特性ゆえに、子どものころにしょっちゅう叱られながら育った場合、「ほめて育てる」ことがうまくできない人も少なくありません。

　ＡＳＤやＡＤＨＤのお母さんの中には、子育てがうまくいかずに悩んだり、大きな劣等感を感じている場合が多いものです。家族が家事や子育てにおいて積極的にサポートすることが必要です。

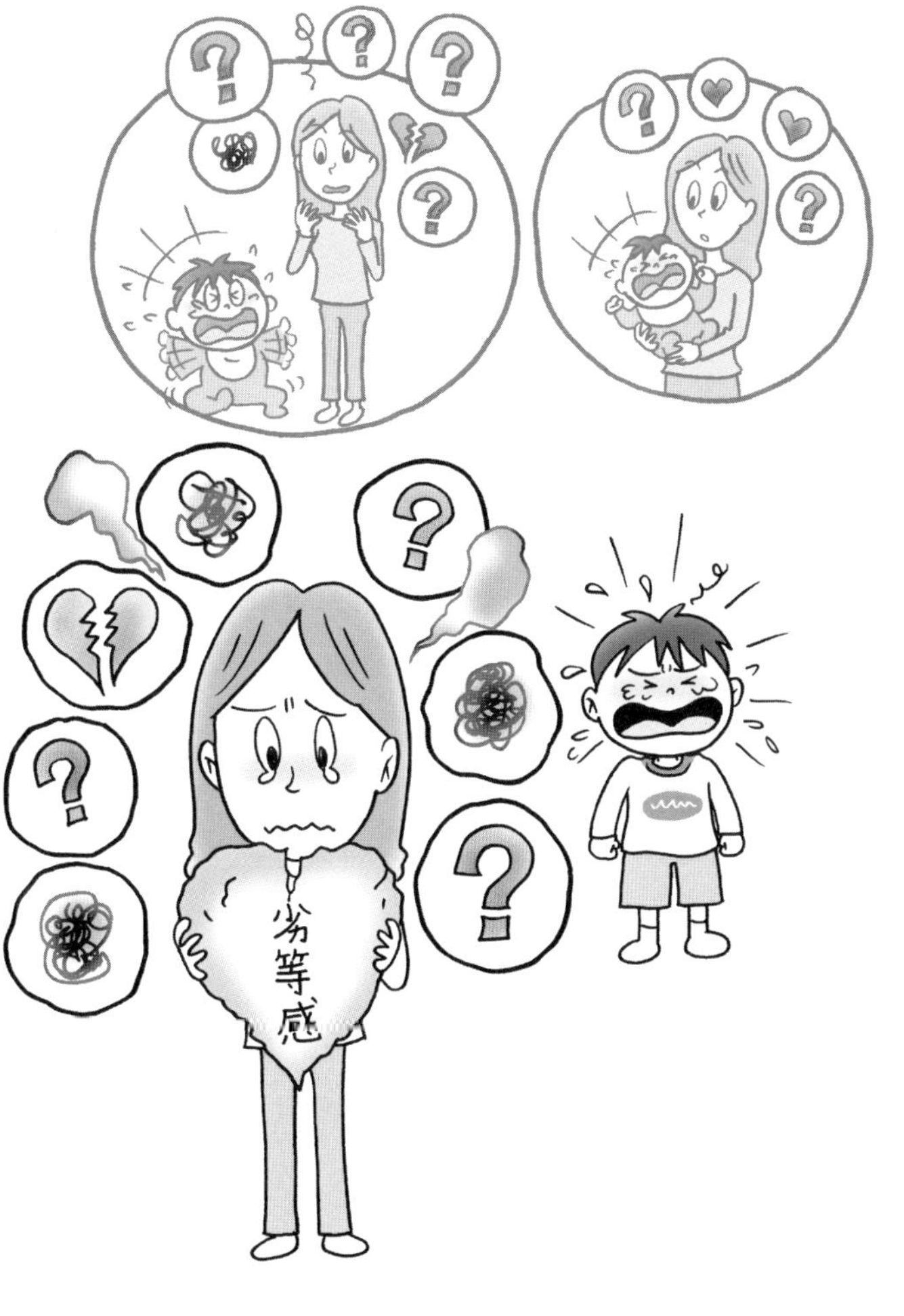

CASE 1

情緒的な関わりができない

子どもの健やかな発達には、親と情緒的な絆（愛着）で結ばれていることが重要です。ところが、発達障害のあるお母さんにはそれがうまくいきません。

SCENE 1 子どもの要求や状況をうまく理解できない

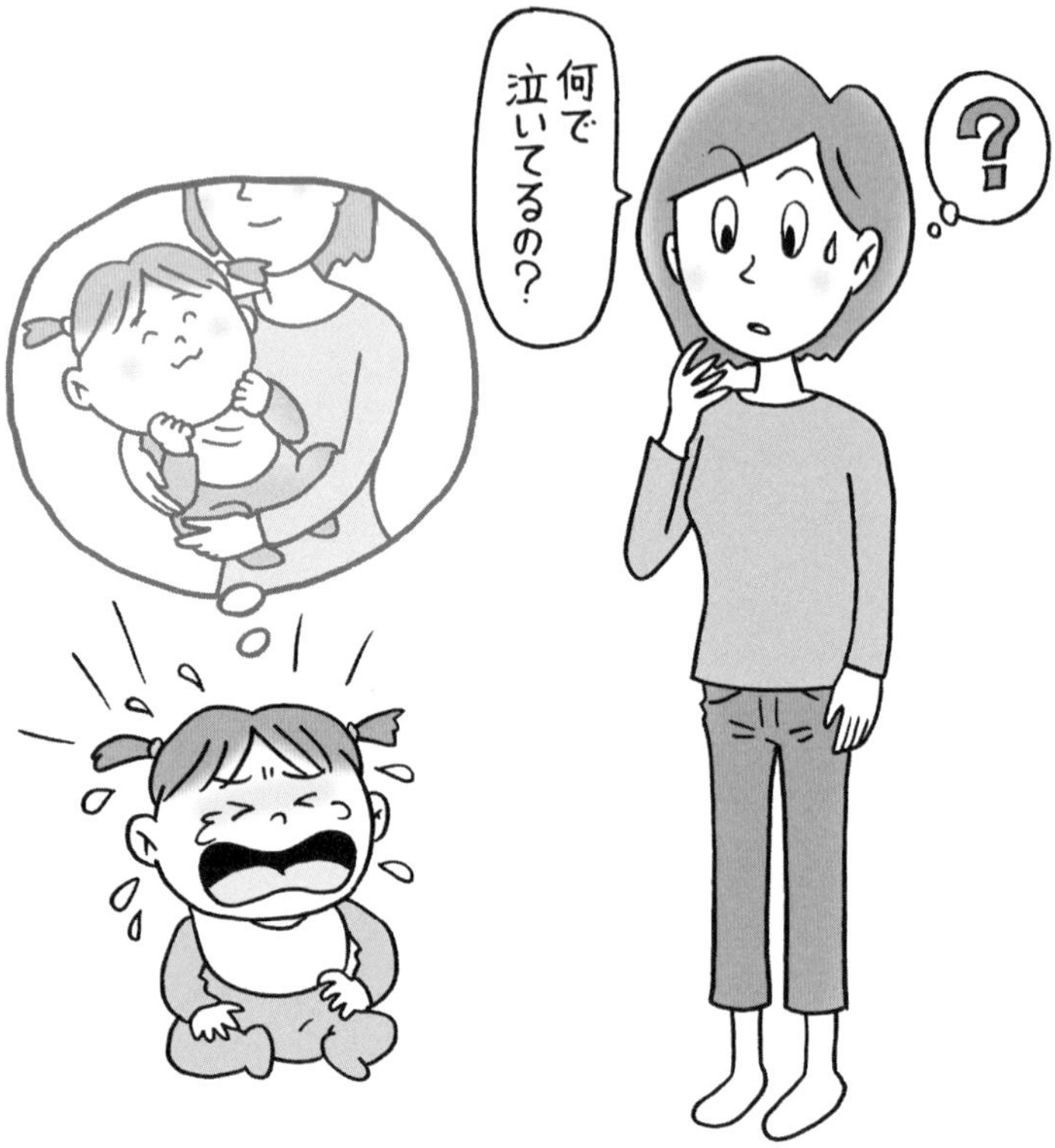

特性のために親子間で情緒的な関係が築きにくい

乳幼児期の子どもは、親など身近な大人との継続的な関わりの中で、愛されること、大切にされることで情緒的な絆（＝愛着）が深まり、情緒が安定して、人との信頼感を育んでいきます。

その後の成長においても、親や身近な大人、友だちとの関わりを通じてさまざまなことを学び、幅広い知識や能力を身につけ、興味・関心の対象を広げて、社会性や意欲などを発達させていきます。

SCENE 2 親子の情緒的な関わりが薄い

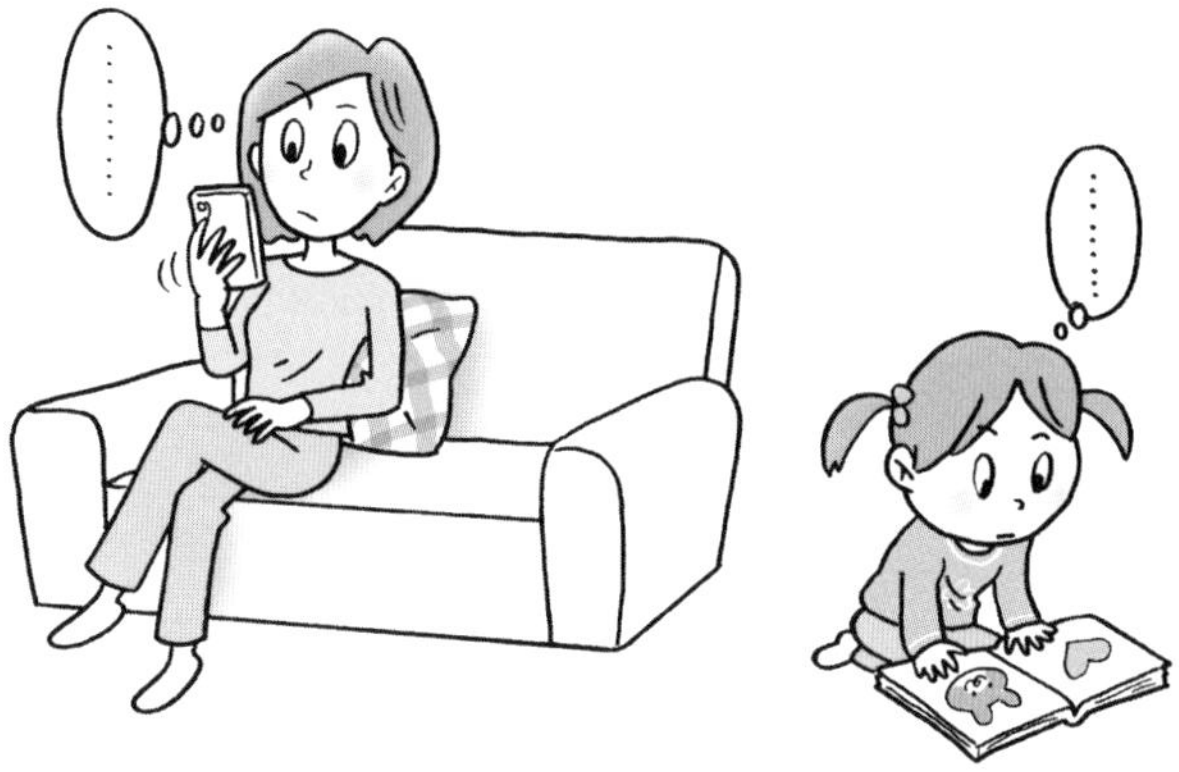

SCENE 3 子どもの対人関係に問題が起きやすい

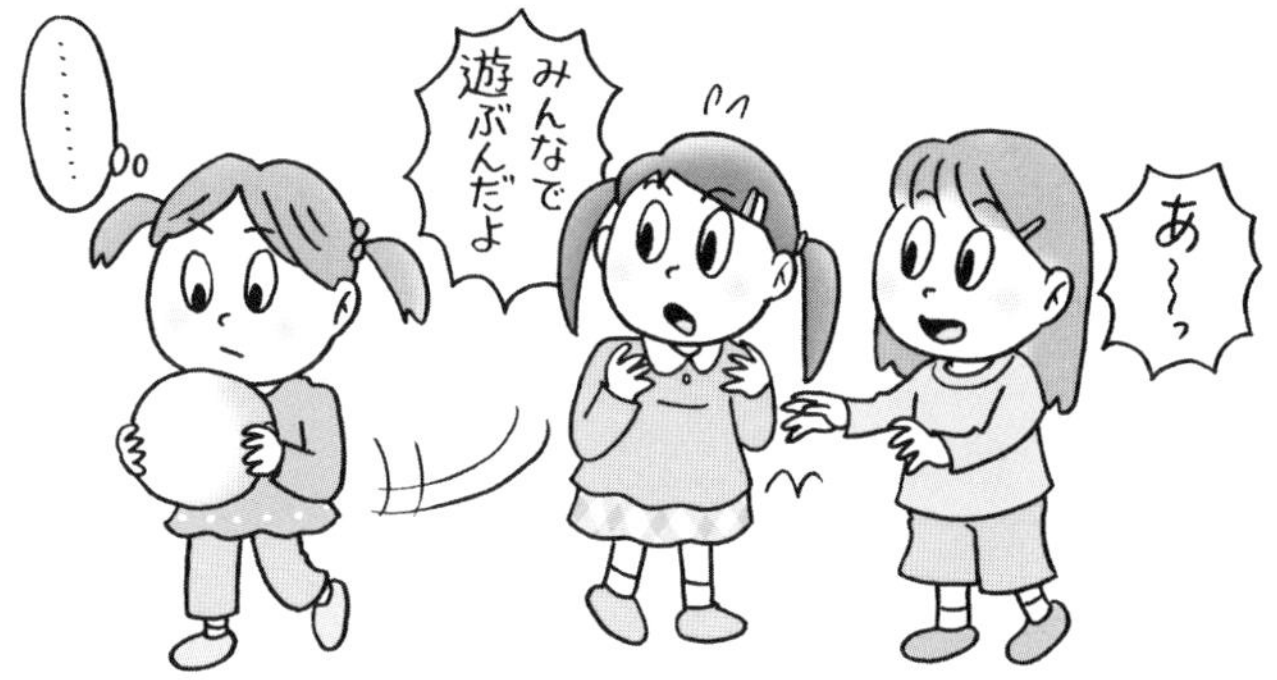
みんなで遊ぶんだよ
あ〜っ

ところが、お母さんが発達障害の場合、特性のために子どもの微妙な変化や言葉にならない状況を的確に理解できない場合があります。そのため子どもの困りごとを察することができず、また、子どももお母さんから情緒的な関心を持たれていると感じにくいため、親子の間に愛着がうまく形成されず、子どもの情緒面や対人関係に問題やトラブルが起こる可能性があります。

特に、女の子は男の子と比べて情緒の発達が早い傾向がありますが、お母さんの特性ゆえに、その発達が遅れたり、アンバランスになる場合もあります。

トラブルを回避するポイント

- ●子どもの様子をよく見るクセをつける
- ●可能な範囲でスキンシップや声がけを心がける
- ●お父さんもできるだけサポートする

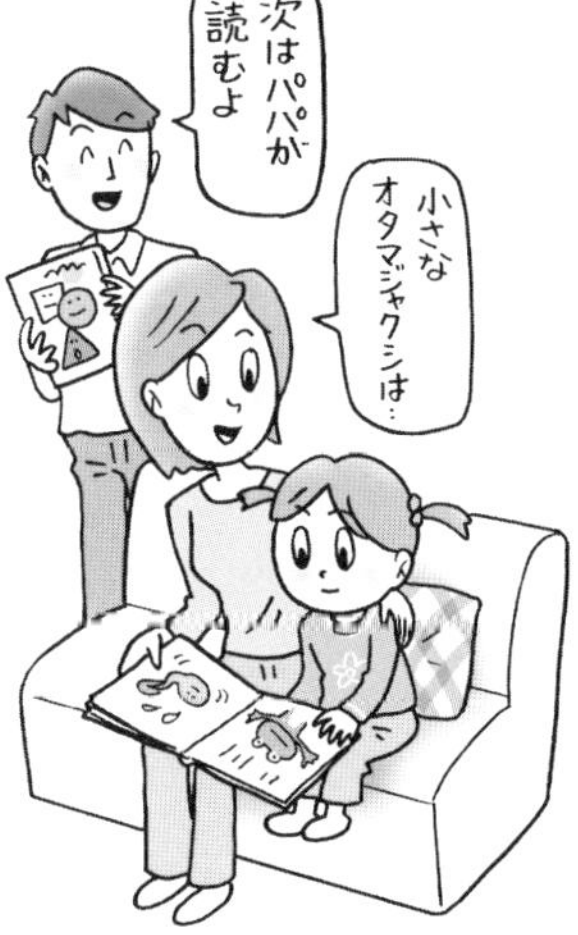
次はパパが読むよ
小さなオタマジャクシは…

子どもとの困りごと

CASE 2 子どもを自分の枠にはめたがる

発達障害のあるお母さんは、自身の成長過程でさまざまな困難を乗り越えてきました。そうならないように、子どもを管理しようとするところがあります。

SCENE 1 子どもの行動に自分の記憶を重ねてしまう

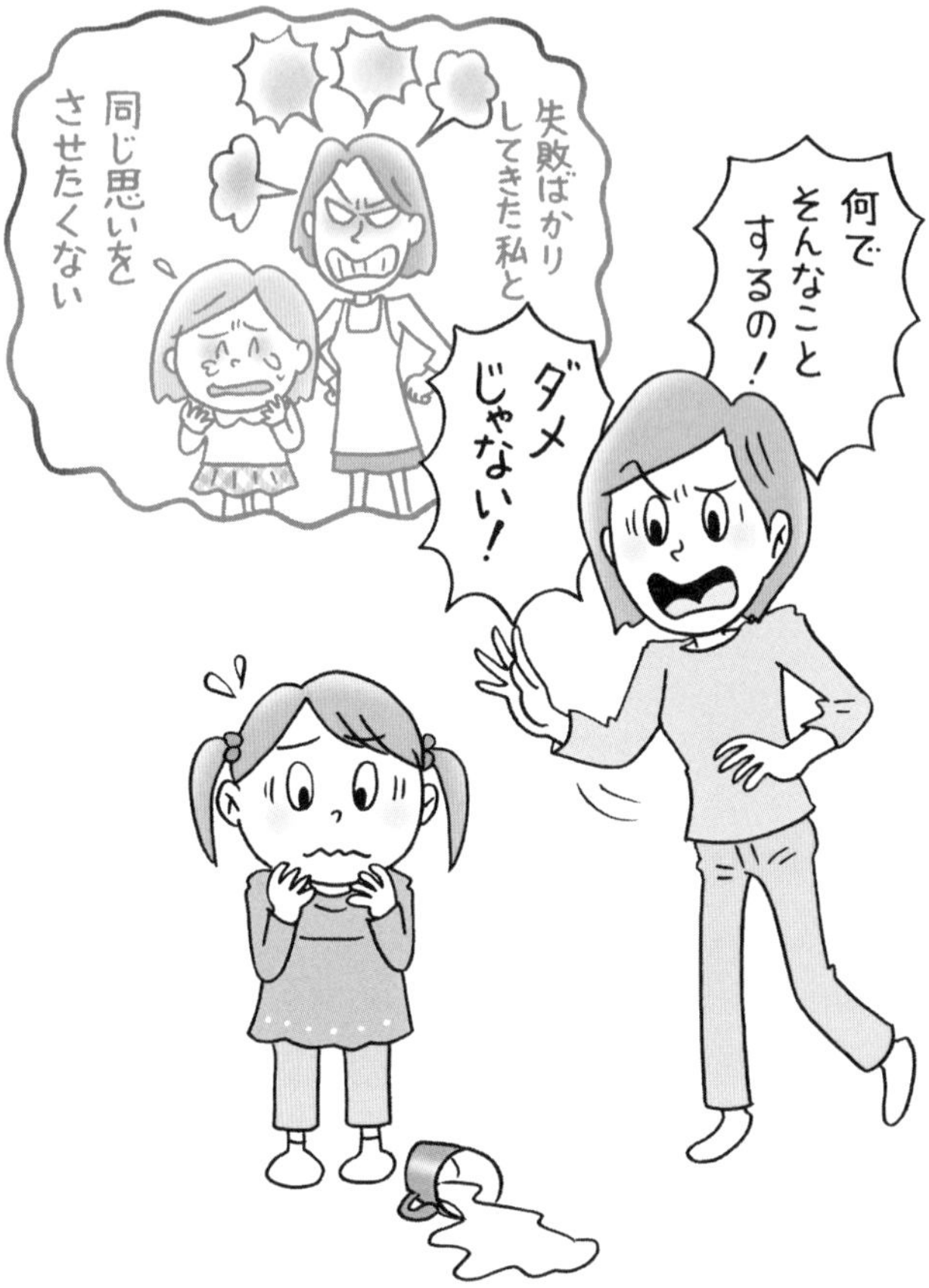

何でそんなことするの！
ダメじゃない！
失敗ばかりしてきた私と
同じ思いをさせたくない

子どもを心配するあまりきつい物言いをしてしまう

お母さんは自分が成長してきた過程で、さまざまな経験をしてきています。その経験をふまえ、子育ての際には子どもが失敗をしたり、つらい思いをしないように、つい先回りして口や手を出してしまうものです。

発達障害のあるお母さんの場合、うまくいかないこと、苦労したことがたくさんあったために過度に子どもを心配してしまうことがあります。あいまいなことが苦手なので、「どうしてこんなこともできないの？」「だからダメって言ったでしょ」と

SCENE 2 つい先回りして頭ごなしに怒ってしまう

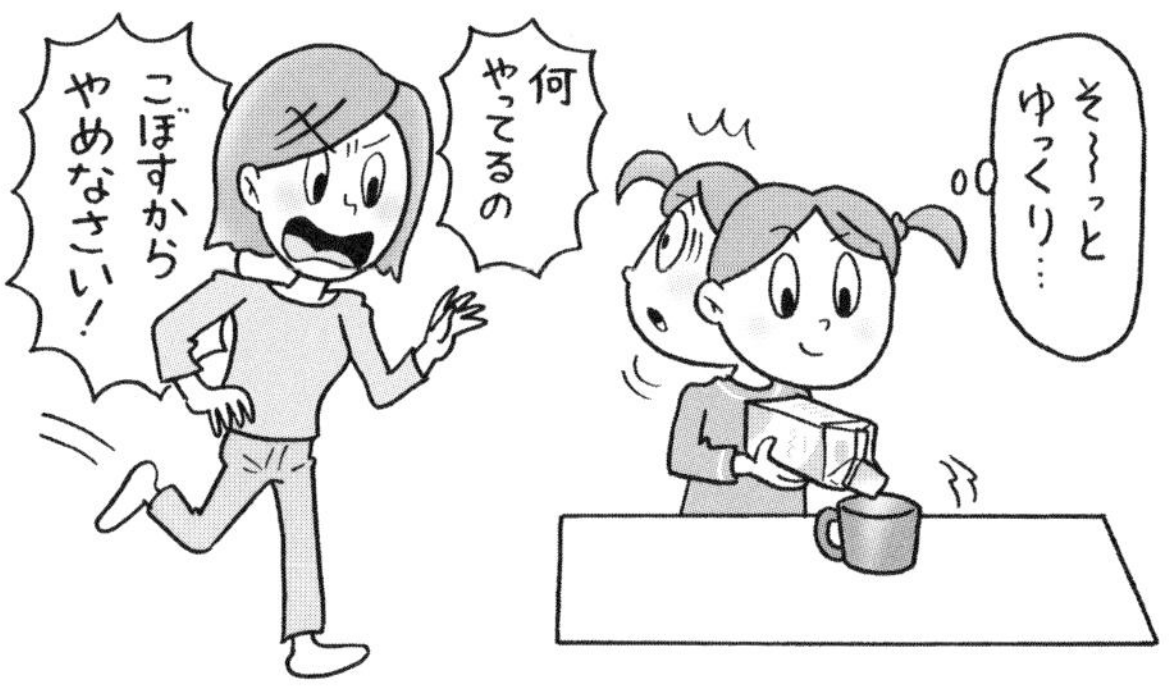
そ〜っと ゆっくり…
何 やってるの
こぼすから やめなさい!

SCENE 3 ときに突き放したような態度で接してしまう

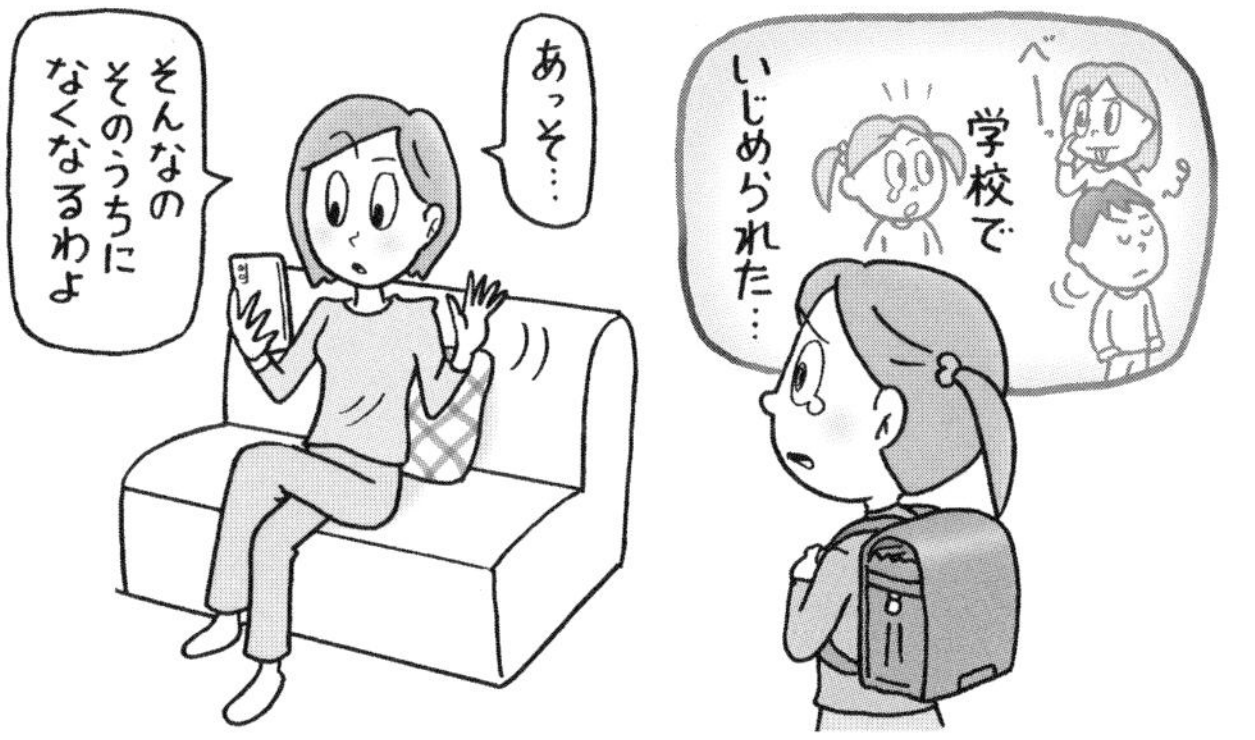
学校で いじめられた…
べー!
あっそ…
そんなの そのうちに なくなるわよ

いうように、怒った口調で頭ごなしに言うことも少なくありません。

また、小学校時代にいじめを受けていたお母さんが、中学に入ったら友だちができていじめられなくなったという経験から、「いじめられても、今に大丈夫になるわよ」「子どものころはそんなものよ」などと、突き放したような言い方をしてしまう場合もあります。

子どもを心配するがゆえに、ついあせってそんな言い方をしてしまいますが、親子の情緒的関係にダメージを及ぼし、子どもはその感情を大人になっても引きずってしまうことがあります。

トラブルを回避するポイント

- ◉子育てに〝正解〟を求めない
- ◉子どもには子どものやり方があると心得る
- ◉少し離れて客観的にとらえるクセをつける

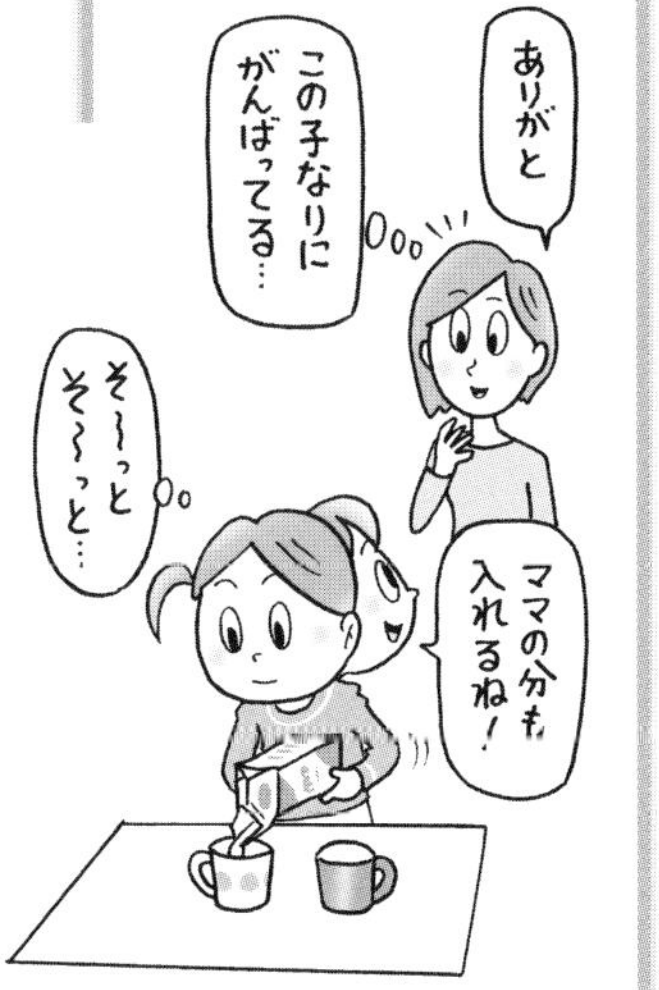
ありがと
この子なりに がんばってる…
そ〜っと そ〜っと…
ママの分も 入れるね!

子どもとの
困りごと

CASE 3

ほめ方・叱り方がわからない

発達障害のあるお母さんは、子どもを適切なタイミングでほめたり、叱ったりすることがうまくできない可能性があります。

SCENE 1

子どもの行いに臨機応変に対応できない

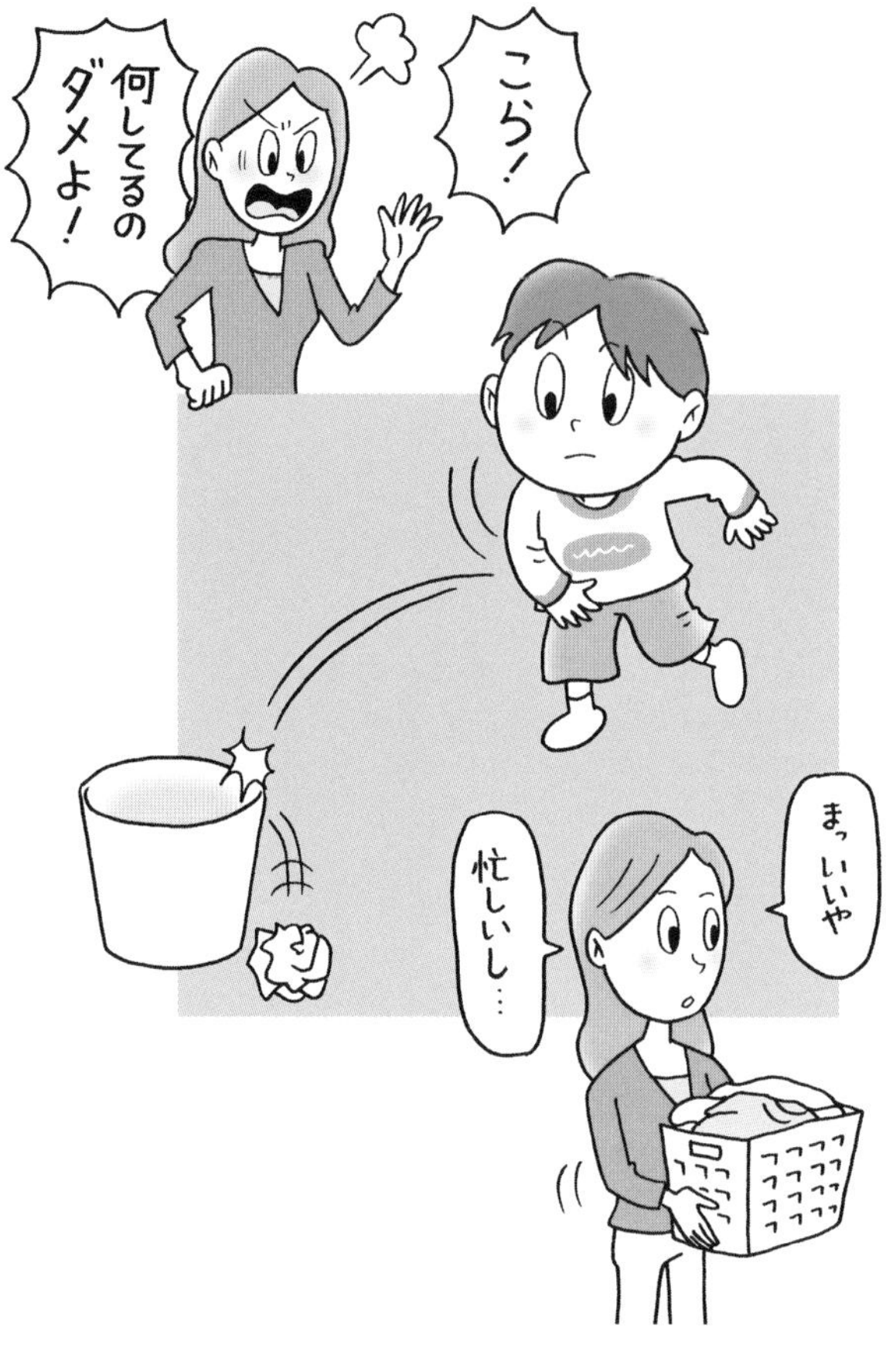

特性のためにほめ方叱り方が身についていない

子どもを上手にほめてやる気にさせたり、適切に叱ってやっていいことと悪いことを教えることは親の大切な役割の一つです。しかし、ほめたり叱ったりすることは、言葉でいうほど簡単ではありません。

たとえば、ADHDのお母さんは、特性のために子どものころから問題行動があったと考えられます。何度注意されても同じ失敗を繰り返すなどして、親からしょっちゅう叱られたり、ときには激しく叱責されることもあったでしょう。その子どもが

SCENE 2 子どもへの対応が一貫していない

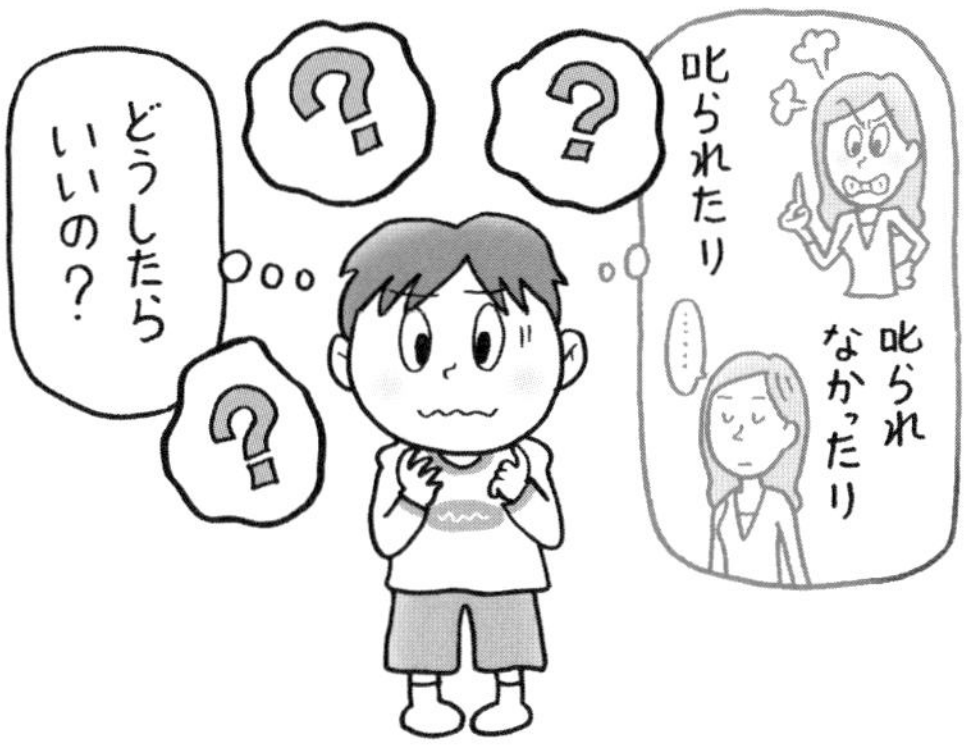
どうしたらいいの？
叱られたり
……
叱られなかったり

SCENE 3 子どものころに叱られてばかりだったため親になっても叱ってばかり

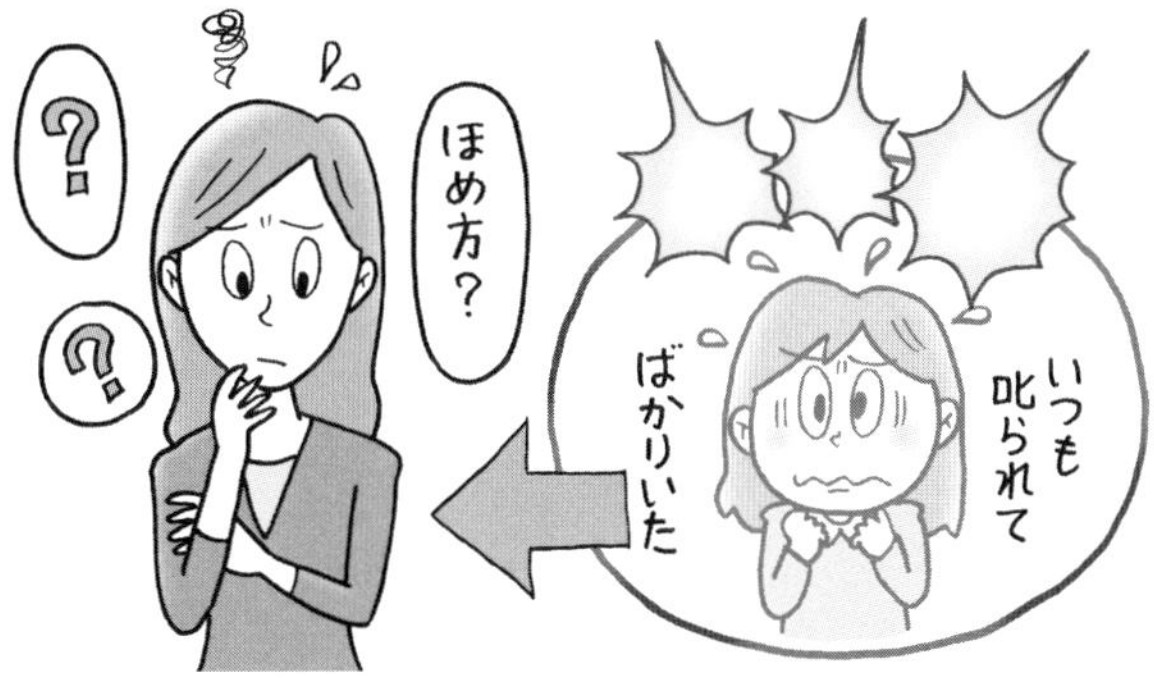
ほめ方？
いつも叱られてばかりいた

お母さんになったとき、子どもを上手にほめたり叱ったりするスキルが身についていないと考えられます。また、特性のために、同じことをしてもほめたりほめなかったり、またあるときは叱ったり叱らなかったりと、子どもに対する態度が一貫していない場合もあります。

一方、ASDのお母さんの場合は、臨機応変な対応を取ることが苦手なので、子どもを適切なタイミングでほめたり叱ったりすることがうまくできないことがあります。

そうした毎日から、親子間の信頼関係が築かれにくい場合が少なくありません。

トラブルを回避するポイント

- 子どもの行動に目を向ける
- 毎日子どもをほめることをルール化する
- 叱るときは「その場ですぐに」をルール化する
- 長いお説教はしない

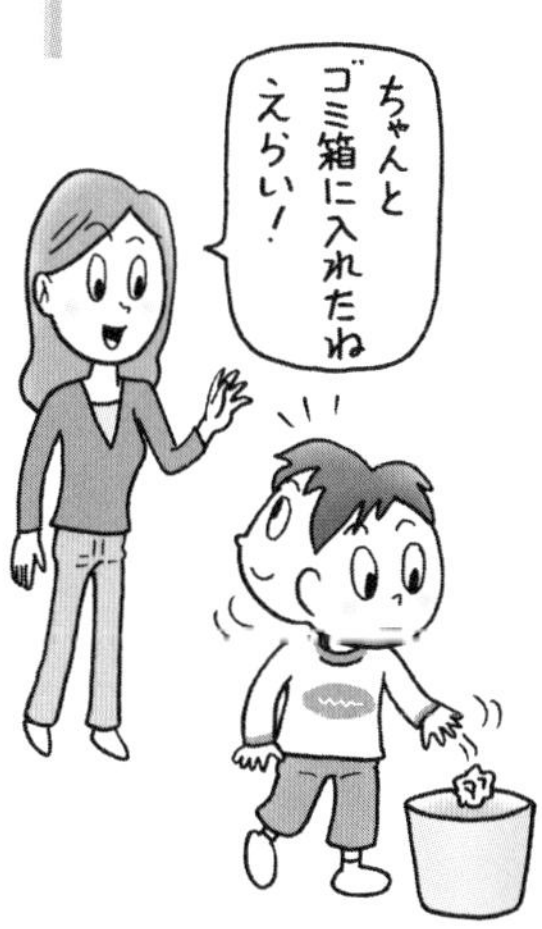
ちゃんとゴミ箱に入れたねえらい！

子どもとの困りごと

CASE 4
子どもに対して冷酷な評価者になってしまう

特にASのお母さんは、子どものできないことや苦手なことをサポートしようという考えが浮かばず、ただ「できない子」と評価してしまうことがあります。

SCENE 1
テストの点が悪いと頭ごなしに厳しく評価する

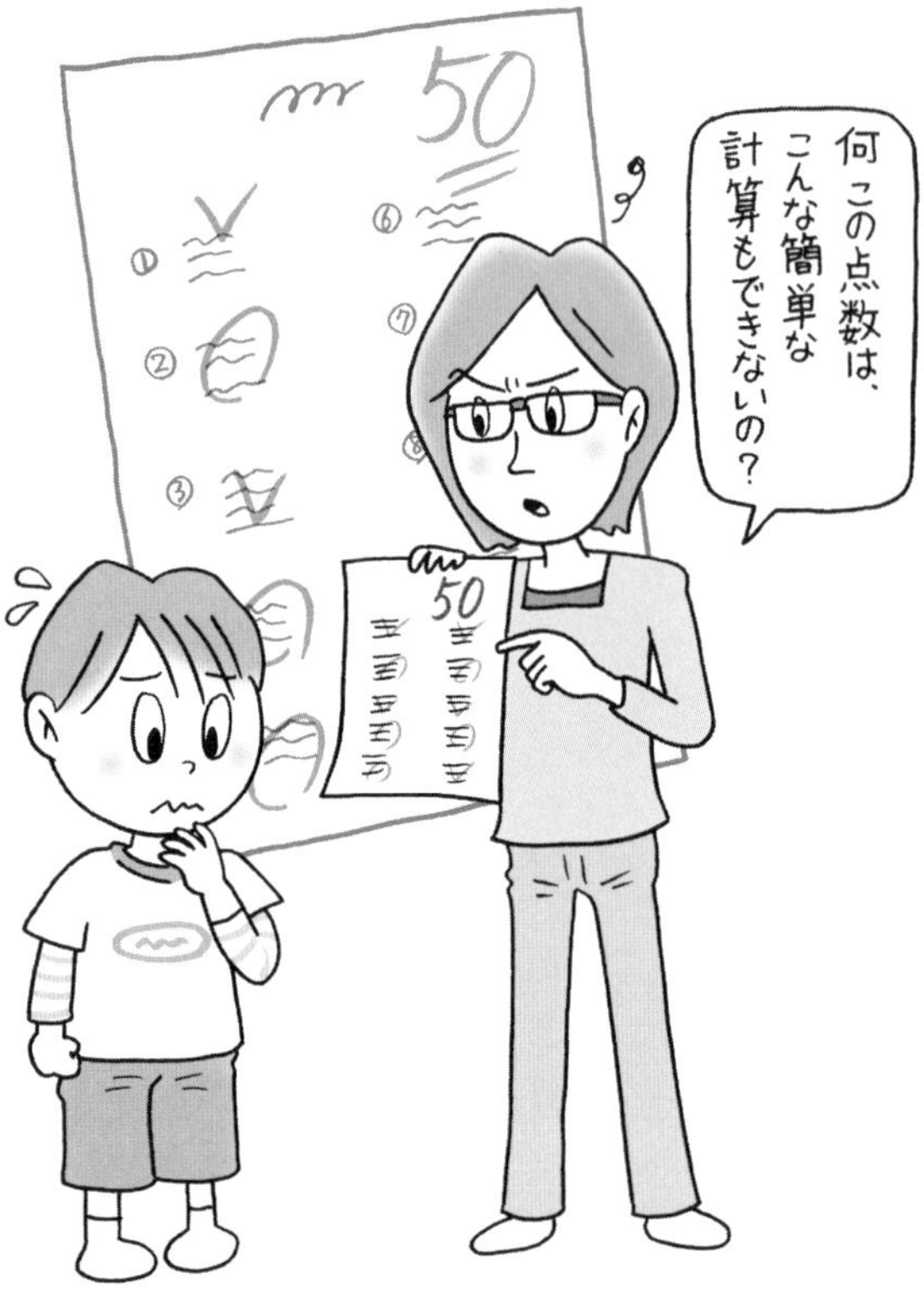

何この点数は、こんな簡単な計算もできないの？
50

自分の言葉が正しいかどうかを優先しがち

ASD（特にAS）のお母さんの中には、子どもに対して冷たく接するケースがあります。

たとえば、子どもの勉強のことや学校の先生から、子どもの行動についてできない点を指摘されたとします。すると、「どのように教えたらいいんだろう」と考えず、「なぜこんな簡単なこともできないの」と厳しく評価してしまいがちです。

そういう冷たい言葉を発するとき、自分は本当のことを言っていると

SCENE 2　人の感情より事実や数字を絶対視する

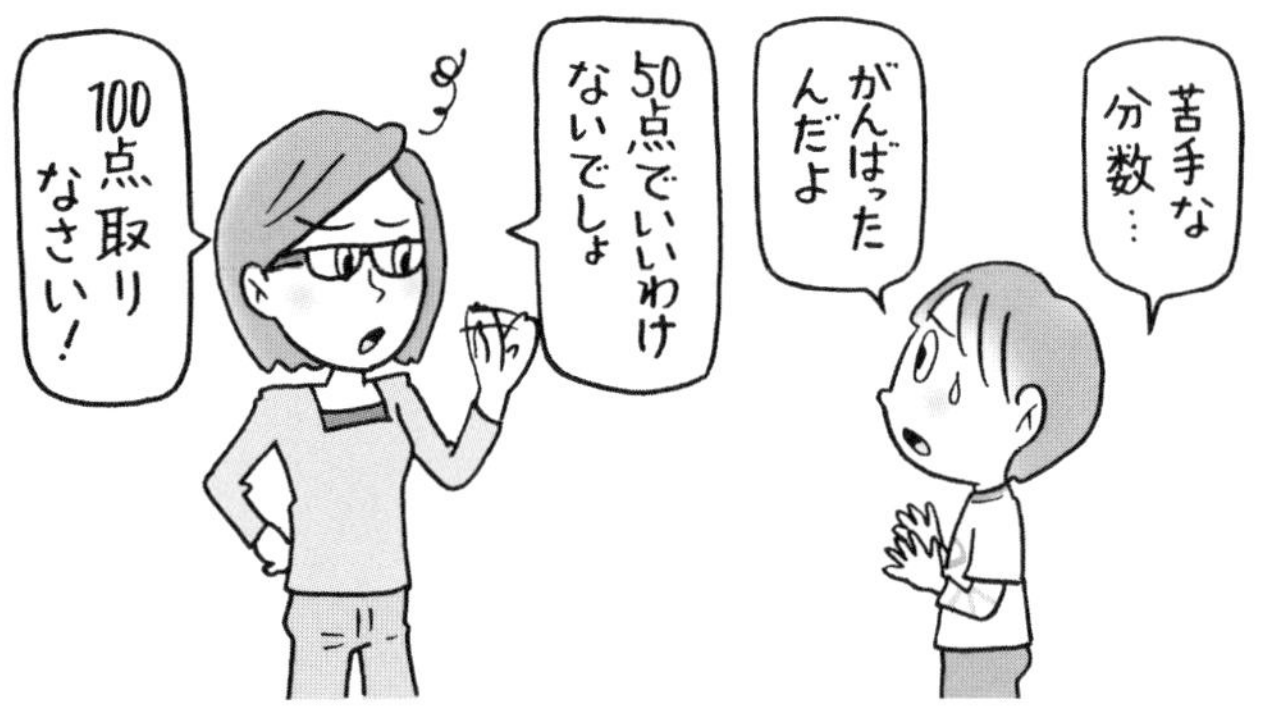
苦手な分数…
がんばったんだよ
50点でいいわけないでしょ
100点取りなさい！

SCENE 3　評価を下した後にフォローをしない

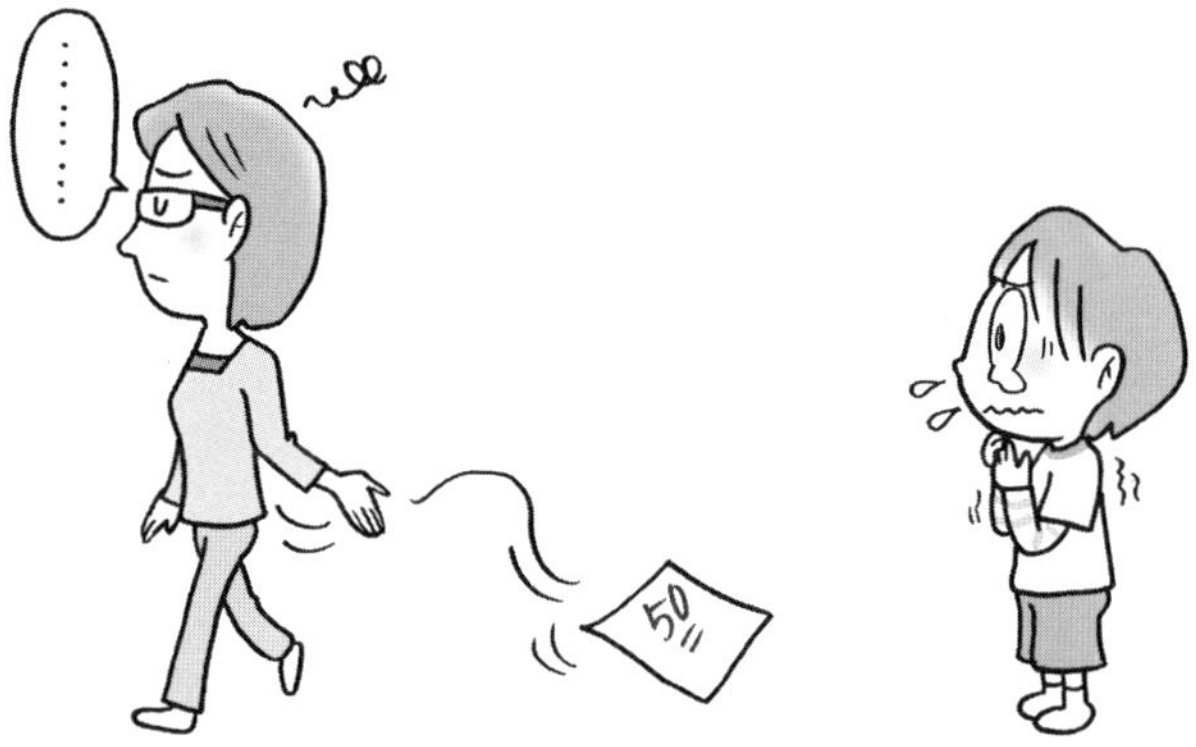
…………
50

思っています。想像することが苦手なので、自分の言葉を子どもがどう受け止めるかよりも、言葉の内容が正しいかどうかを優先する傾向があるからです。

ASの人は、自分の能力と努力、責任でこれまでやってきたと自負している場合があり、子どもにできないことがあるのは、努力不足だととらえてしまうのです。また、事実や数字を絶対視しているので、テストの点数や先生の評価から良し悪しを判断してしまう場合もあります。

そうしたお母さんの態度から、子どもとの信頼関係が育みにくい場合があります。

トラブルを回避するポイント

- ◉「なぜできなかったのか」理由や原因を考えてみる
- ◉お母さんの言葉は子どもにとって重いことを知る
- ◉お父さんが状況を察して子どもの気持ちをフォローする

実はパパも算数が苦手だったんだよー
二人でママに教えてもらおう

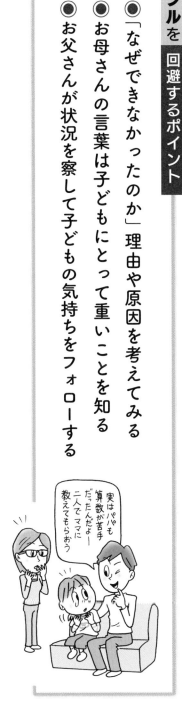

子どもとの
困りごと

CASE 5

〝娘〟にきつく接してしまう

母と息子の関係より、母と娘の関係は複雑で難しいことが少なくありません。無意識に自分と娘を重ね合わせ、つい感情的に接してしまう場合があります。

SCENE 1

息子と娘では対応が微妙に違う

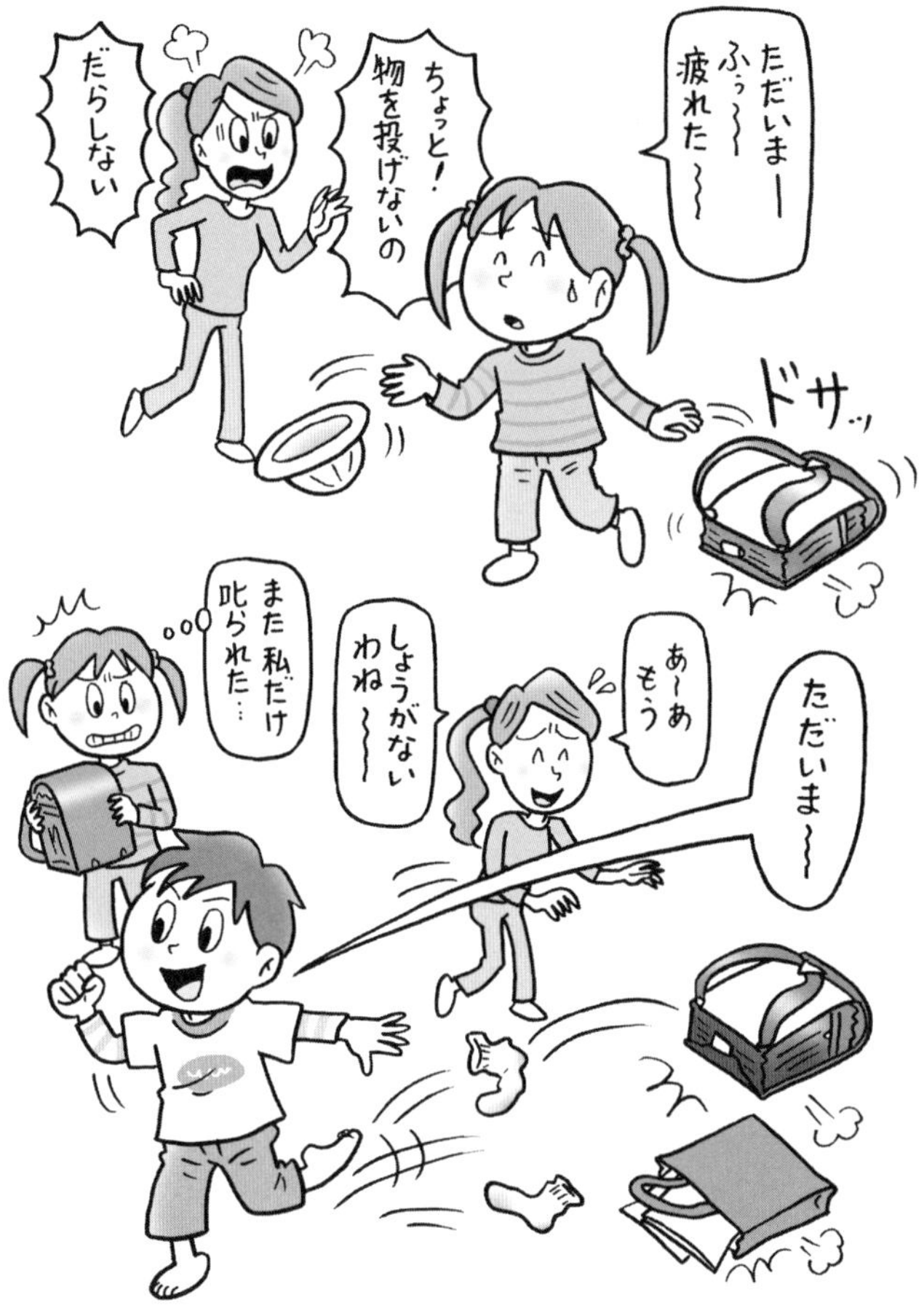

ただいまー
ふぅ〜〜
疲れた〜〜
ちょっと！
物を投げないの
だらしない
ドサッ
ただいま〜〜
あ〜あ
もう
しょうがない
わね〜〜
また私だけ
叱られた…

娘の中に子どものころの自分を見る

発達障害であるか否かにかかわらず、お母さんが男の子どもには甘く、女の子どもには厳しく接する場合があります。息子のことはどこか異性だととらえる部分があり、大目に見られるのかもしれません。

一方、母と娘の関係は複雑です。親子なので当然似ているところがたくさんあり、良いところもあります。ただ、娘の中に嫌いなところや悪い部分を見ると、つい自分と重ね合わせて、自分が非難されているような気分になってしまう場合があります。

SCENE 2 娘の中の嫌なところを自分と重ねてしまう

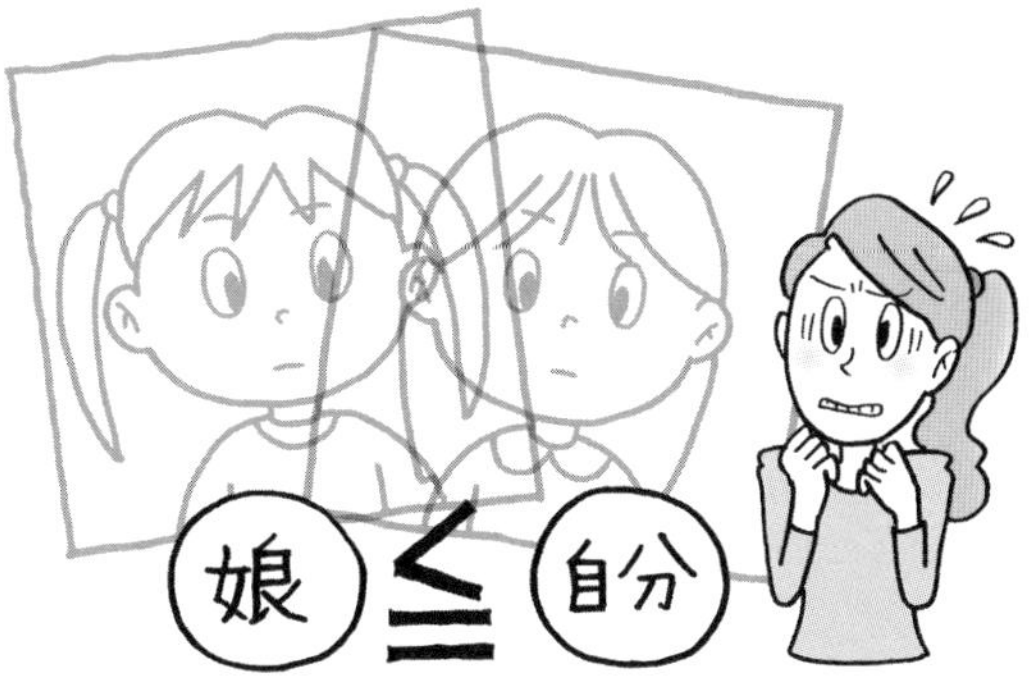
娘
≦
自分

SCENE 3 娘を通じて過去の自分を攻撃する

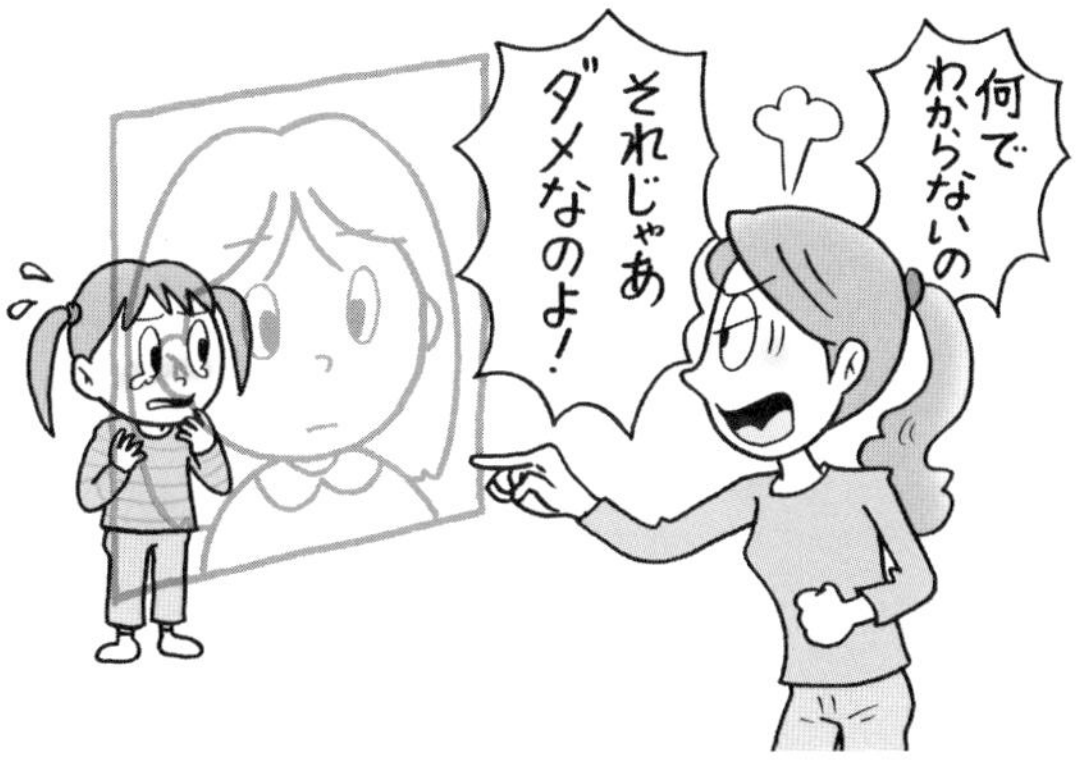
何でわからないの
それじゃあダメなのよ!

すると娘を冷静に見られなくなってしまうことがあるのです。

お母さんに発達障害がある場合はなおさら、子どものころからさまざまな問題行動を起こし、親から叱られたり、冷たくされたりした経験があることが多いものです。その記憶が娘を通してよみがえり、娘を突き放すような態度をとったり、強く叱ったりしてしまう場合があります。これは過去の自分に対する攻撃にほかなりません。

はたから見ると、それが極端に映る場合があり、ときには虐待を疑われてしまう場合もあります。

トラブルを回避するポイント

- ◉母と娘は違う人格であることを知る
- ◉親からされて嫌だったことを自分の娘に対してはしない
- ◉お父さんはお母さんと同じ立場に立たない

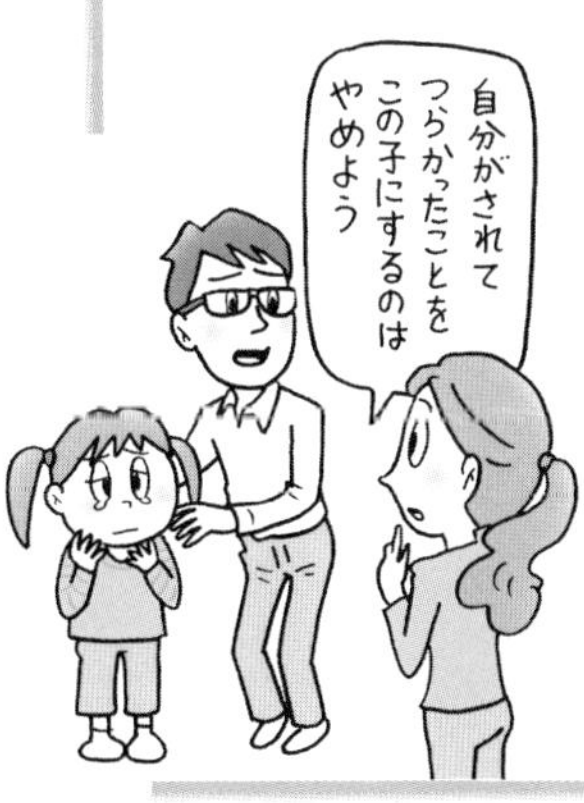
自分がされてつらかったことをこの子にするのはやめよう

子どもとの困りごと

CASE 6

子どものお手本になりにくい

子どもは親の行動やふるまいを手本にしながら、さまざまなことを学んで成長していきます。ところが、発達障害のあるお母さんは手本になりにくい場合があります。

SCENE 1 子どもも自分と同じような行動を取る

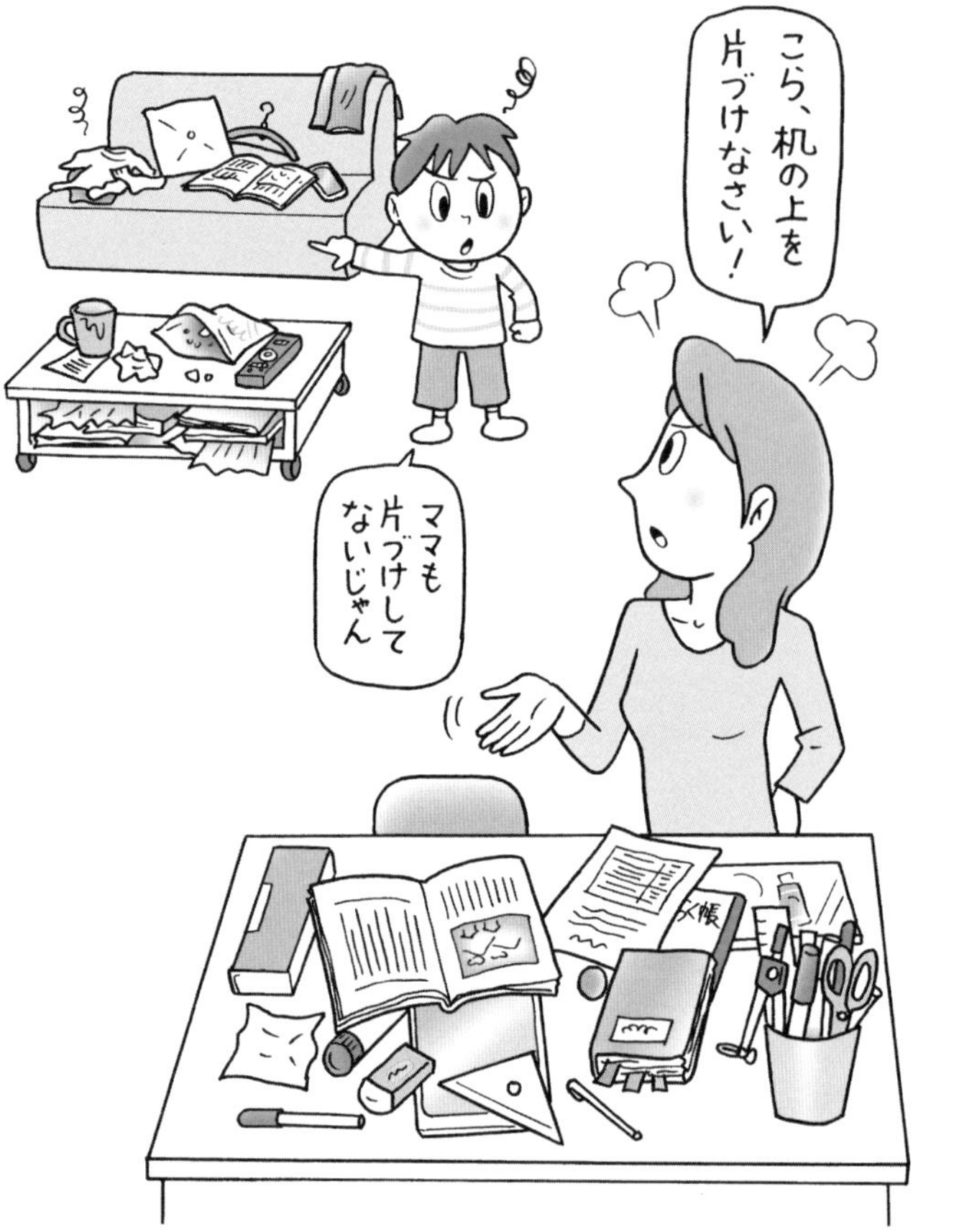

こら、机の上を片づけなさい！
ママも片づけしてないじゃん

自分はできなくても、子どもにはできるようになってほしい

ＡＤＨＤの人は、子どものころから、さまざまな問題行動を取ってきたと考えられます。不注意から忘れ物が多かったり、同じミスを繰り返したり。集中力にも乏しいため、物事を途中で放り出してしまったり、計画的に物事を進めることができなかったり。また、片づけが苦手なので、出したら出しっぱなしで家の中はつねに雑然としていたり……。

そんな環境の中で子どもは成長していきます。お母さんができていな

SCENE 2
自分も片づけが苦手だが子どもが散らかすのは見過ごせない

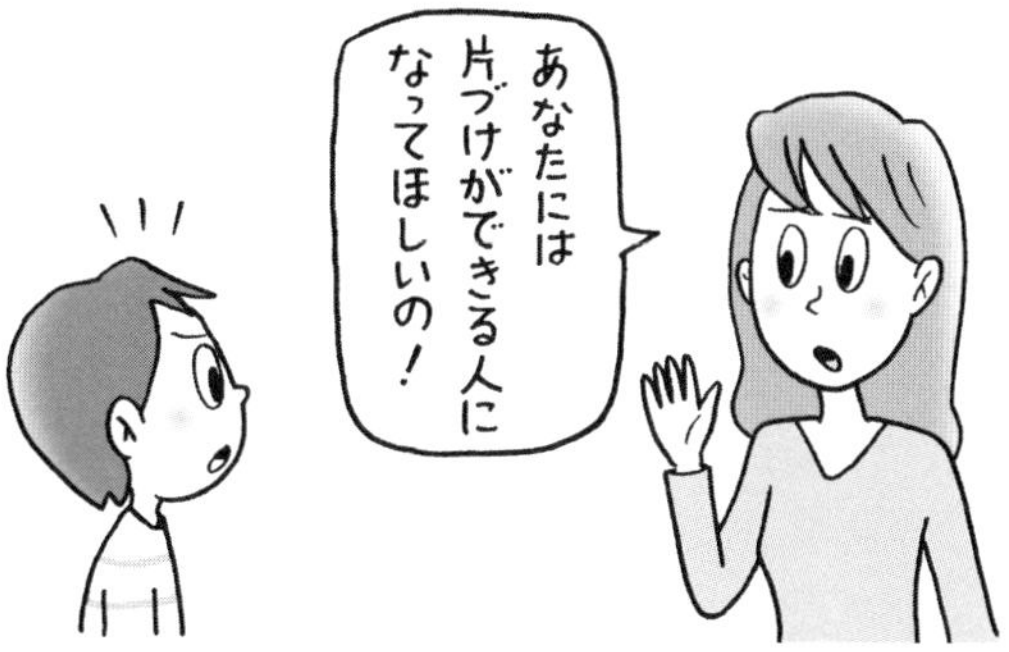
あなたには片づけができる人になってほしいの！

SCENE 3
子どもをつい叱って親子ゲンカに

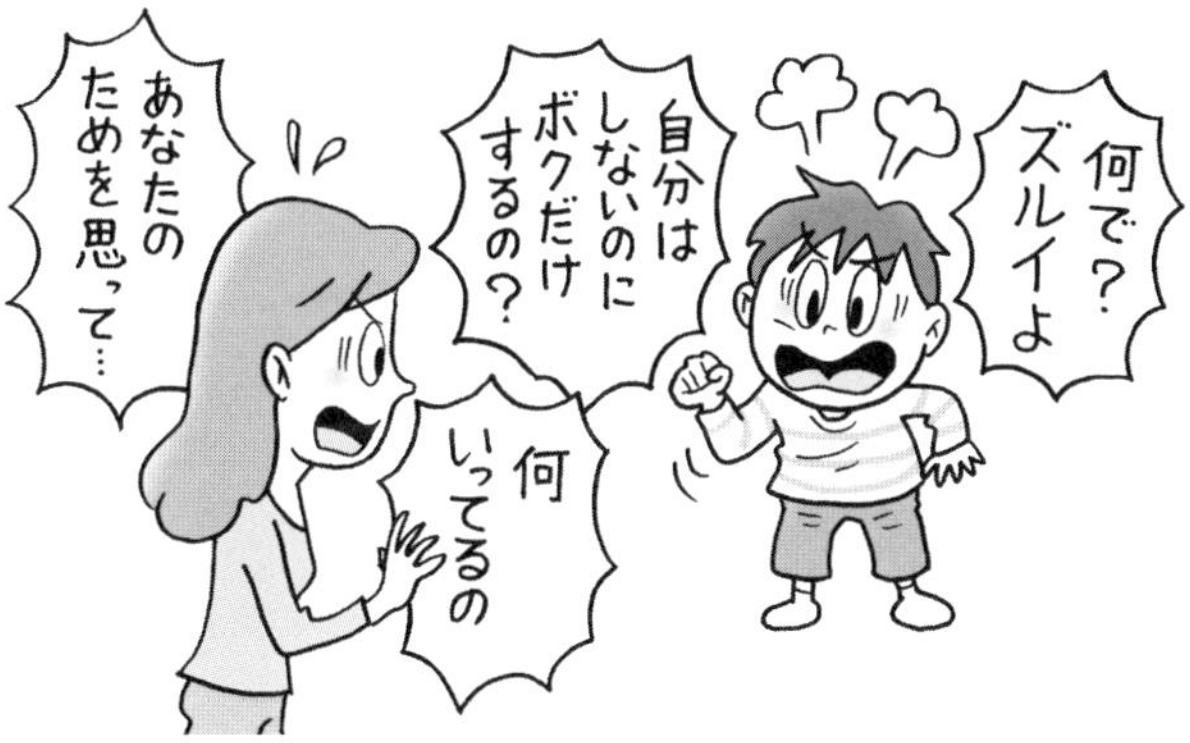
何で？ズルイよ
自分はしないのにボクだけするの？
あなたのためを思って…
何いってるの

いのだから、自分もできなくて大丈夫。机の整理整とんができなくても、宿題を忘れがちでも仕方ないことだと思ってしまう場合があります。

お母さんとしては、自分にできないことがいろいろあることは自覚している場合が多く、できることなら直したいとも思っていますが、特性のためになかなかうまくいきません。しかし、子どもにはできるようになってほしいと思っています。

そこへ子どもが自分の真似をするかのような行動を取り、感情的に叱ってしまうと、「お母さんだってできていないのに」と子どもとの間に溝が生まれる可能性があります。

トラブルを回避するポイント

◉お母さんにできないことがあることを子どもに伝える
◉お母さんにできなくても、子どもはできるようになった方がいいことを説明する
◉子どもにできないことがあってもむやみに叱らない
◉いつごろどうやってできるようになったのか思い出す

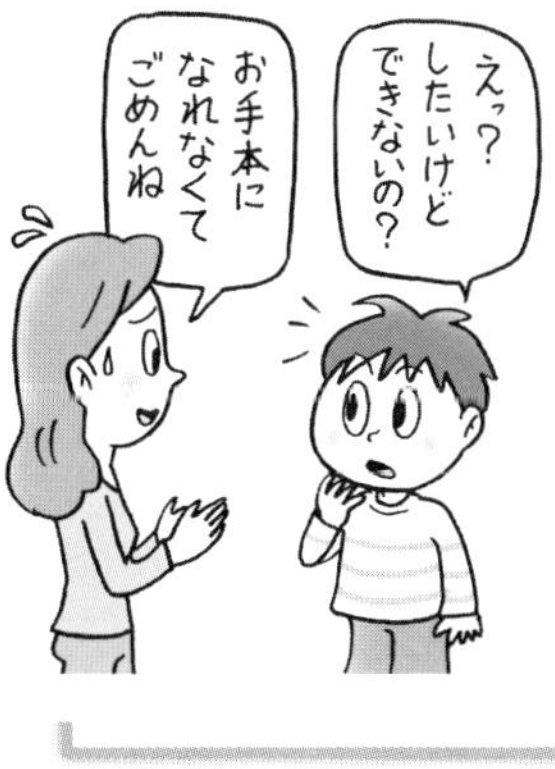
えっ？したいけどできないの？
お手本になれなくてごめんね

子どもとの困りごと

CASE 7 子どもへの対応が行き当たりばったりになりがち

ADHDのお母さんは、不注意や衝動性の特性から、子どもへの対応が一貫しておらず、行き当たりばったりになってしまうケースが少なくありません。

SCENE 1 子どもへの対応が一貫していない

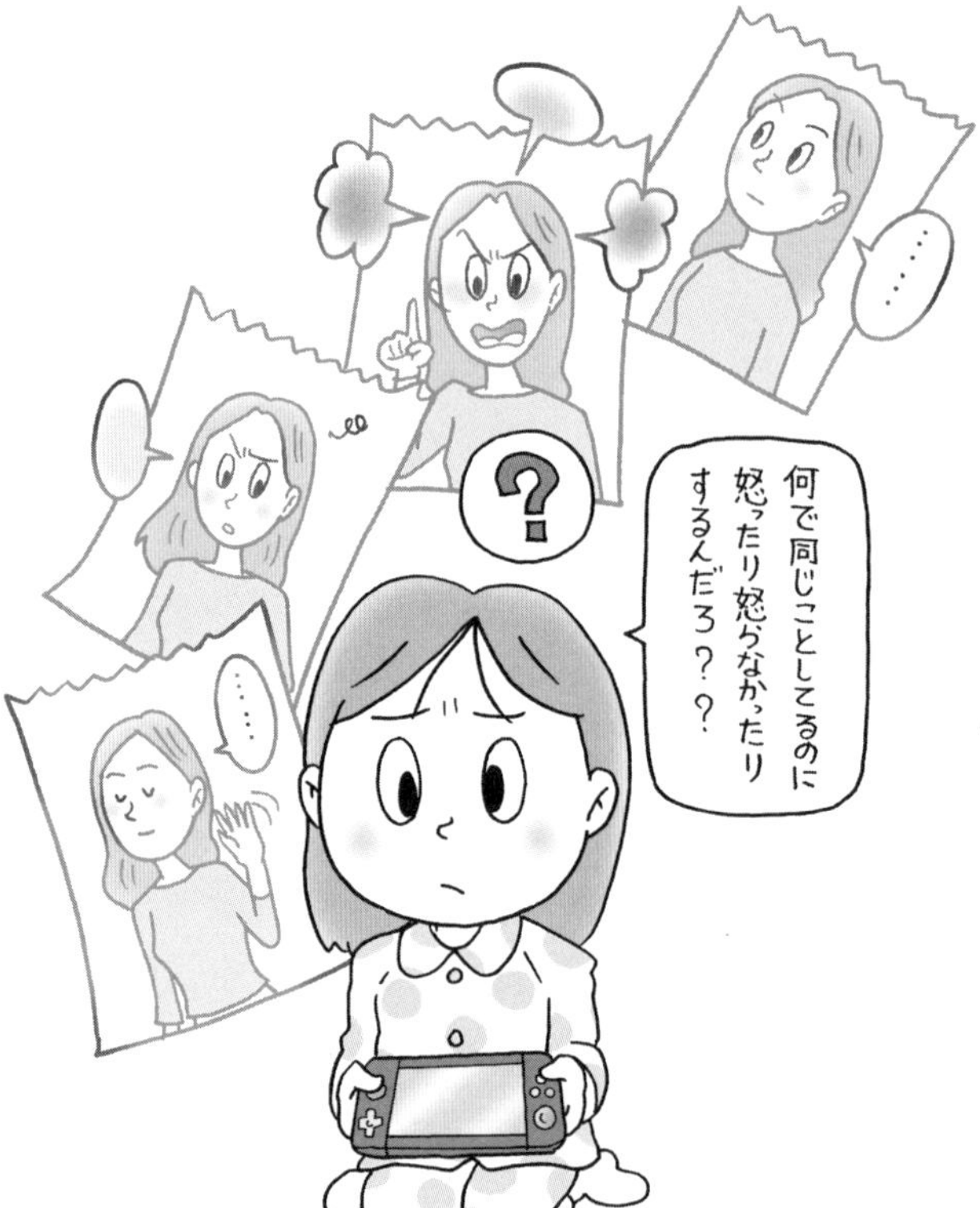

何で同じことしてるのに怒ったり怒らなかったりするんだろ？？

その日の気分で対応が変わることも

ADHDのお母さんの場合は、子どもへの対応が一貫していないケースがよくあります。

たとえば、子どもが夜更かしをしていたとしたら、ある日は大目に見てくれたのに、別の日には「何時だと思っているの、早く寝なさい！」と叱ったりします。同じ失敗をしても、その日の気分によって軽い注意ですむこともあれば、口を開いたら止まらなくなって延々と叱り続ける場合もあります。特性のために、そ

SCENE 2 その日の気分によって言うことが違う

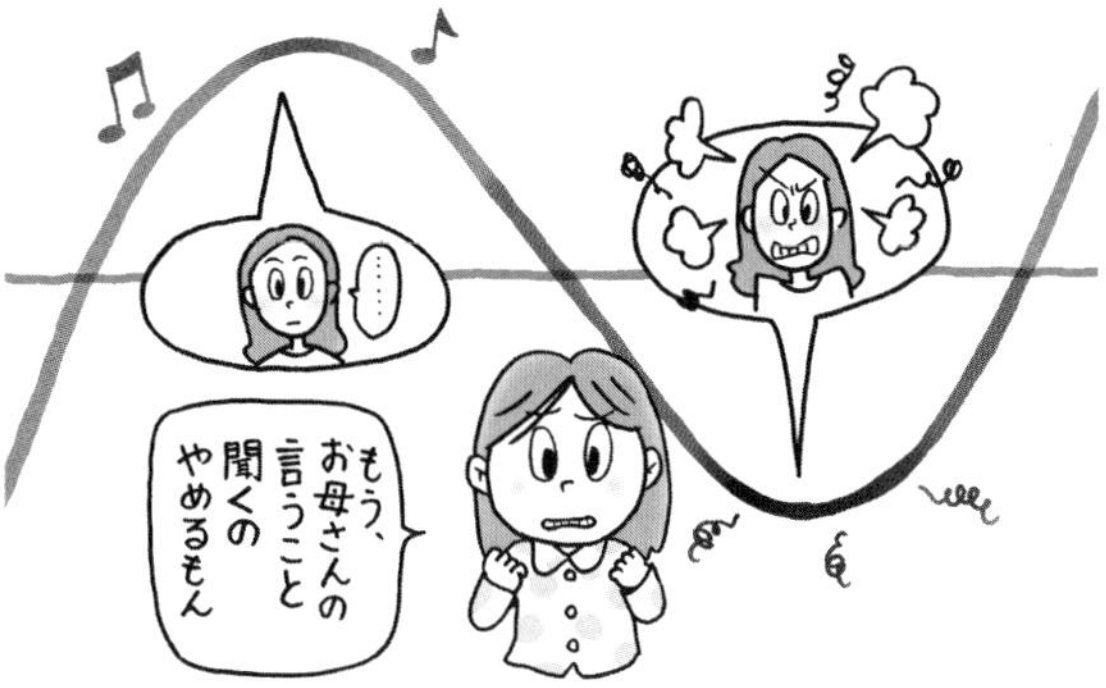
……
もう、お母さんの言うこと聞くのやめるもん

SCENE 3 自分が親からされたように子どもを叱ってしまう

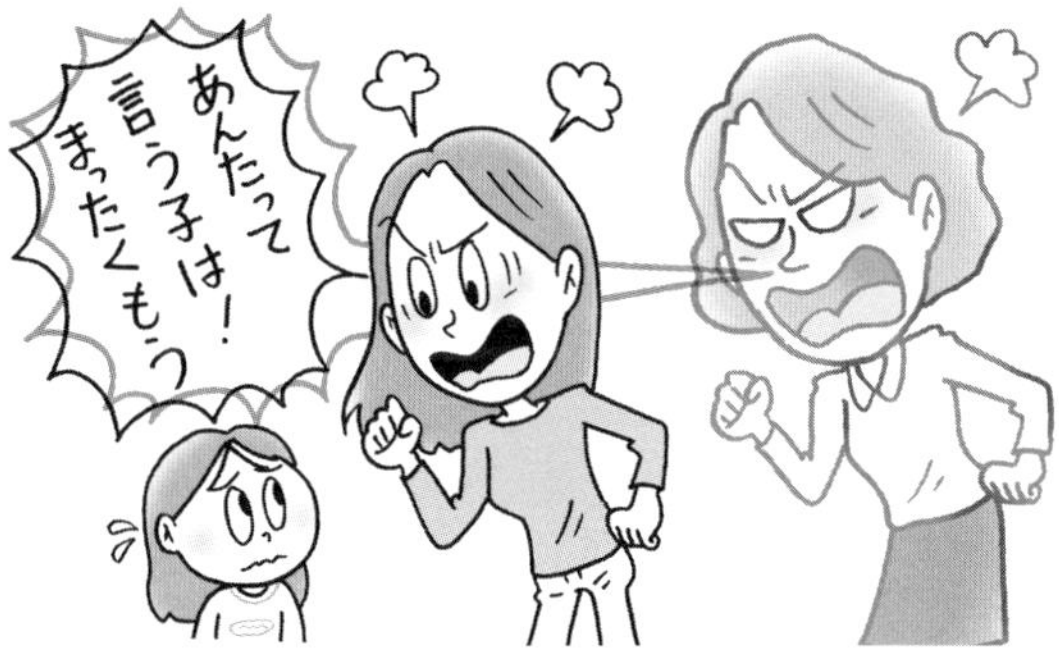
あんたって言う子は！まったくもう

の場その場で対応が変わってしまうのです。これでは子どもは混乱し、自分のとるべき行動がわからなくなってしまいます。

　また、ＡＤＨＤの人は、自分自身が子どものころから小さな失敗を繰り返したり、約束事が守れずに、親からしょっちゅう叱られて育っている場合が少なくありません。それが嫌だったはずなのに、自分が親になったら子どもを必要以上に叱ってしまう場合もあります。

　このようにお母さんの対応が一貫していないと、子どもが親の言うことを信用しなくなってしまうおそれがあります。

トラブルを回避するポイント

- ◉子どもへの対応をできるだけルール化しておく
- ◉理由を示して叱るクセをつける
- ◉ときにはお父さんにサポートを仰ぐ

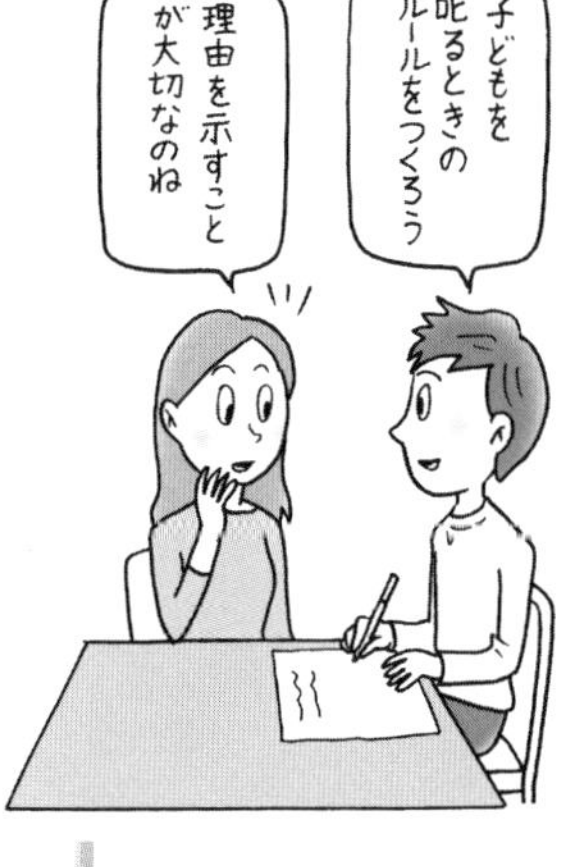
子どもを叱るときのルールをつくろう
理由を示すことが大切なのね

column 3

子どもがカサンドラに!?

「カサンドラ症候群」を聞いたことはありますか。これはASの夫とのコミュニケーションや情緒的な交流がうまくできずに、悩み苦しんでいる妻の状態をいいます。

ASの夫はその特性ゆえに、「妻の気持ちを理解できない」「子育てや家事を手伝わない」「自分勝手な行動を取る」といったトラブルを起こします。

そんな夫と生活する中で、妻は孤独に陥り、だれにも相談できず、またけだれからも理解してもらえずに、心身の調子を崩してしまいます。

これは夫婦間の問題ですが、発達障害のある親と子どもとの間でも起こり得ることです。

お父さんが仮にASだった場合、数々の問題行動があっても、お母さんが防波堤となって子どもを守ることができます。しかし、お母さんがASだった場合、お父さんが防波堤になることは難しいと考えます。

子どもは、お父さんと比べてお母さんと一緒にいる時間の方が長く、小さい子どもほどお母さんとの密着度は高いからです。

もし、お母さんにASの特性があった場合、子どもはいざというときに親に頼ることができず、共感もしてもらえず、つねにさみしい思いを抱え、愛情に飢えて育つおそれがあります。その状態があたかも、カサンドラのように見えなくもありません。

また、親ができないことを子どもが代わりにやったり、子どもが親を気遣ったりするなど、いわゆるヤングケアラーのような役割を担うことになってしまう場合もあり、子どもを過酷な状況にする可能性があります。

第4章

発達障害のあるお母さんと「社会」との間で起きる困りごと

　だれでも大人になるにつれて人間関係が複雑になっていきます。ましてお母さんという立場になれば、夫婦や親子の関係、同性の友人、職場の人間関係、近所付き合い、子どもの学校関係など多岐にわたり、それぞれの場に応じた大人の対応が求められますが、発達障害がある人はもともと対人関係を苦手とするだけに、さまざまな問題が起こる可能性があります。

発達障害のあるお母さんは何が大変なのか

社会の中ではさまざまな人間関係に対応することが求められます。しかし、社会性やコミュニケーション能力の低さから、困難やトラブルが発生する場合があります。

社会性に乏しく、コミュニケーションが苦手

発達障害の特性は多岐にわたり、人によって抱える問題も異なります。ただ、多くの場合に共通するのは、コミュニケーション能力が低く、社会的な関係を構築する力が弱いことです。

たとえば、ＡＳＤの人は、そもそも他人への興味が薄いという特性から、人と積極的に関わろうとしない場合が多いものです。一人でいることがつらいという感覚も乏しく、むしろ一人で過ごすことを好みます。そのためコミュニケーションのスキルもなかなか身につきません。それに加えて、人の表情や様子から気持ちを読み取ることも苦手なので、人間関係は表面的なものになってしまいがちです。

一方、ＡＤＨＤの人は、不注意で細かいことに気づかない特性から、人の都合やその場の空気にそぐわない態度や行動をとってしまいがちです。興味のある話題になると人の話に割って入ったり、一人でしゃべり続けたかと思えば、興味のない話題にはそっぽを向いたりするため、なかなか人との関係を深められないのです。

こうした特性による行動も、子どものうちは大目に見てもらえました。しかし、社会に出たらそうはいきません。自分が苦手なことでもやらなければなりませんし、馬が合わない人とも付き合わなければなりません。そこにさまざまな困難があり、トラ

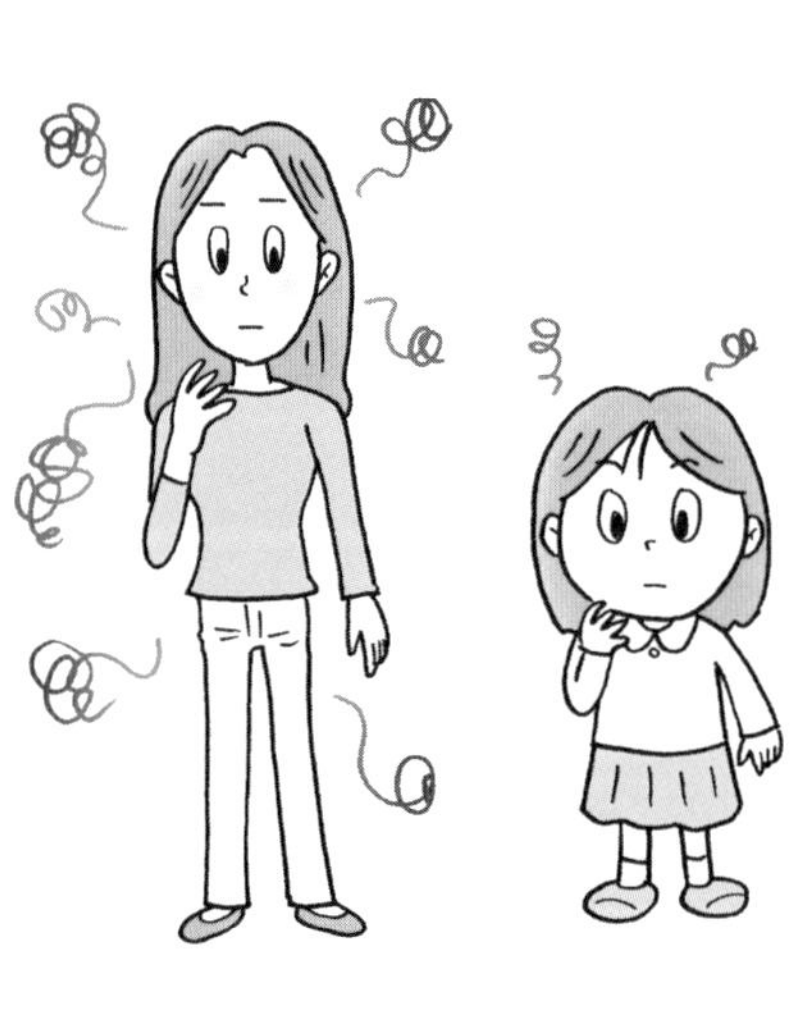

ブルを招く要因にもなります。

オフィシャルの場でのふるまい方がよくわからない

発達障害のあるお母さんが特に人間関係で困難を抱えやすいのは、子どもの学校関係と職場ではないでしょうか。どちらも公的な場であり、自分の好きな人とだけ付き合えるわけでもなく、また自分の都合が必ずしも通るわけではありません。

しかも、オフィシャルな場では、そこに合ったルールが存在するものです。多くの人が集まっているだけに、計画を立てたり、綿密に下準備をしたり、段取りをこなしていきます。自分の考えるやり方ではなく、その場のルールに合わせなければなりません。

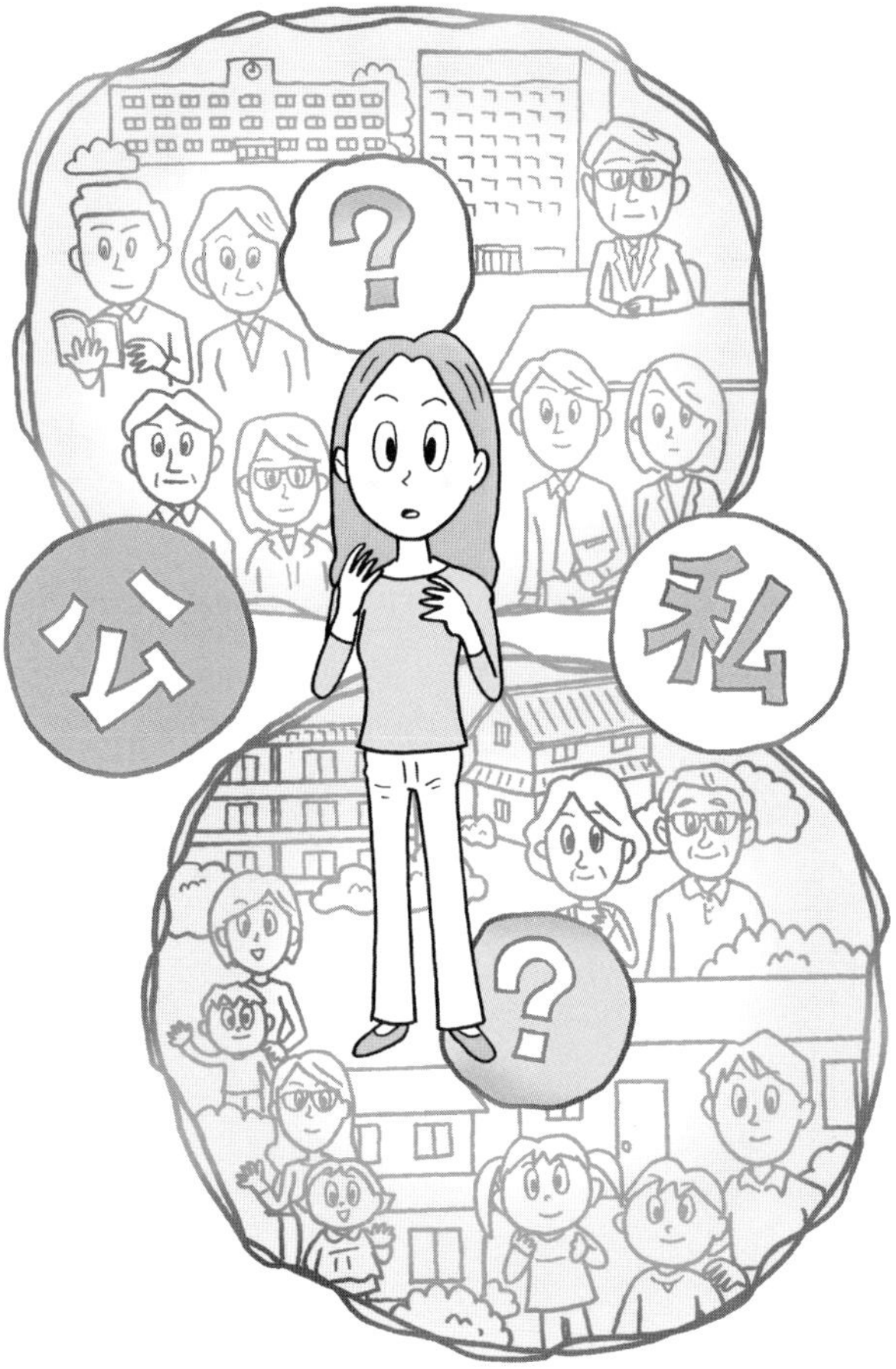

また、オフィシャルな場には、いわゆる〝本音と建て前〟が存在することが多いものです。内心「面倒くさいな」「やりたくないな」と思っても口に出したりしません。その場の空気を察する力や、周囲と一緒に物事を進めていく協調性、ときにはがまんや妥協をすることも必要です。つまり、自分の本音を飲み込んで何かを行う場面が少なくないのです。

特性のあるお母さんにとって、そうした環境になじむことは容易ではなく、その中で人間関係を築いていくのはさらにハードルの高いことといえます。悪意はなくても、本音を口に出したり、やりたくないからと勝手に帰ってしまうなど、オフィシャルな場にそぐわない言動や行動を取ってしまうと、トラブルに発展しやすいといえます。他の人はどうしているのかをよく見てみましょう。

社会との困りごと

CASE❶ ご近所付き合いができない

特段親しいわけではないけれど、完全に無視を決め込むわけにもいかない――。近所付き合いの絶妙な距離感をつかむことは簡単ではありません。

SCENE 1 家からもれる騒音に無頓着

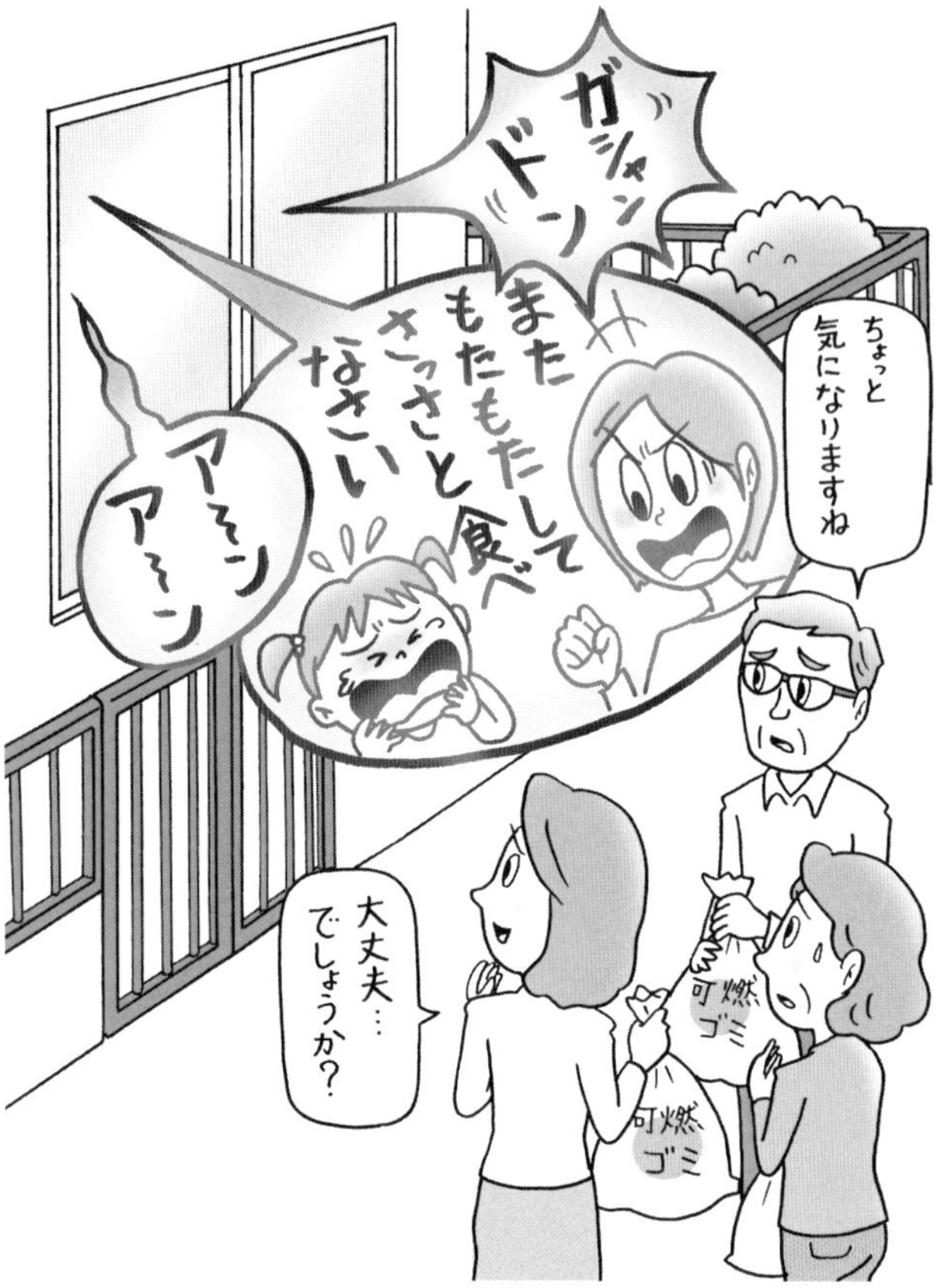
ちょっと気になりますね
ガシャン
ドン
またもたもたしてさっさと食べなさい
アーンアーン
可燃ゴミ
可燃ゴミ
大丈夫…でしょうか?

普段から付き合いがないとトラブルに発展する場合も

近年では、「近所付き合いはしなければならない」と考える人は減っているかもしれません。実際に、隣に住んでいる人の顔を知らないというケースも決して珍しくないようです。

しかし、発達障害の人のいる家庭の場合、知らず知らずのうちに近所に迷惑をかけている場合があります。たとえば、家庭内で大声や怒鳴り声をあげたり、ゴミ出しのルールが間違っていたり、地域活動に参加しなかったり……。また、子どもが知

SCENE 2 ご近所との適度な距離感がわからない

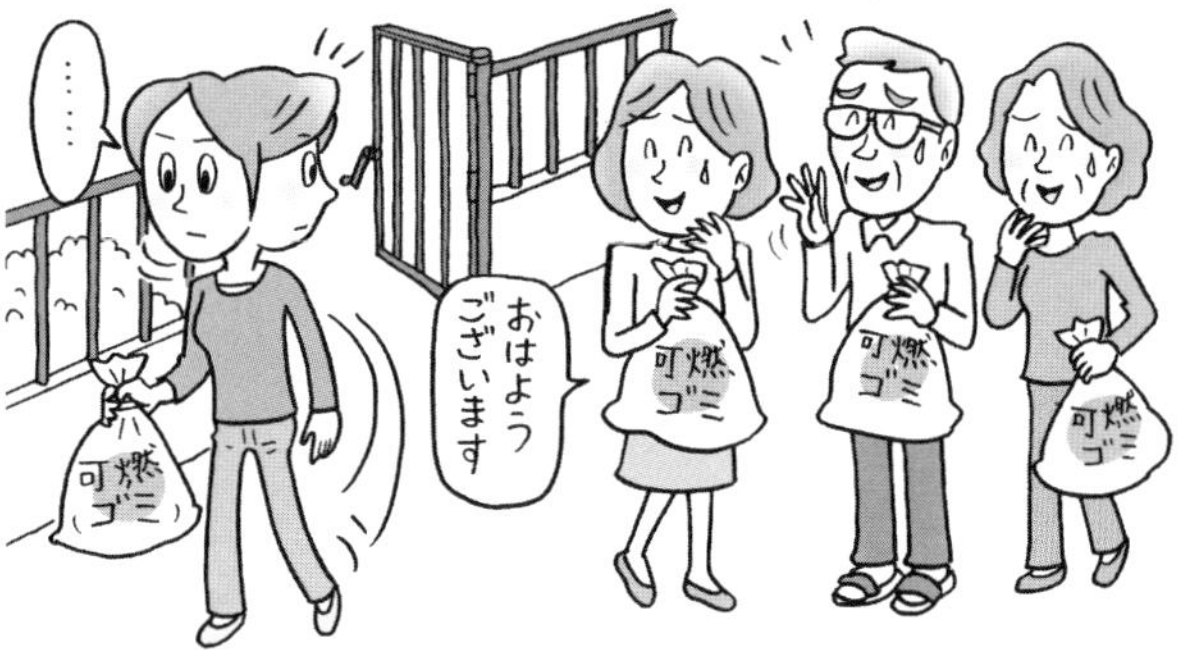

SCENE 3 あらぬ誤解を受けて通報されてしまうことも

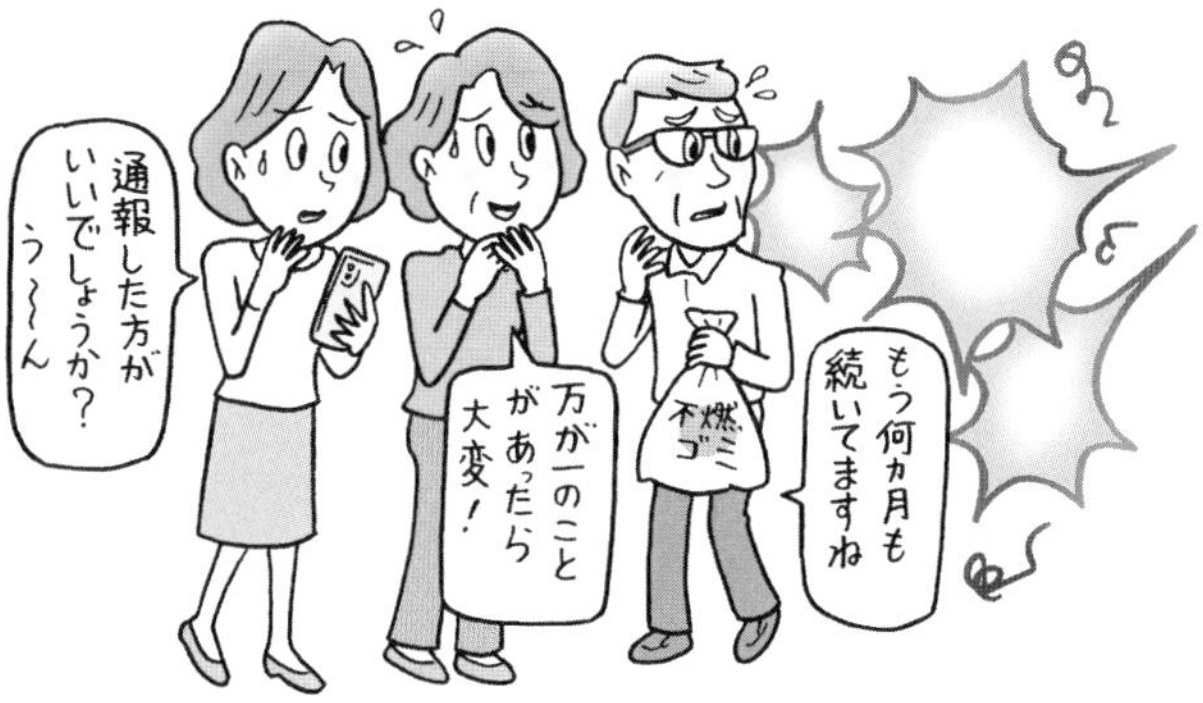

らないところで近所の家の鉢植えを壊していたといったトラブルも少なくありません。このような場合、日ごろから付き合いがあれば、双方で話し合いを持つことで解決できる場合が多いものです。

ところが、そうした付き合いがまったくないと、何かあったときに直接学校に連絡されてしまったり、自治体に通報されたりして、大事《おおごと》に発展するようなことがあるかもしれません。あるいは、変なうわさを流されたり、仲間外れにされてしまうようなこともないわけではありません。

トラブルを回避するポイント

- ◉ご近所と顔を合わせたら必ずあいさつをする
- ◉天気や気候など誰とでも話せる話題が出るようにしておく
- ◉子どもが近所でトラブルを起こしたときはすぐに謝りに行く

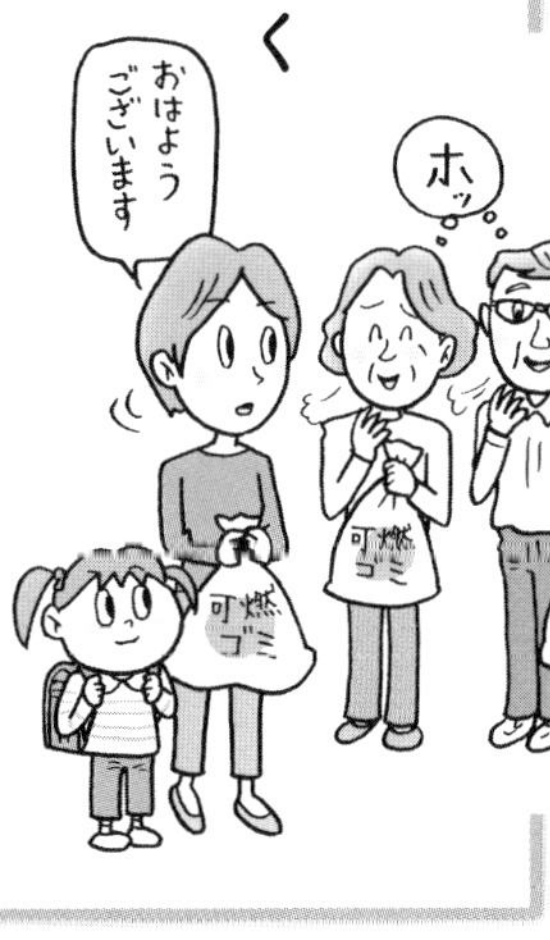

社会との困りごと

CASE❷

ママ友とうまく付き合えない

発達障害のある女性は、思春期前後から始まる〝女性特有〟の関係やコミュニケーションでつまずく場合が多く、ママ友との付き合いで悩んでいることがあります。

SCENE 1 暗黙の了解が理解できない

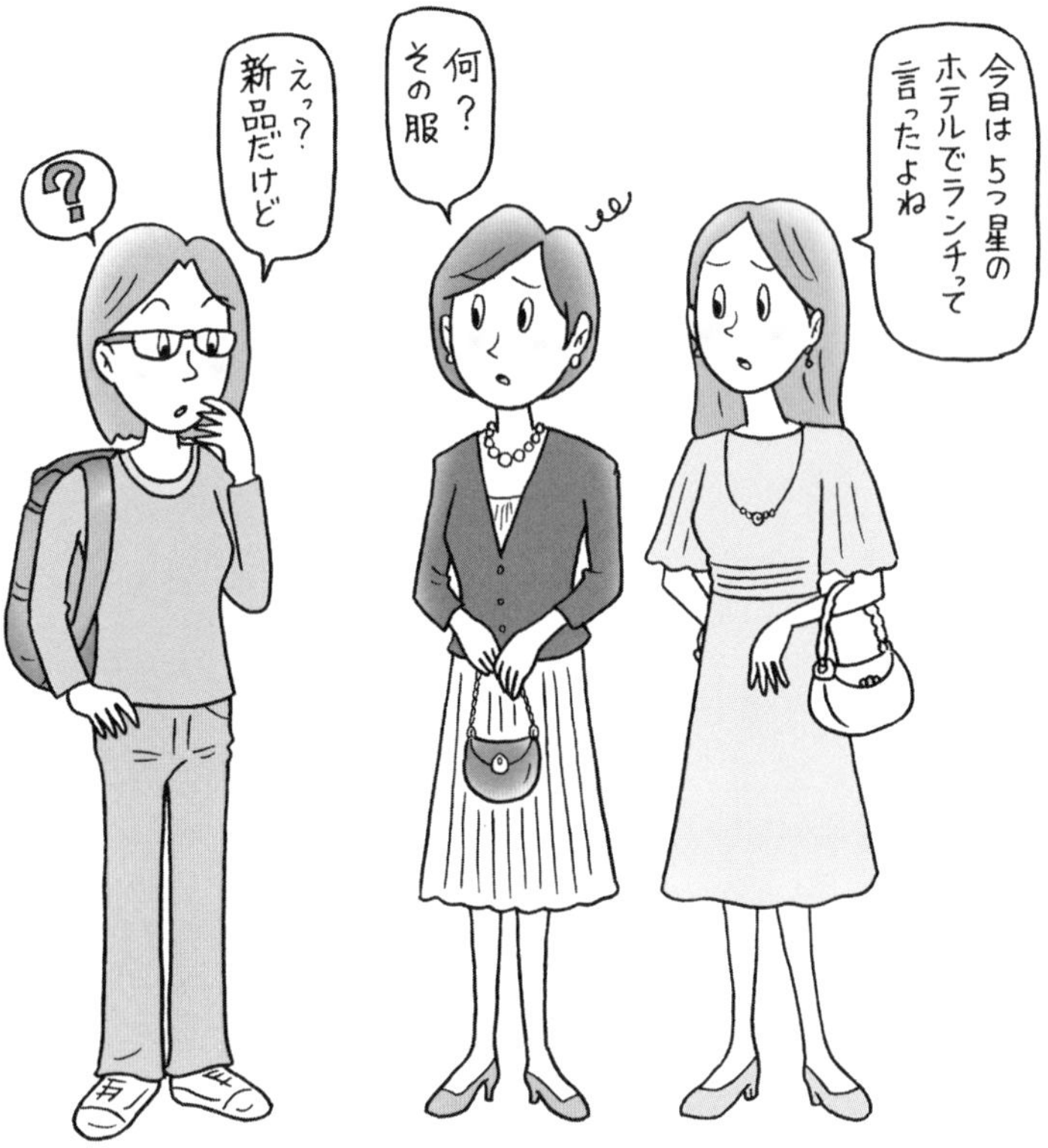
今日は5つ星のホテルでランチって言ったよね
何？その服
えっ？新品だけど

ママ友グループ内の暗黙のルールが理解できない

女性の場合、思春期を迎えるころになると、仲のいい女の子同士のグループができ、一緒に行動することが多くなります。そこにはグループ内だけに流通するルールや暗黙の了解がある場合が多いものです。そしてこの女性グループにおける独特の人間関係は、年代によって波があるにせよ、ずっと続くと考えられます。

ASDのお母さんは、この目に見えないルールや暗黙の了解を理解することができません。特に、女性同士でしばしば交わされる〝ガールズ

SCENE 2

ガールズトークについていけない

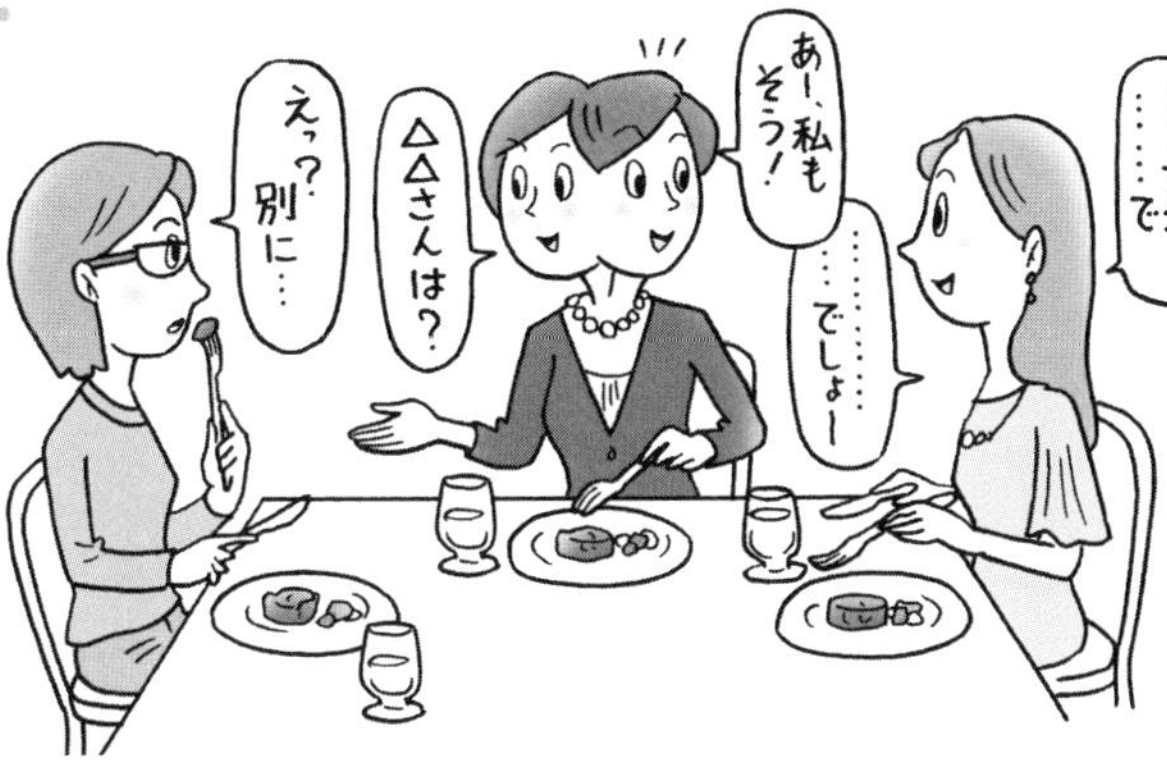
えっ? 別に…
△△さんは?
あー、私もそう!
……でしょー
……ってさ……で

SCENE 3

おしゃべりが止まらない

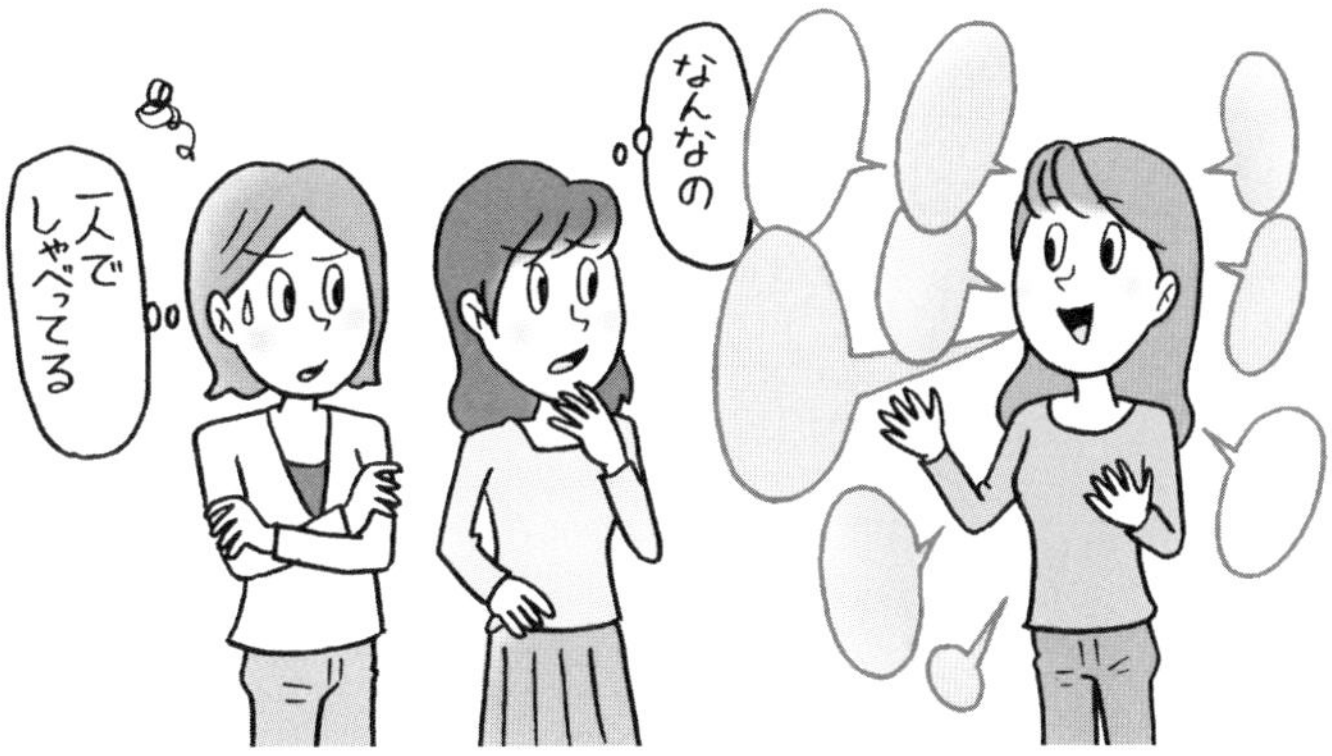
なんなの
一人でしゃべってる

トーク〟は苦手で、会話の流れを止めたり、思ったことをつい口にしてしまうことがあります。そのためママ友グループにうまくなじめず、疎外感を味わうことがあります。

ADHDのお母さんの場合は、女性特有のルールは理解しても、特性のために会話中に突然話題を変えたり、自分勝手な発言をしたり、おしゃべりが止まらなくなるなどして、グループから何となく疎まれてしまうことがあります。

こうしてママ友との関係につまずいてしまうと、その後さまざまな影響が出てくる可能性があります。

トラブルを回避するポイント

◉ママ友グループに無理に参加しなくてもいい
◉ガールズトーク中は時々うなずきながら聞き役に徹してみる
◉だれかが話をしているときはあいづちを打つようにする

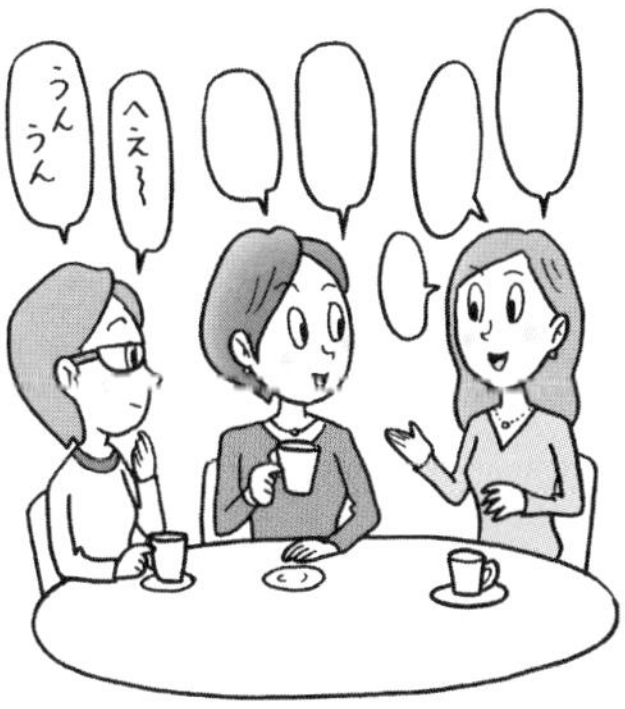
うんうん
へえ~

社会との困りごと

CASE❸

PTAの場にうまくなじめない

父母と先生との会である「PTA」は、特性のあるお母さんにとって自分の立ち位置を見極めることが難しく、ハードルの高い場所といえるかもしれません。

SCENE 1

多くの人の中でどうふるまえばいいかわからない

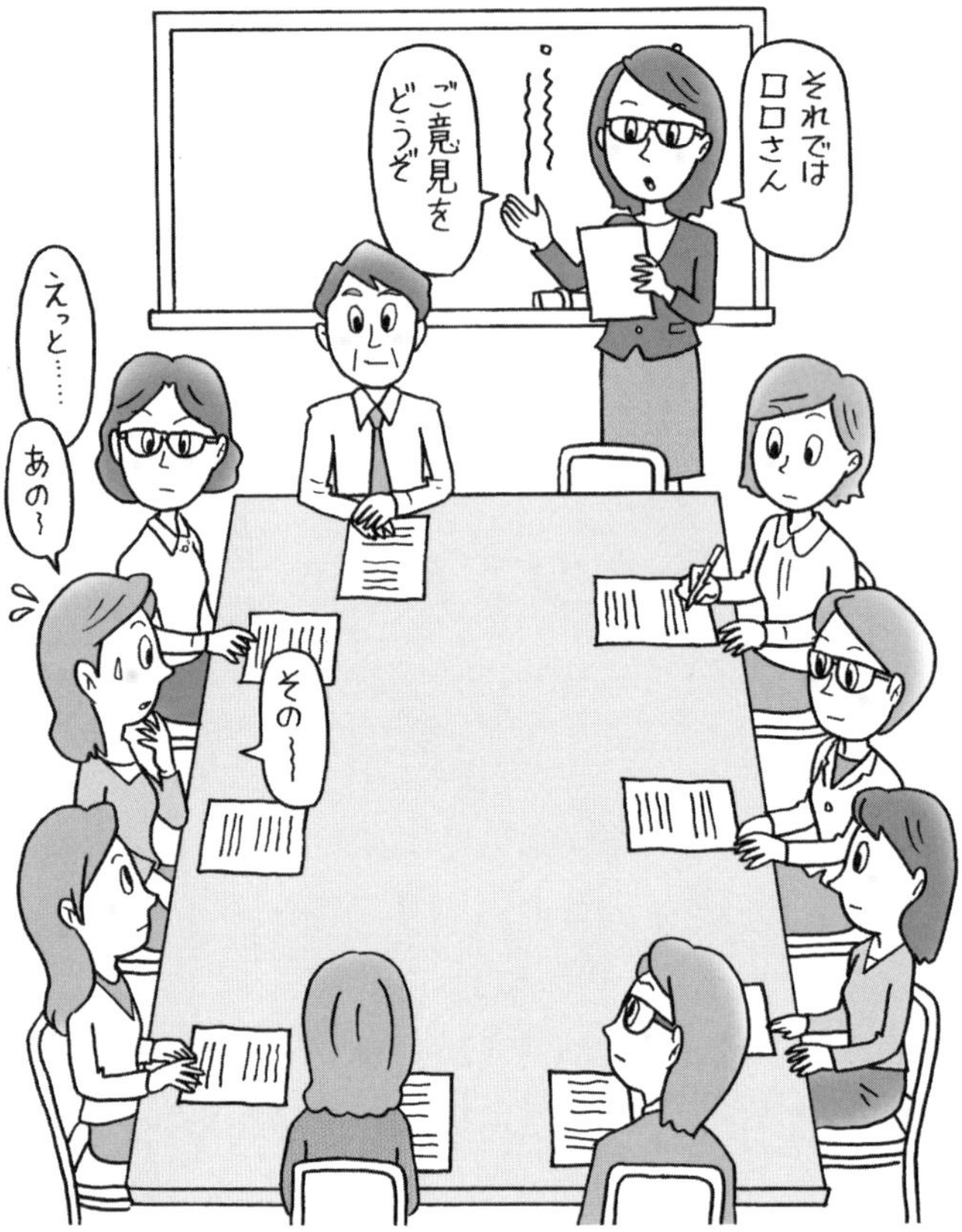
それでは□□さん
ご意見をどうぞ
えっと……
あの～
その～

オフィシャルな場でのふるまい方がわからない

子どもがいると、PTAとの関わりを避けて通ることは難しいものです。対人関係やコミュニケーションが苦手なお母さんにとって、PTAはある意味鬼門といえるでしょう。

たとえば、PTAの会合の席で子どものことを話したり質問したりする際、何をどう話したらいいかわからずパニックになってしまうことがあります。また、思いついたことを取りとめもなく延々と話し続けてしまう場合もあります。PTAにも暗黙のルールが存在しますが、それを

SCENE 2 場の流れにそぐわない行動をとってしまう

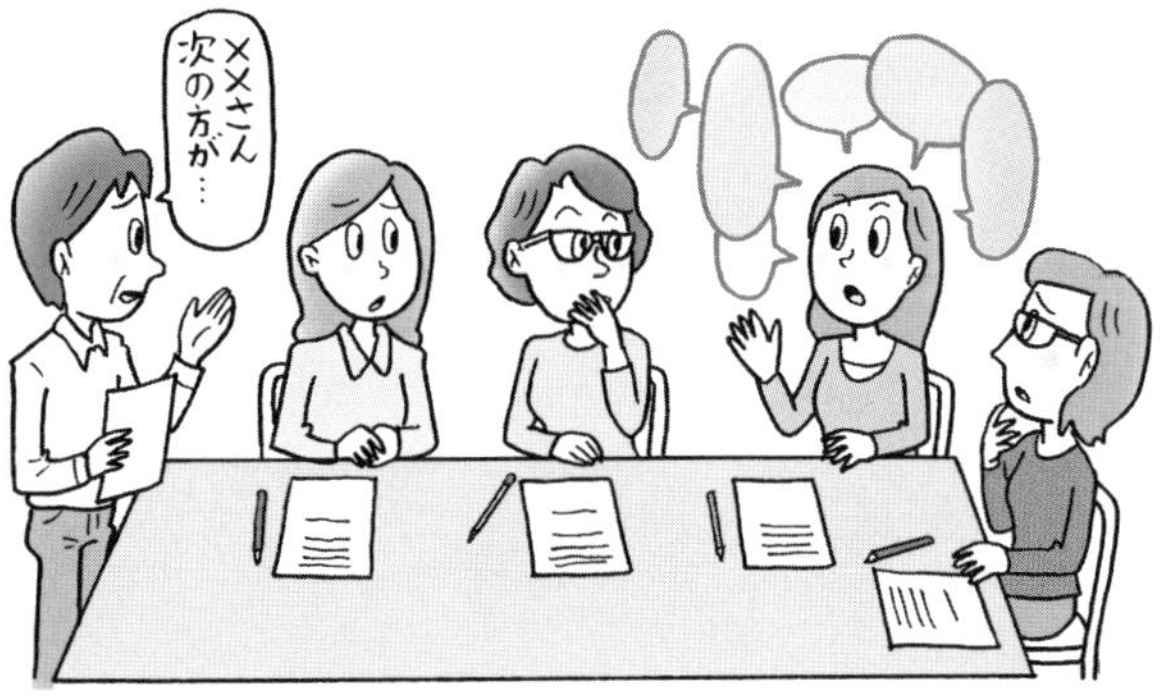
××さん次の方が…

SCENE 3 思ったことをそのまま口にしてしまう

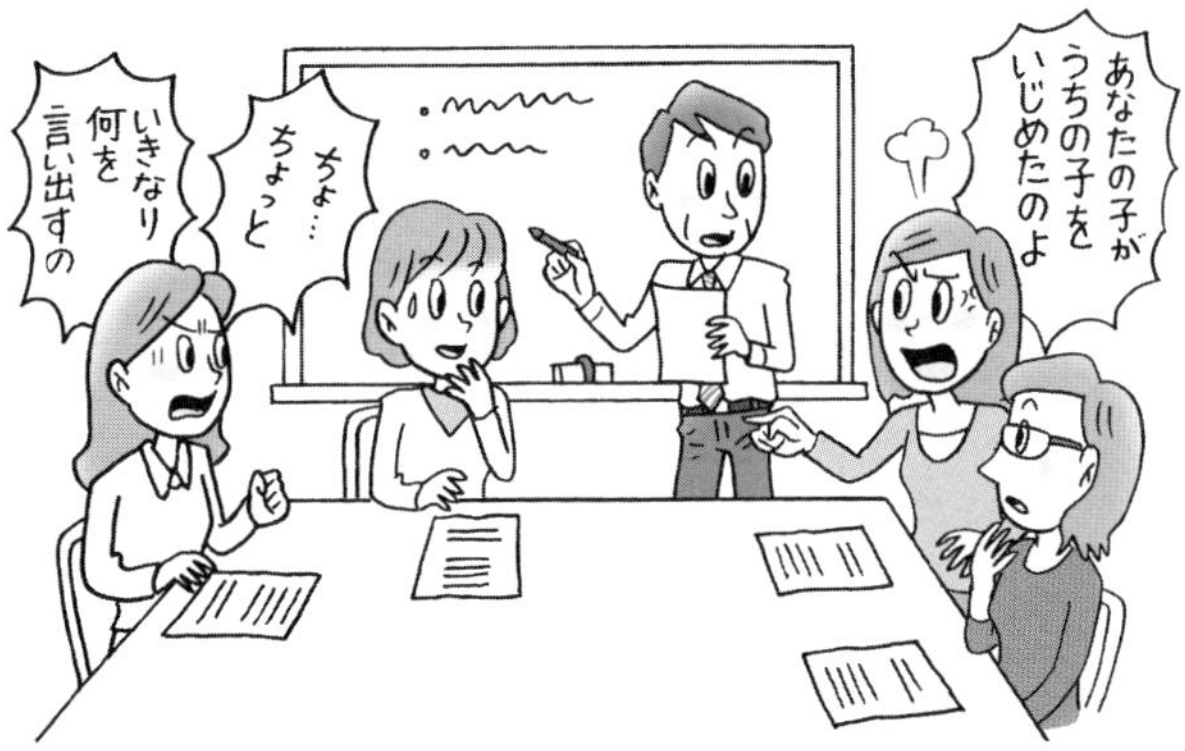
いきなり何を言い出すの
ちょ…ちょっと
あなたの子がうちの子をいじめたのよ

うまく理解できないため、場の流れにそぐわない行動をとってしまいがちです。そのため周囲から、「何となく変わった人」というレッテルを貼られてしまう場合があります。

　また、空気を読むことが苦手で客観性に乏しいお母さんの場合、ほかのお母さんたちがいる前で、「この間うちの子があなたの子どもにいじめられた！」とクレームをつけて、一触即発の状態に陥ったという例もあります。

　いずれの場合も、PTAのようなオフィシャルな場での自分の立ち位置やふるまい方がわからないことから起こる問題といえます。

トラブルを回避するポイント

- ◉ほかのお母さんの話をよく聞く
- ◉無理に発言しようとしなくてもよい
- ◉周囲のお母さんの態度や話し方をまねしてみる

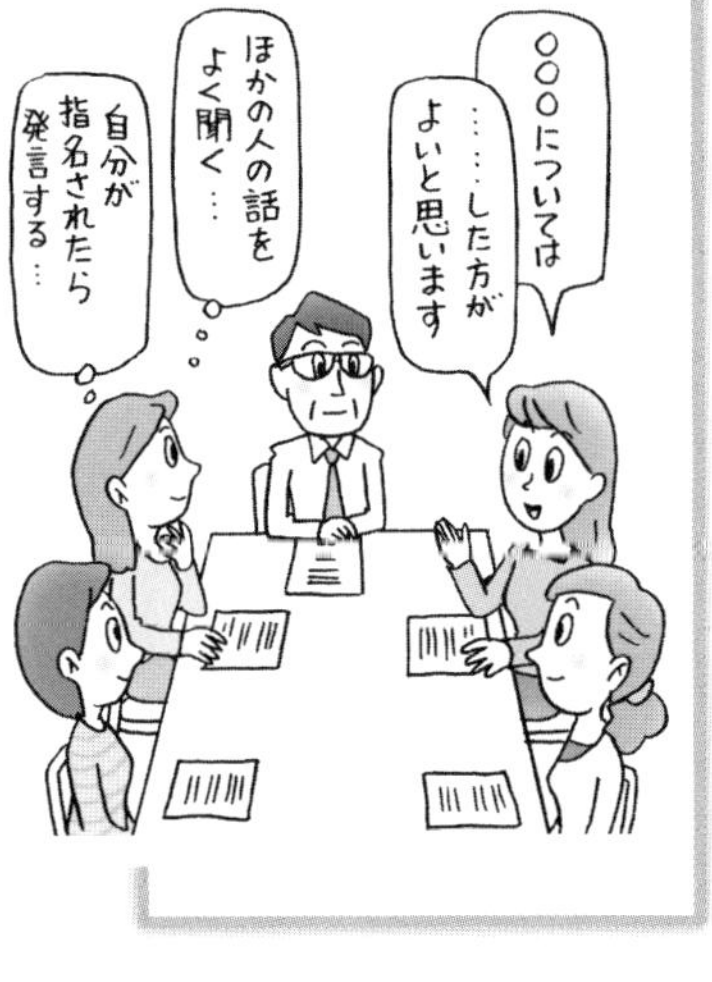
○○○については……した方がよいと思います
ほかの人の話をよく聞く…
自分が指名されたら発言する…

社会との困りごと

CASE 4 子どもの学校や先生ともめてしまう

対人関係の構築が難しいASDのお母さんは、子どもの通う学校や担任の先生とのコミュニケーションがうまくいかない場合があります。

SCENE 1 先生との接し方がわからない

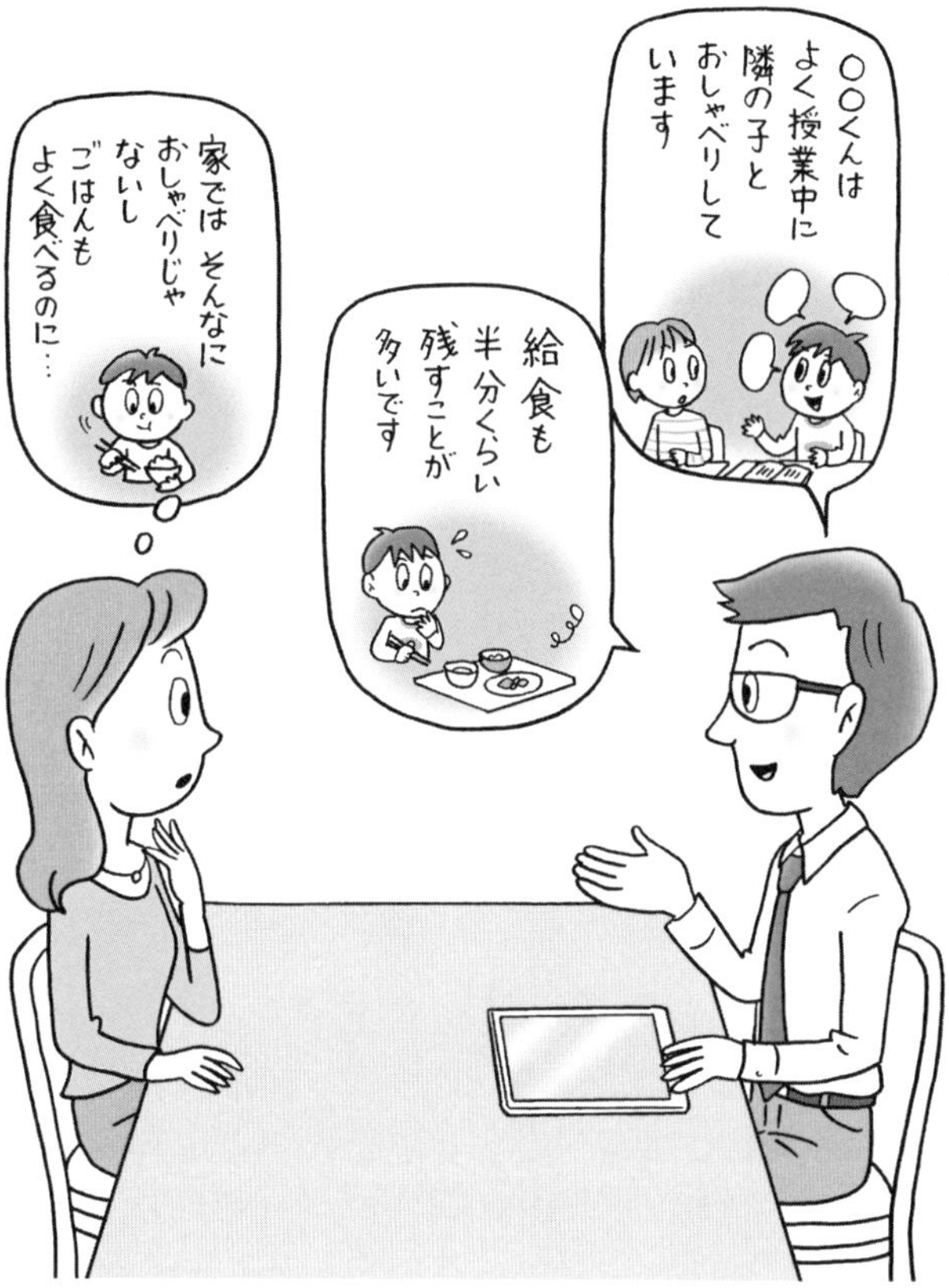

○○くんはよく授業中に隣の子とおしゃべりしています
給食も半分くらい残すことが多いです
家ではそんなにおしゃべりじゃないしごはんもよく食べるのに…

先生と共通理解を得ることが難しい

ASDのお母さんは、そもそも他人と接したり、コミュニケーションを取ることが苦手です。そこへさらに、子どもが学校でどのように過ごしているのかを見ていないため、情報量が足りていません。そのため、先生とのやりとりがうまくいかず、誤解が生じてしまう場合があります。

たとえば、先生が学校での子どもの様子について説明をしているとします。「○○君は授業中に隣の席の子とよくおしゃべりをしています」とか「○○さんは給食をいつも半分

SCENE 2　先生の説明が理解できず被害的にとらえる

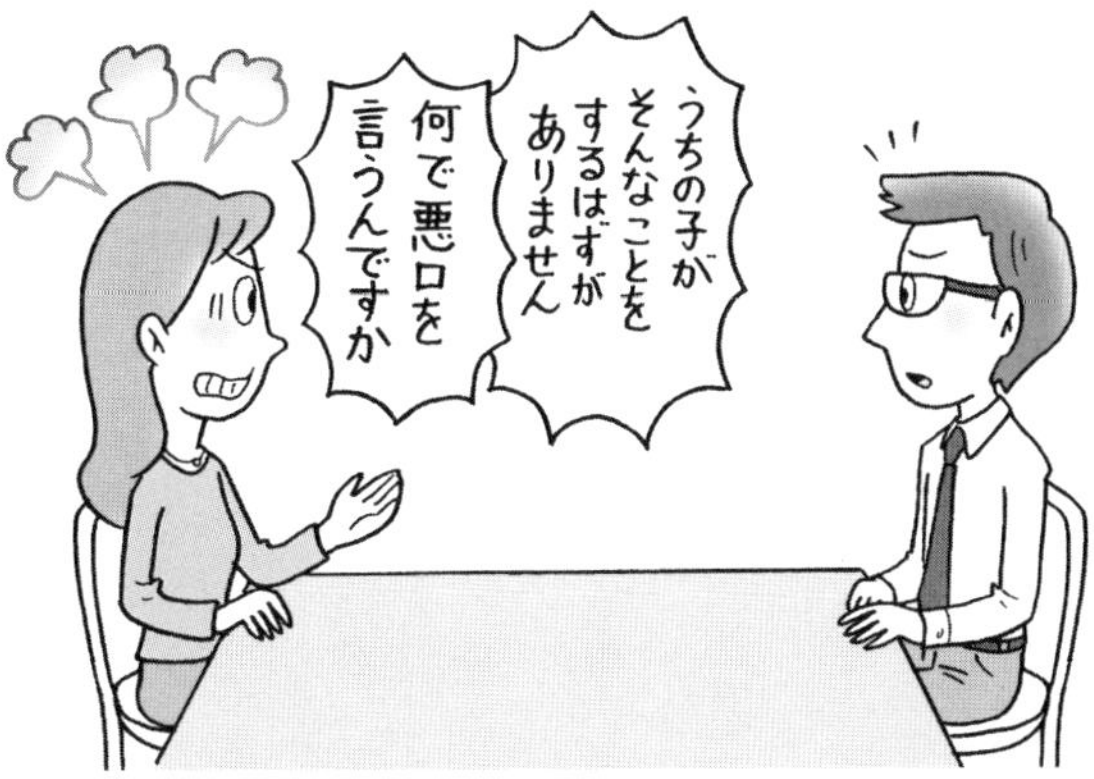
うちの子がそんなことをするはずがありません
何で悪口を言うんですか

SCENE 3　先生にうまく説明することが苦手

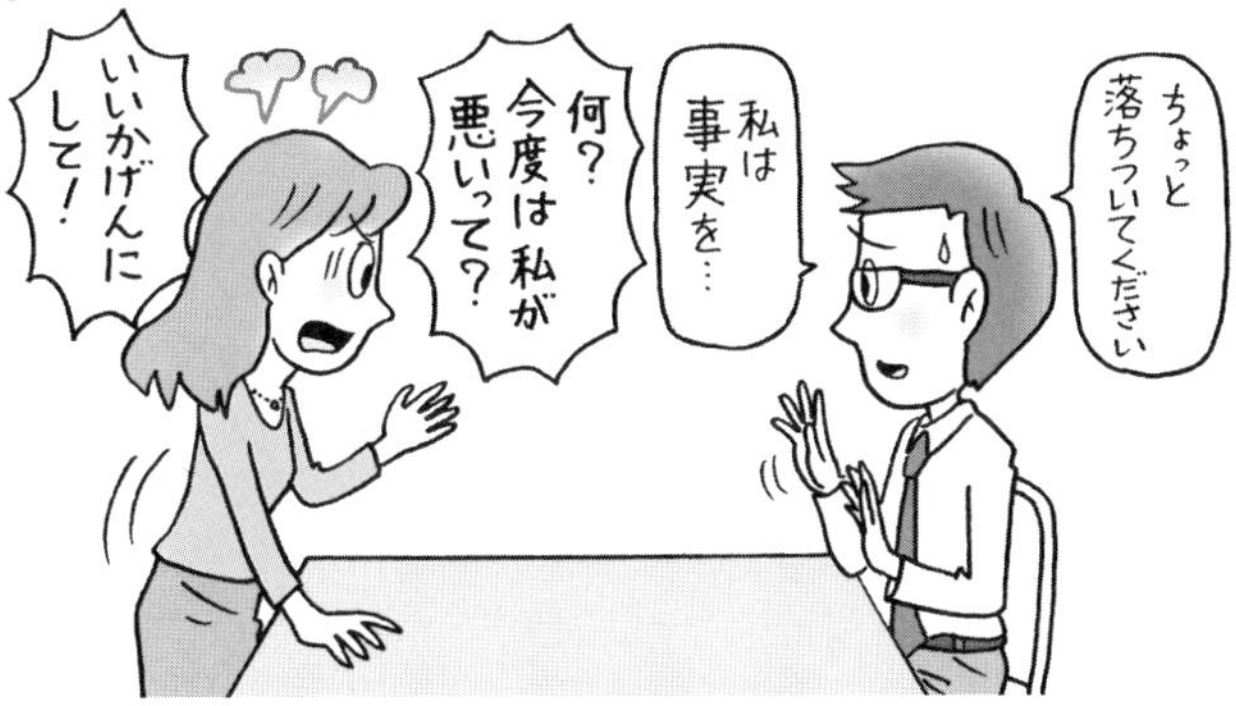
ちょっと落ちついてください
私は事実を…
何？今度は私が悪いって？
いいかげんにして！

くらい残すんですよ」など。その内容が家での子どもの様子と異なる場合、そのイメージがうまくつかめません。そのため、子どもにダメ出しをされたように感じて、被害的にとらえてしまうことがあります。

　また、お母さんが子どものことを先生に伝えるような場面でも、的確に説明することがうまくできません。そのため感情的になってしまい、ぎくしゃくした会話になる場合もあります。

　こうしたことから、先生と共通理解を得るのが難しく、互いに不信感を抱いたり、対立してしまう場合があります。

トラブルを回避するポイント

- ◉子どもに学校での様子をよく聞くようにする
- ◉先生の子どもに関する説明を事実として受け止める
- ◉先生の話でわからないところは質問してみる

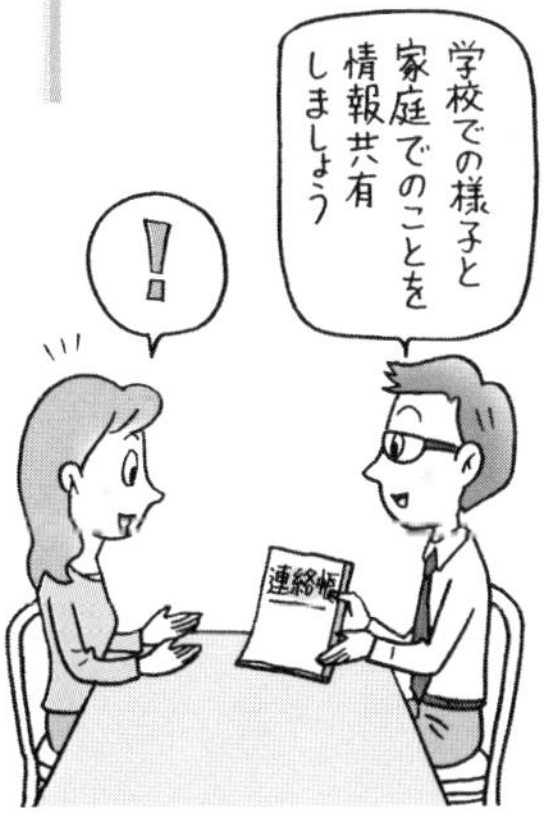
学校での様子と家庭でのことを情報共有しましょう
！
連絡帳

社会との困りごと

CASE 5 職場の人間関係がうまく築けない

ASDの特性があると、職場の上下関係や場の空気を読むことが苦手なため、人間関係で苦労したり、孤立してしまう場合があります。

SCENE 1 女性同士の輪に入りにくい

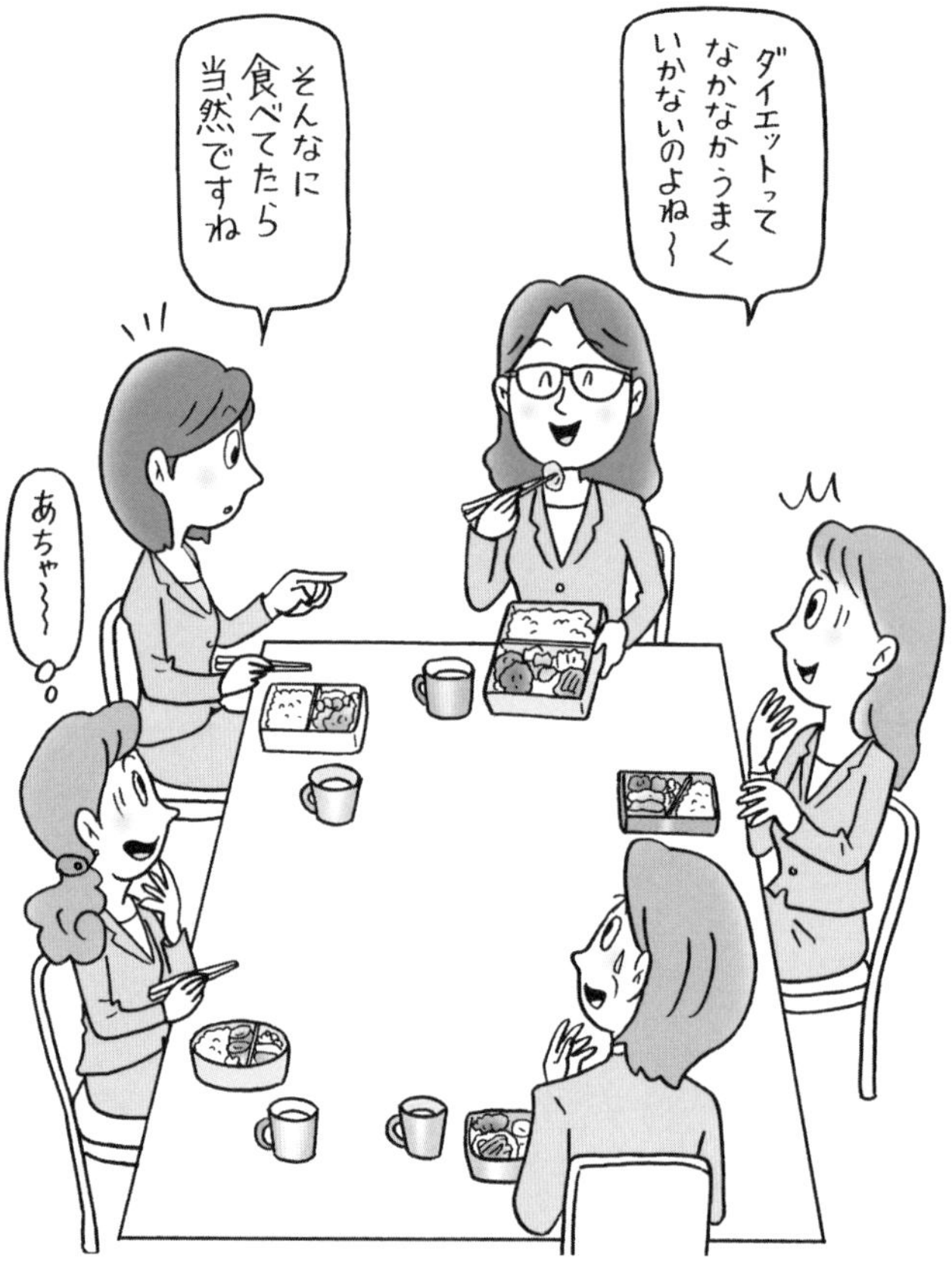

ダイエットってなかなかうまくいかないのよね～
そんなに食べてたら当然ですね
あちゃ～～

女性の多い職場ではストレスを抱えやすい

今日では、子どものいるお母さんでも仕事を続けていたり、パートやアルバイトに出たりするケースが多くなりました。職場の人間関係は多くの人にとって、神経を使うことが多いものですが、発達障害のある人の場合は課題を抱えることが少なくありません。

女性で多いのは、職場の女性同士の輪に入りにくいというケースがあげられます。特に女性が多い職場では、その場の空気を察知したり、周囲に気を配って行動することが求め

SCENE 2 仕事に関係ない世間話が苦手

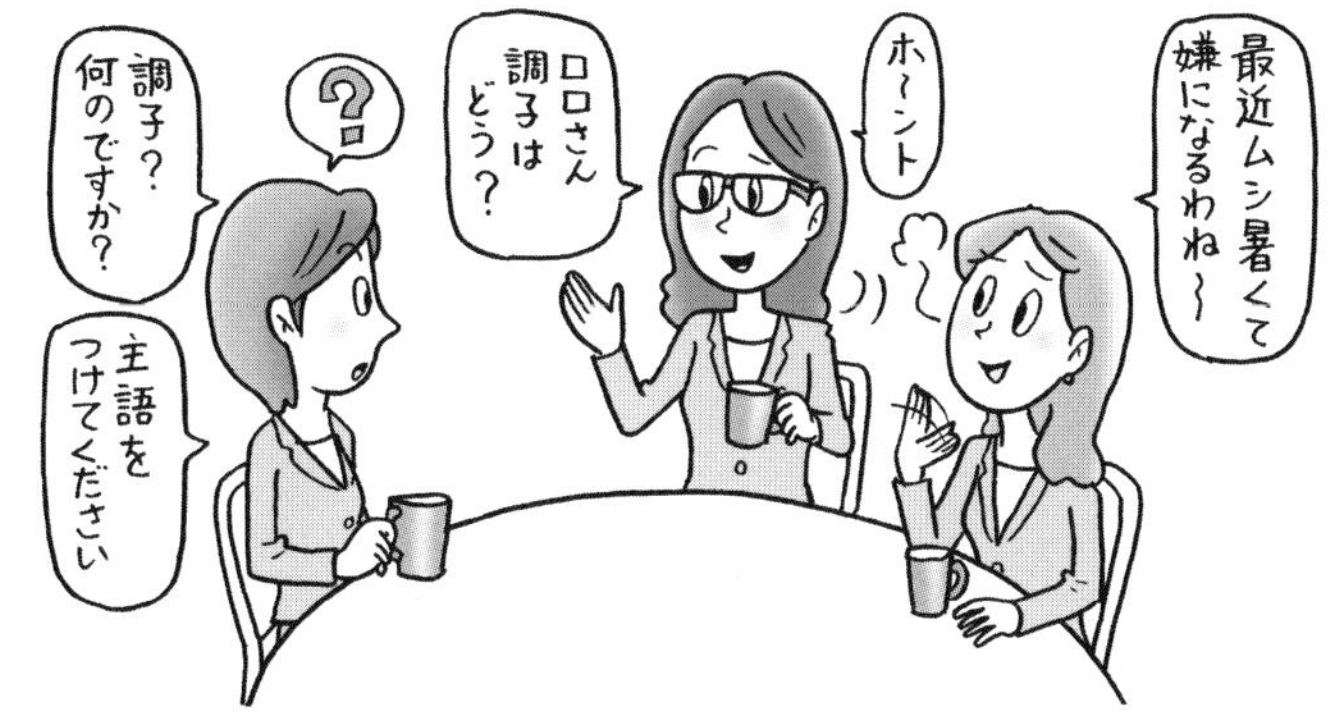
?
調子？
何のですか？
主語をつけてください
○○さん調子はどう？
ホ〜ント
最近ムシ暑くて嫌になるわね〜

SCENE 3 職場で孤立してしまう

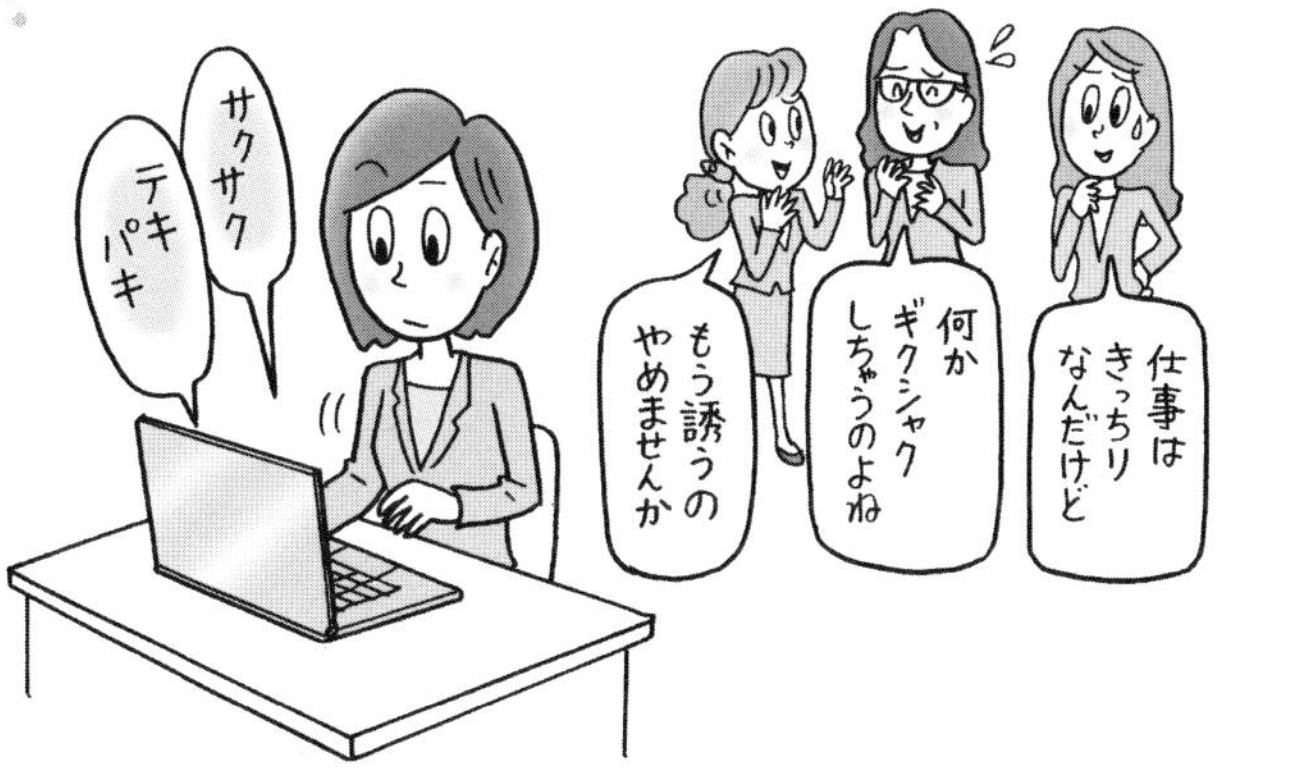
サクサク
テキパキ
もう誘うのやめませんか
何かギクシャクしちゃうのよね
仕事はきっちりなんだけど

られます。また、一緒に昼ご飯を食べたり、休憩時間を過ごす際に、仕事とは直接関係のないちょっとした世間話をするスキルも必要です。

ＡＳＤの女性の場合、そうしたことに対応するのが得意ではないため、女性同士の輪にうまくなじめず、やりにくさを感じてしまうことが少なくありません。また、周囲から無視されたり、仲間外れにされて孤立してしまう場合もあります。

基本的に仕事をきちんとこなしていれば問題はありませんが、職場には立場の異なる多くの人が集まるだけに、大きなストレスを抱えてしまう可能性があります。

トラブルを回避するポイント

- ◉仕事は最後まできちんとこなす
- ◉職場では必ずしも友だちをつくる必要はないと考える
- ◉女性同士の会話では聞き役に徹したり、質問する側に回る（自分から話そうとしなくても良い）

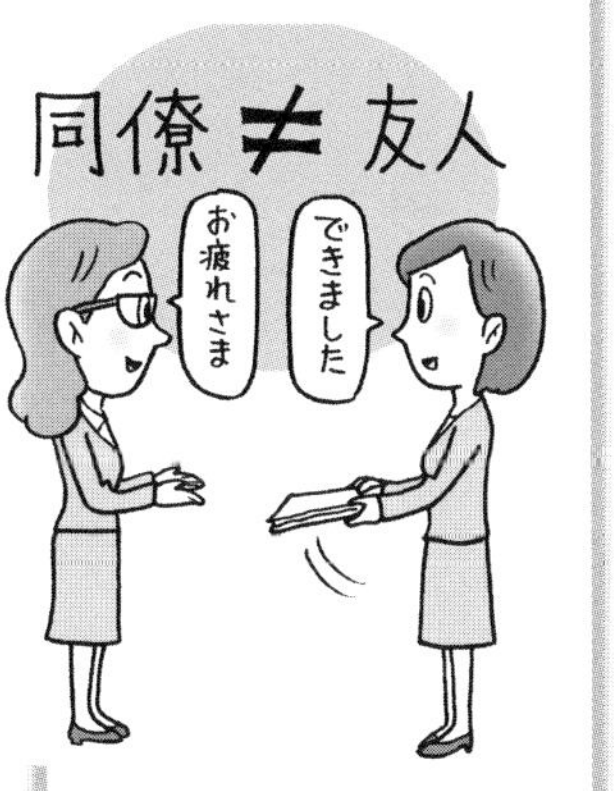
同僚≠友人
お疲れさま
できました

社会との
困りごと

CASE 6

職場で同じミスを何度も繰り返す

ADHDの人は、不注意や衝動性の特性のために、職場で同じような失敗を重ね、劣等感を抱いてしまう場合があります。

SCENE 1

人の話をよく聞かない

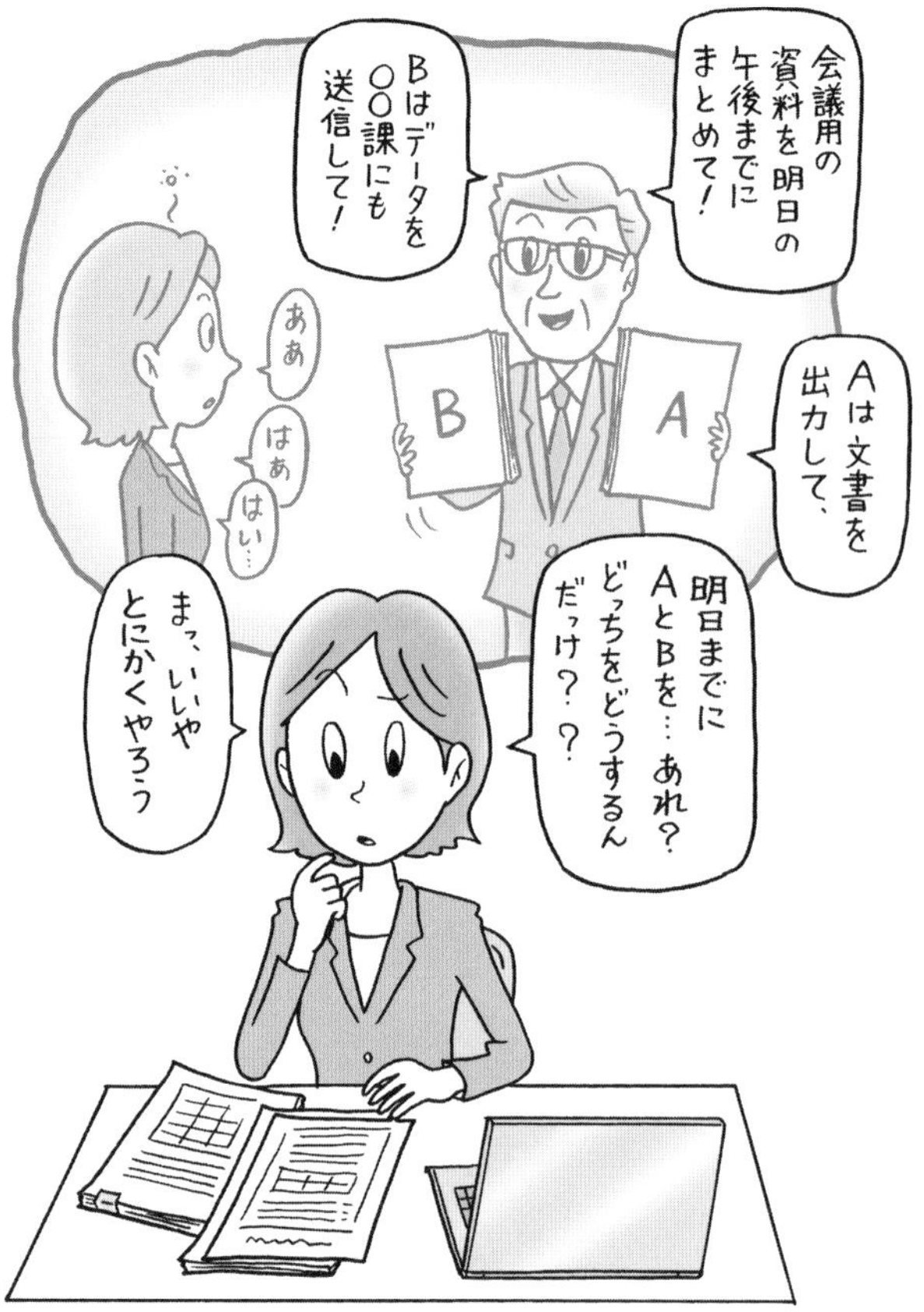
会議用の資料を明日の午後までにまとめて！
Bはデータを○○課にも送信して！
Aは文書を出力して、
B
A
ああ
はぁ
はい…
明日までにAとBを…あれ？どっちをどうするんだっけ？？
まっ、いいやとにかくやろう

一生懸命やっているのにミスしてしまう

特にADHDの女性は、一生懸命頑張っていても、同じようなミスを繰り返してしまうことがあります。これはADHDの不注意の特性が影響していると考えられます。

たとえば、上司からの指示を聞いていなかったり、聞いてもやることを忘れてしまったりします。また、手先が器用でないことも多く、書類を書いたり数字を扱ったりする細かい作業をコツコツとこなすのも苦手で、書き間違いや計算間違いを起こすことも少なくありません。

SCENE 2 聞き間違い、書き間違いなどが多い

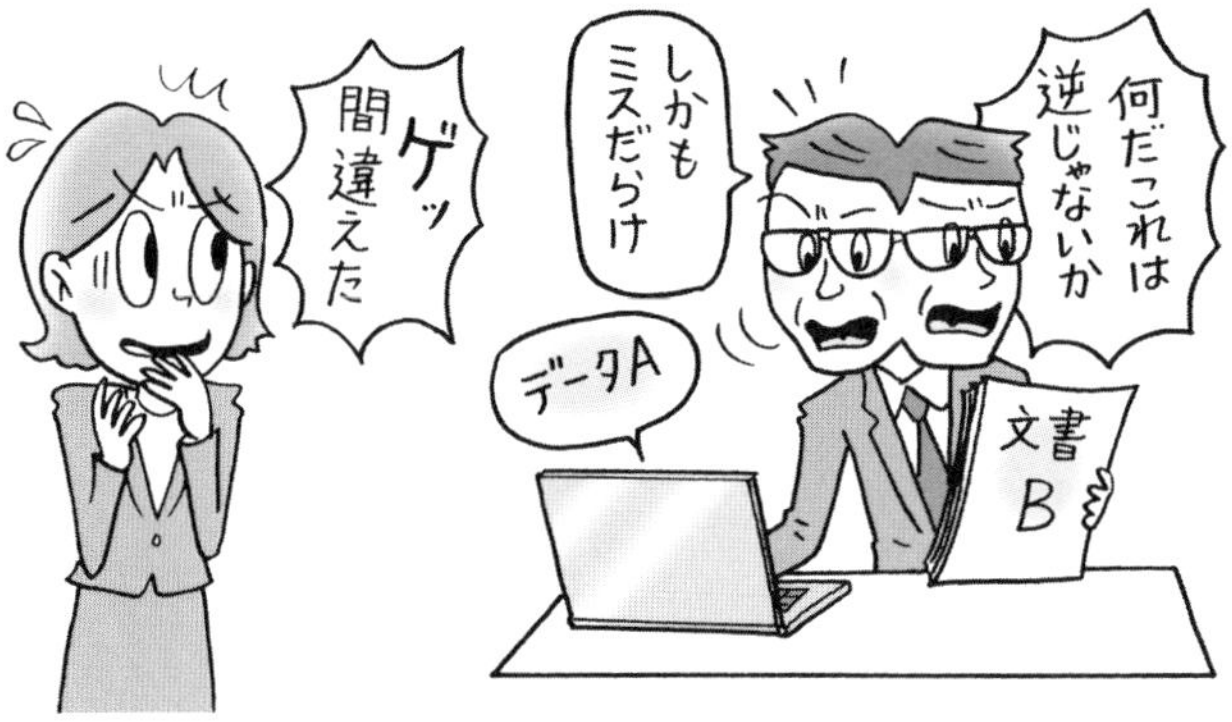
何だこれは逆じゃないか
しかもミスだらけ
ゲッ間違えた
データA
文書B

SCENE 3 一つの仕事に最後まで集中するのが難しい

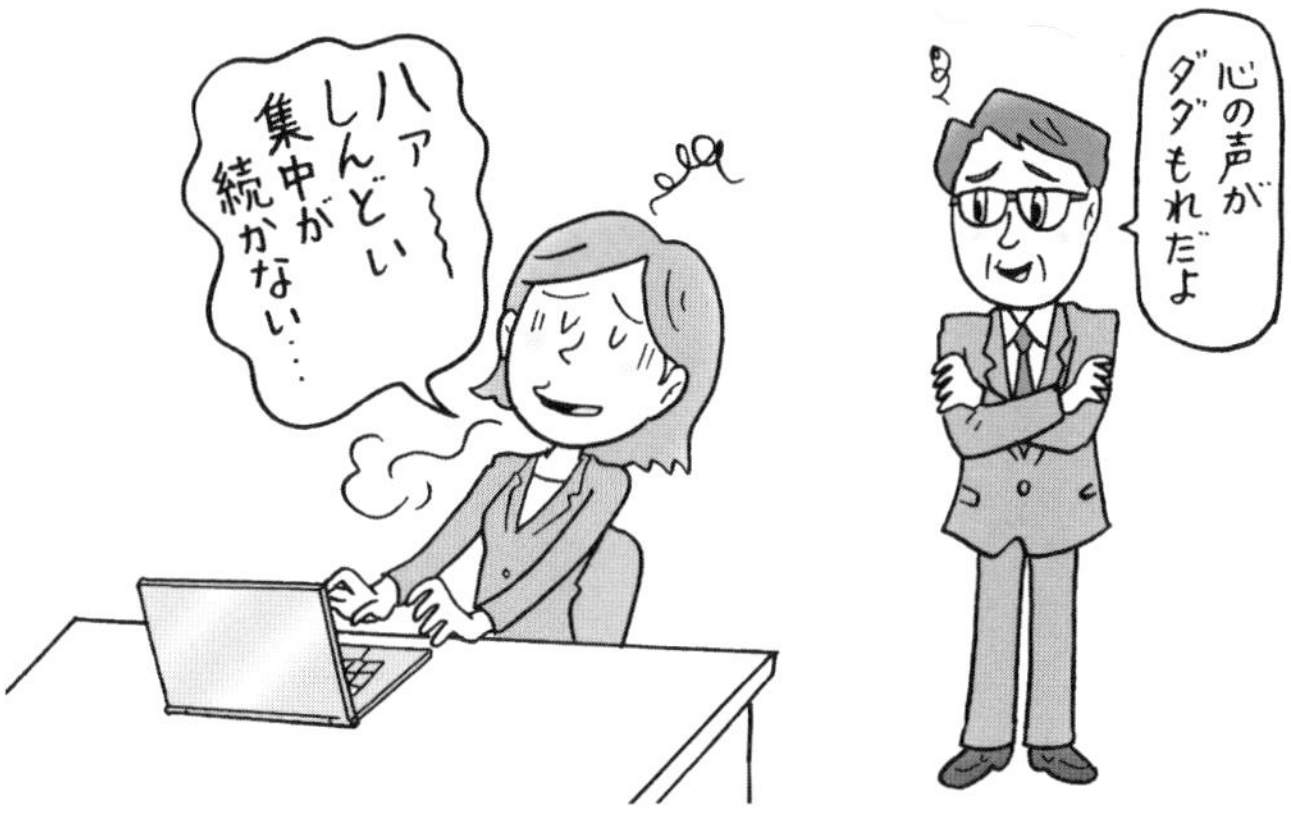
心の声がダダもれだよ
ハァ〜しんどい集中が続かない…

また、衝動性のために、一つのことに集中していられず、仕事の途中でボーッとしてしまったり、ほかの作業を始めてしまうこともあります。そのため、同じようなミスを何度も繰り返してしまいます。

職場でミスが続けば注意も受けますし、周囲にも迷惑をかけ、勤務態度が不真面目だと評価が下がってしまう場合があります。本人もそうしたくてやっているわけではなく、直したいと思っていますが、特性のために本人の努力だけでは解決できない場合もあります。

トラブルを回避するポイント

- 人の話はメモを取ったり確認するクセをつける
- 作業はこまめに、時には逆から見直すクセをつける
- やるべき作業を書いて近くに貼っておく

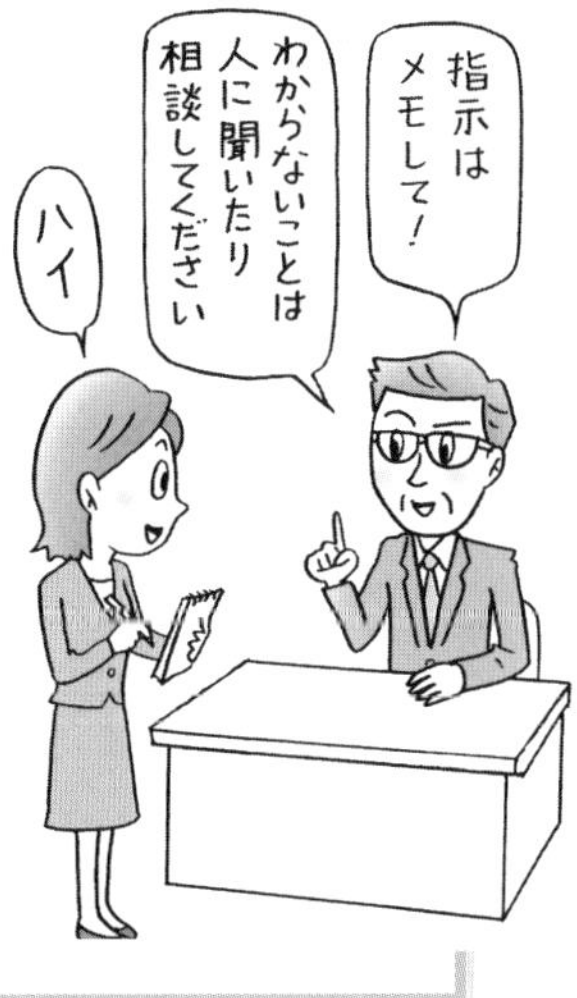
指示はメモして！
わからないことは人に聞いたり相談してください
ハイ

社会との困りごと

CASE 7 時間が守れない

ADHDの女性は、多動性の特性が〝時間にルーズ〟という形であらわれる場合が多いようです。そのため信用を失い、人間関係にも影響を及ぼす場合があります。

SCENE 1 時間の見込みが甘い

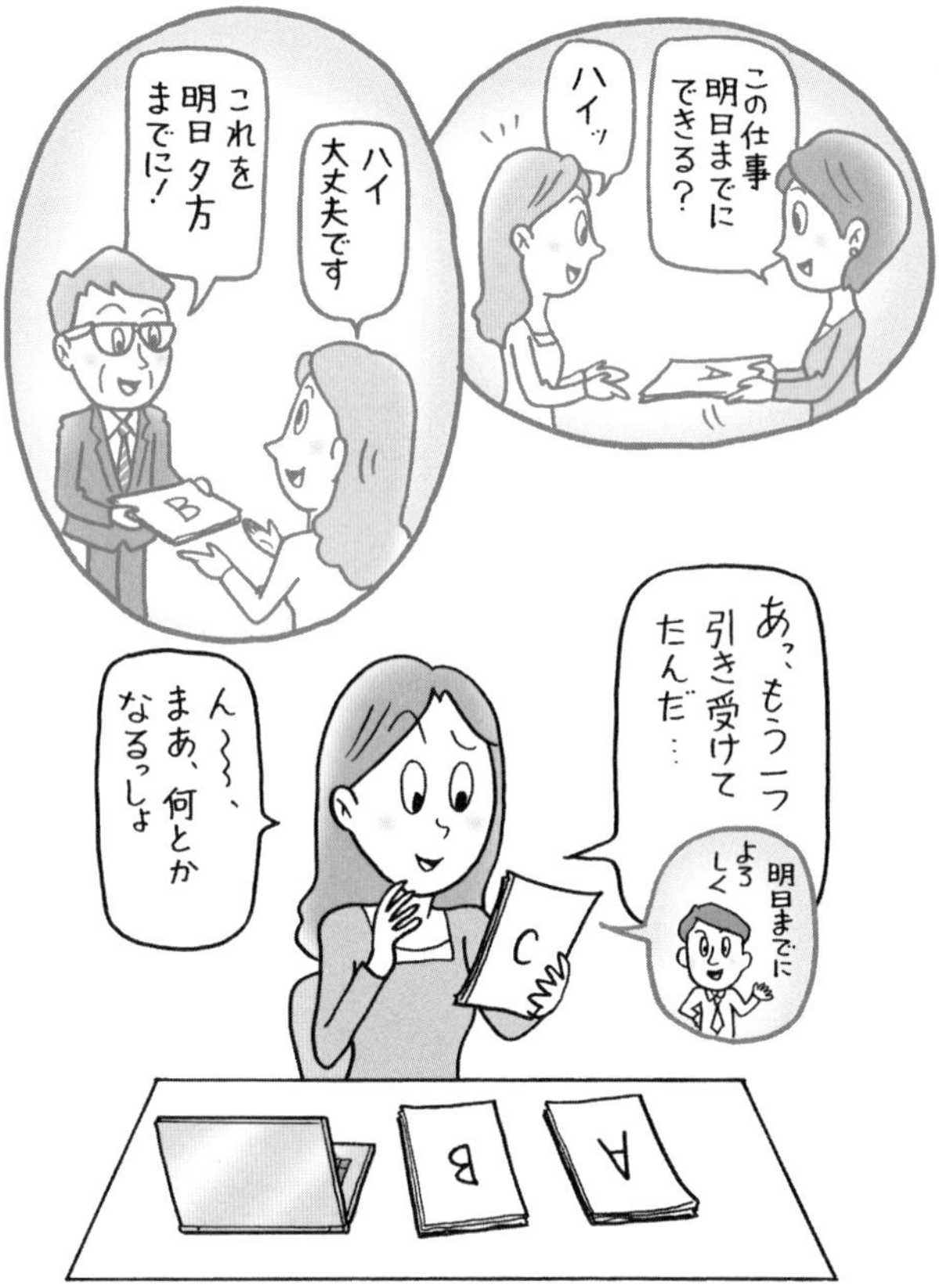

この仕事明日までにできる?
ハイッ
これを明日夕方までに!
ハイ大丈夫です
あっ、もう一つ引き受けてたんだ…
明日までによろしく
ん〜〜、まあ、何とかなるっしょ
C
B
A

多動性が時間の見込みの甘さになってあらわれる

ADHDの特性の一つに多動性があります。男性の場合、多動性の特性が〝落ち着きのなさ〟にあらわれることが多いのですが、女性の場合は、時間にルーズという形であらわれることが多いようです。これは特性が行動面ではなく、思考面に出現しているためだと考えられます。そのためADHDの女性は、時間の見込みが甘く、計画的に行動できないというケースをよく見受けます。

たとえば、予定に合わせて行動で

SCENE 2 仕事の段取りがなかなか組めない

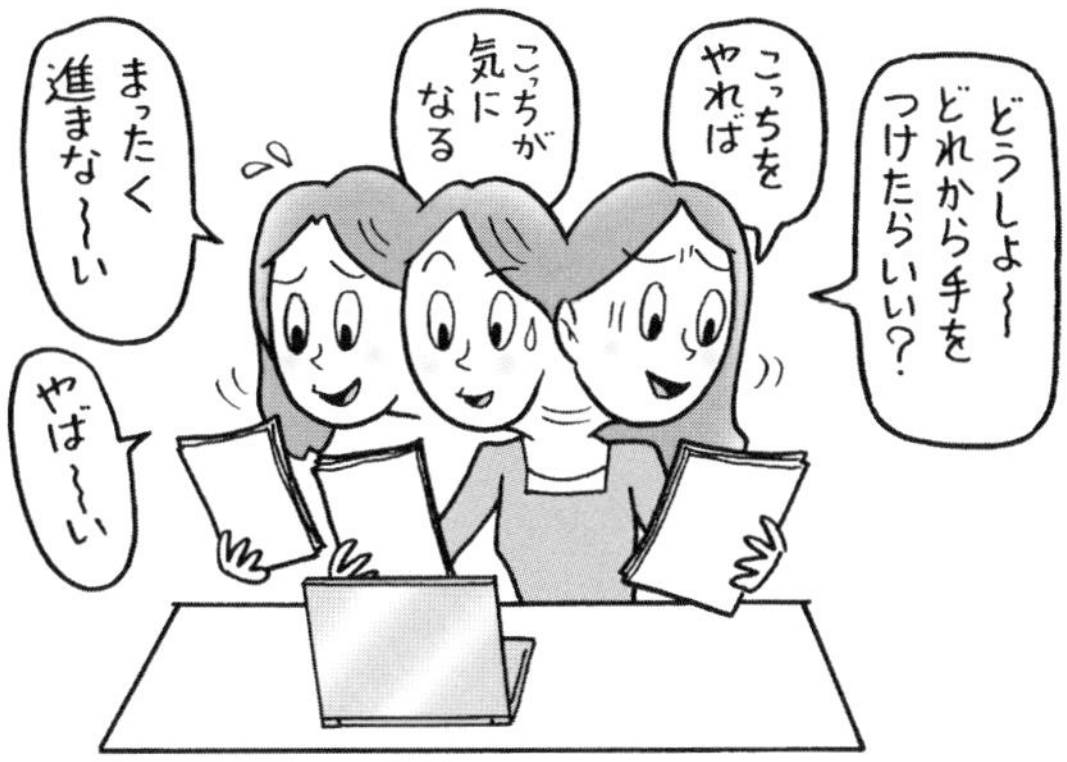
どうしよ～
どれから手を
つけたらいい?
こっちを
やれば
こっちが
気に
なる
まったく
進まな～い
やば～い

SCENE 3 時間が守れず信用を失いがち

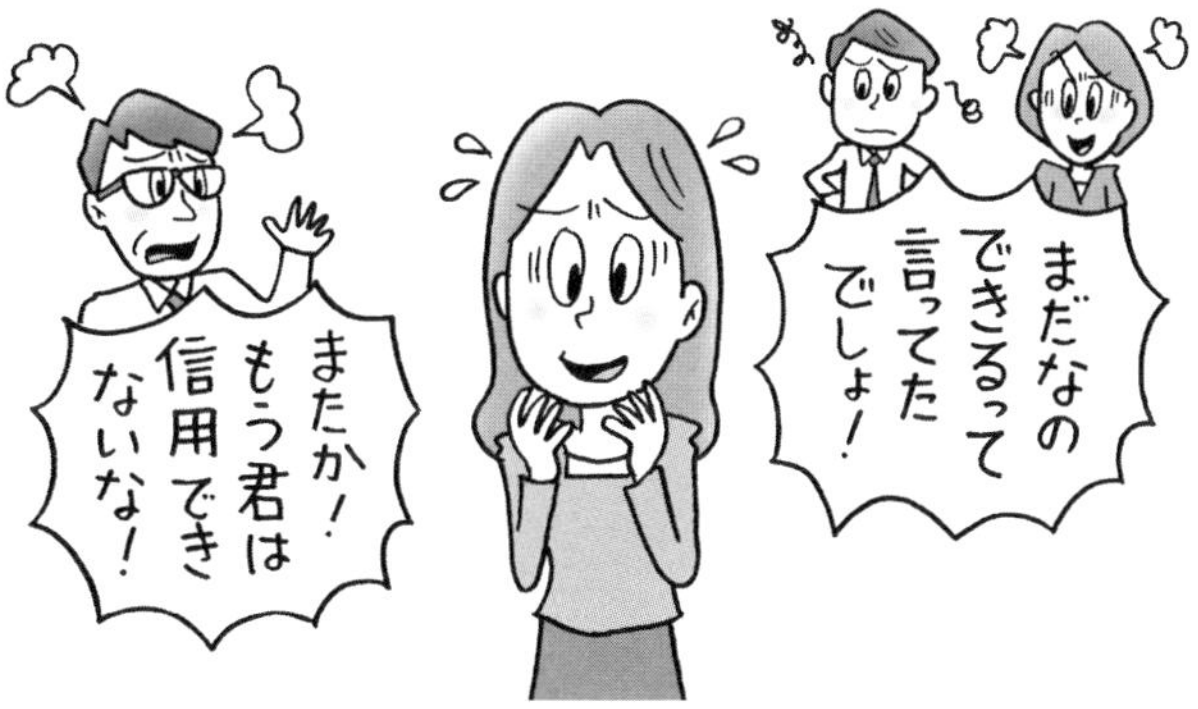
まだなの
できるって
言ってた
でしょ!
またか!
もう君は
信用でき
ないな!

きない、間に合わないとわかっていても大丈夫だと過信して時間の調整ができない、ギリギリになってから行動を開始するなどです。また、仕事や物事に優先順位をつけることが苦手なので、なかなか段取りが組めず、仕事に取りかかれなかったり、考えがまとまらなかったりします。

　そうしたことから、職場では遅刻が多かったり、締切の期日が守れずに周囲に迷惑をかける場合があります。こうしたことが繰り返されれば、仕事を任せてもらえない、信頼関係が築けない、人間関係がうまくいかないなどのトラブルが起こる可能性があります。

トラブルを回避するポイント

- ◉一日のスケジュールや工程表をつねに貼っておく
- ◉決まった時間から逆算して行動を開始する時間を意識する
- ◉周囲に伝えてサポートを仰ぐ

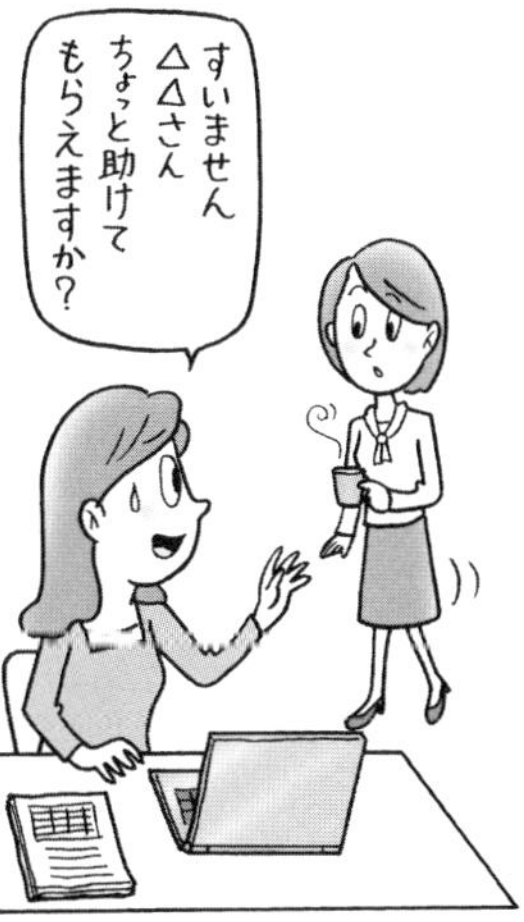
すいません
△△さん
ちょっと助けて
もらえますか?

column
4

「心の理論」がなかなか育まれない、ASD

相手の立場に立って物事を考える。これを心理学では「心の理論」といいます。たとえば、「自分がされて嫌なことは人にもしてはいけない」「相手の気持ちを考えて行動しなさい」といったことです。これが身についてくるのは、通常、四歳以降といわれています。

ところが、ASDの人は「相手の立場に立つ」という感覚がなかなか育まれません。そのため、相手がどう感じるかにおかまいなく、思ったことをそのまま口にしてしまいます。「先生はなぜハゲているんですか?」「お姉さん、すごく太っていますね」「どうしてテストで20点しか取れないの?」といった具合です。

ASDであるかどうかを診断する心理テストに、「サリーとアンの課題」というものがあります。

「サリーはカゴを、アンは箱を持っています。サリーはビー玉を自分のカゴに入れて、外に出かけます。するとアンはビー玉をカゴから出して自分の箱に入れます。サリーが帰ってきたとき、ビー玉を探すのはどこでしょうか?」

この答えは、カゴになります。なぜならば、サリーはアンが箱に入れ替えたことを知らないからです。それがわかる人は心の理論が身についていますが、サリーの立場に立てない人は箱と答えます。

相手の立場に立てばその人の気持ちがわかります。舞台を観るように考えると、それぞれの立場の人たちの気持ちがわかります。アバターのように考えれば自分も相手の気持ちがわかります。論理的に共感するようにすることが大切です。

第5章

発達障害のあるお母さん自身が困っていること

発達障害の特性のある人は、自分の中にもさまざまな困難を抱えている場合が多いものです。それは人からはわかりにくく、また、特性のために困難があることを周囲に訴えてサポートしてもらうことも難しい場合があります。そのため人知れず悩んでいたり、人との関わりにも影響を及ぼしている可能性があります。

感覚の過敏性からくる生活の中の困難

ＡＳＤの人は、感覚器官の働きにも特性がある場合があります。音や光、においなどに過敏に反応したり、逆に鈍感だったりするなど、感じ方がアンバランスです。

五感の感じ方が独特でアンバランス

ＡＳＤの人は、生まれつき視覚、聴覚、触覚、嗅覚、味覚などの感じ方がアンバランスであることが少なくありません。過敏な部分があったり、逆に鈍感な部分があったりするのです。

たとえば音に関しては、ピアノやリコーダーの音、救急車のサイレン、徒競走のスタートのピストルなど、高い音や大きな音、破裂音などは総じて苦手です。その一方で、一般的には不快な黒板やガラスを爪で引っかく音には無反応という場合があります。

視覚も独特で、木漏れ日やネオンサインのようなチラチラ動く光、理髪店の看板のようにクルクル回るものなどに興味を持ち、いつまでも飽きずに見ていることがあります。逆に、蛍光灯の明かりやパソコン・スマホ画面がまぶしくて苦手な場合もあります。

また、触覚が過敏な人は、子どものころに抱っこされるのを嫌がったり、肩をポンと叩かれたりするとビクッと体をすぼめたり、洋服の後ろにタグがついているとチクチク感じて着られないといった例があり、大人になってもその感覚が続く場合もあります。その半面、ケガをしたり、虫歯治療で歯を削るときなど、通常であれば痛みを感じるような場面で平気な顔をしていることもあります。

味覚も敏感さや偏りがあり、同じものだけを何週間も食べ続けたり、好き嫌いがはっきりしているケースも多く見られます。

そうした一連の反応は、ＡＳＤの感覚の過敏性が原因で、本人の努力ではどうにもならない場合が多く、「昼間の外出はまぶしい」「香水などをつけている人との同席がつらい」「騒音のする場所にはいられない」など、日常生活にさまざまな制約や困難をもたらす場合があります。

周囲に理解されにくい、感覚の過敏性

◆日常にあふれる光がまぶしい

蛍光灯や電灯の明かり、パソコンやスマホ画面などをまぶしく感じてしまいます。また、太陽の日差しや地面からの照り返しなどに強いストレスを感じる人もいます。

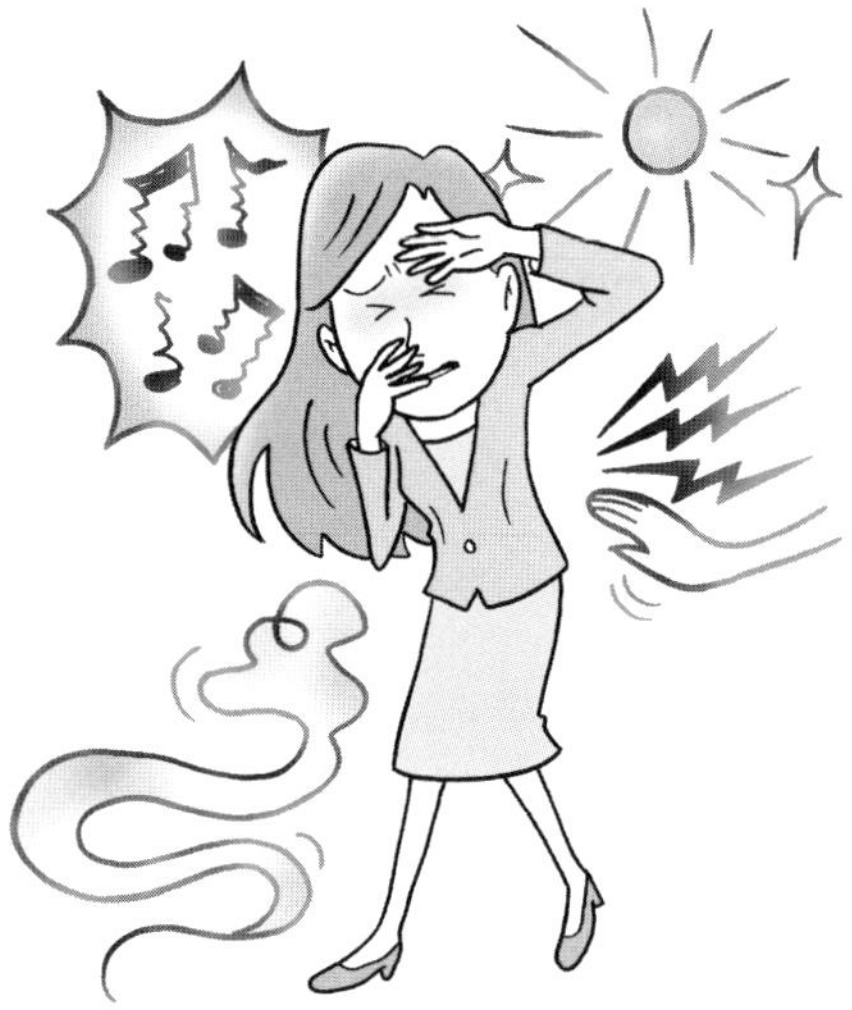

◆小さな音が大音量に聞こえる

電車内のアナウンスや近くにいる人のひそひそ話など、一般的には小さいはずの音が大音量に感じてしまい、頭痛やめまいを起こしてしまうことがあります。

◆においに敏感すぎる

嗅覚が敏感なため、他人の口臭や体臭、香水やシャンプー、衣類の柔軟剤のにおいなど臭く感じてしまい、人と接したり、他人の家に上がれないというケースもあります。

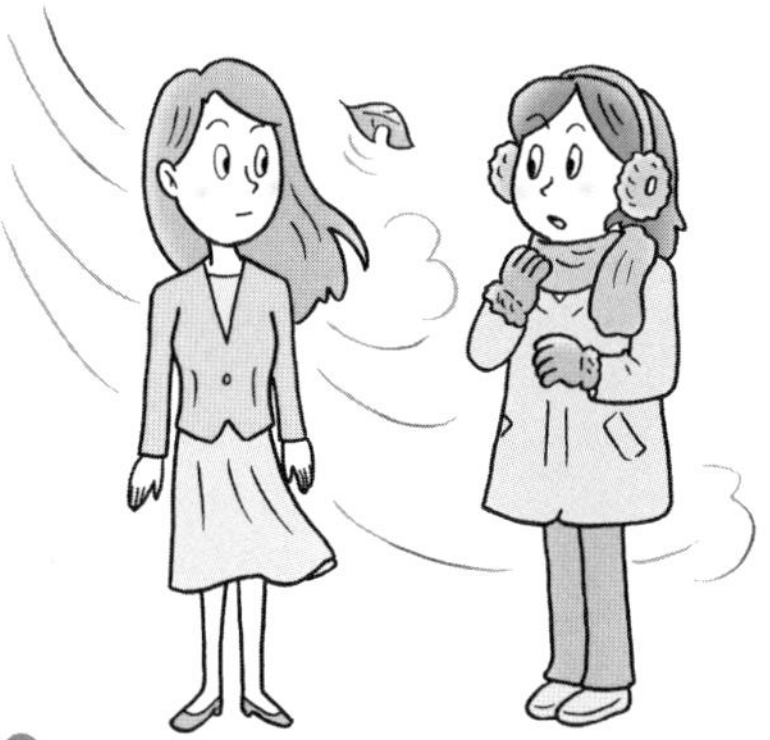

◆触れられることが苦手

人から触られることを不快に感じてしまう場合があります。握手をしたり、肩が触れ合うなど、日常生活でのちょっとした接触もがまんできないという人もいます。

◆逆に極端に鈍感な場合もある

五感の感覚が過敏な一方、暑さや寒さをほとんど感じないなど極端に鈍感な場合もあります。また、何かに集中していると、そのほかのことが気にならない場合もあります。

困難をやわらげるポイント

- 室内なら照明を落としたり、外出時にはサングラスを着用する
- 外出時にはイヤーマフやノイズキャンセリング機能付きイヤホンやヘッドホンを活用してみる
- 好きなにおいのついたハンカチを持ち歩く
- 他人とは適度な距離感を保つよう意識する
- 日差しにストレスを感じる場合、ベリーサプリが効果を発揮することも
- 音過敏の場合には、ビタミンB６や抑肝散（漢方薬）も効果的

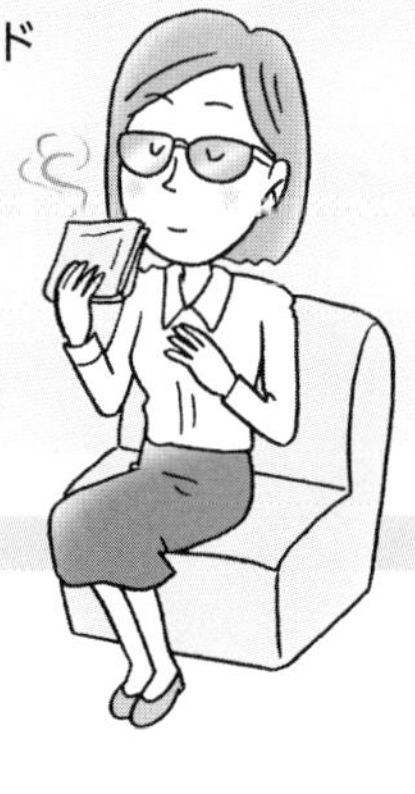

ひんぱんに体調不良を起こす

ＡＳＤの女性は、家庭や職場、子育てなどさまざまな場面でストレスをためてしまいがちです。それが体調不良の引き金になっている場合があります。

ホルモンの影響もあり不定愁訴を起こしやすい

発達障害のある人は、生まれつき自律神経系が弱く、感覚が過敏であるケースが少なくありません。その負担が恒常的にたまり、人よりも疲れやすいといえます。さらに、対人関係やコミュニケーション、新しい環境への対応など、さまざまなストレスがかかっており、ひんぱんに体調不良を起こします。

さらに女性の場合、女性ホルモンの変化の影響も受けやすいため、月経前後の体調不良も強く出る傾向があります。

たとえば、症状で多いのは、微熱、胃腸障害、頭痛やめまい、だるさといった不定愁訴です。体がだるくて朝起きられなかったり、胃腸の調子が悪くて食欲が低下したり……。あるいは、体は疲れていて早めにベッドに入ったのに、なかなか寝つけなかったり、夜中に何度も目を覚ましてしまうこともあります。

精神面に不調があらわれる場合もあります。たとえば、特に気になる要因はなくても、雨が降っているとか気温が高い（低い）などで気分が大きく変わったり、午前中は機嫌がよかったのに夜にテンションが下がったりと、日内変動が激しいことがあります。

そうしたことが引き金となって、過去にあった失敗や嫌な記憶がよみがえって落ち込んだり、それが何日も続いてうつっぽい状態に陥ることもあります。

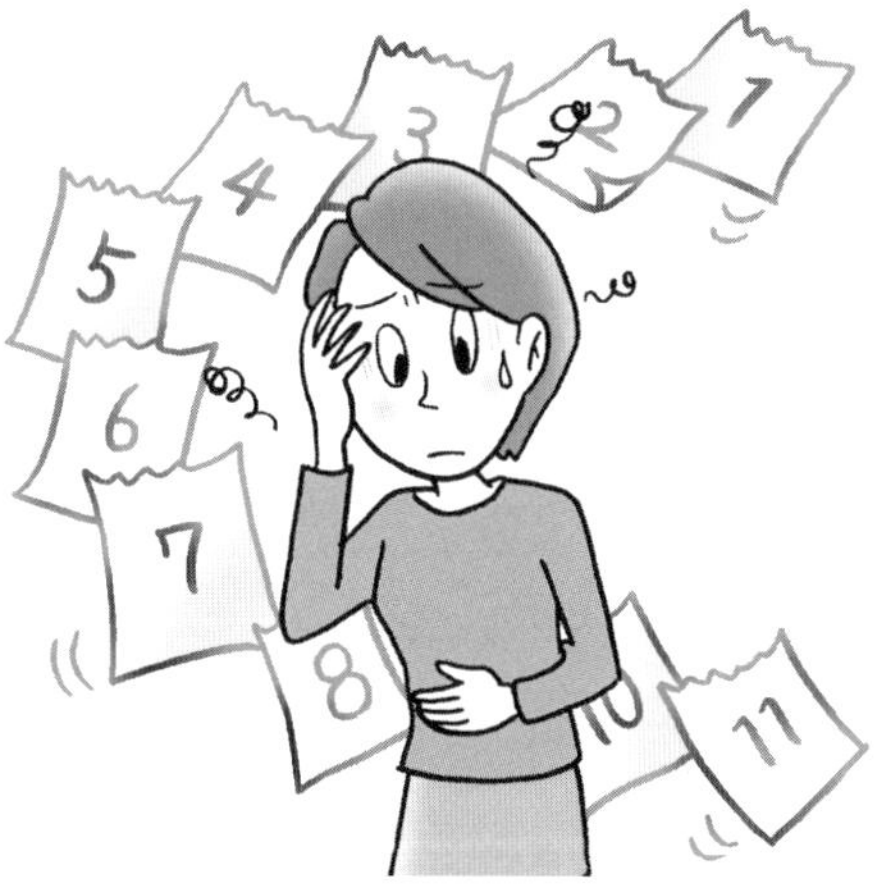

ASDの女性に起こりやすい体調不良

◆新しい環境になじめず体調不良に

仕事を始めたり引っ越しがあったりした場合、新しい環境になかなかなじめずに寝起きが悪くなったり、頭痛やめまいをひんぱんに訴えることがあります。

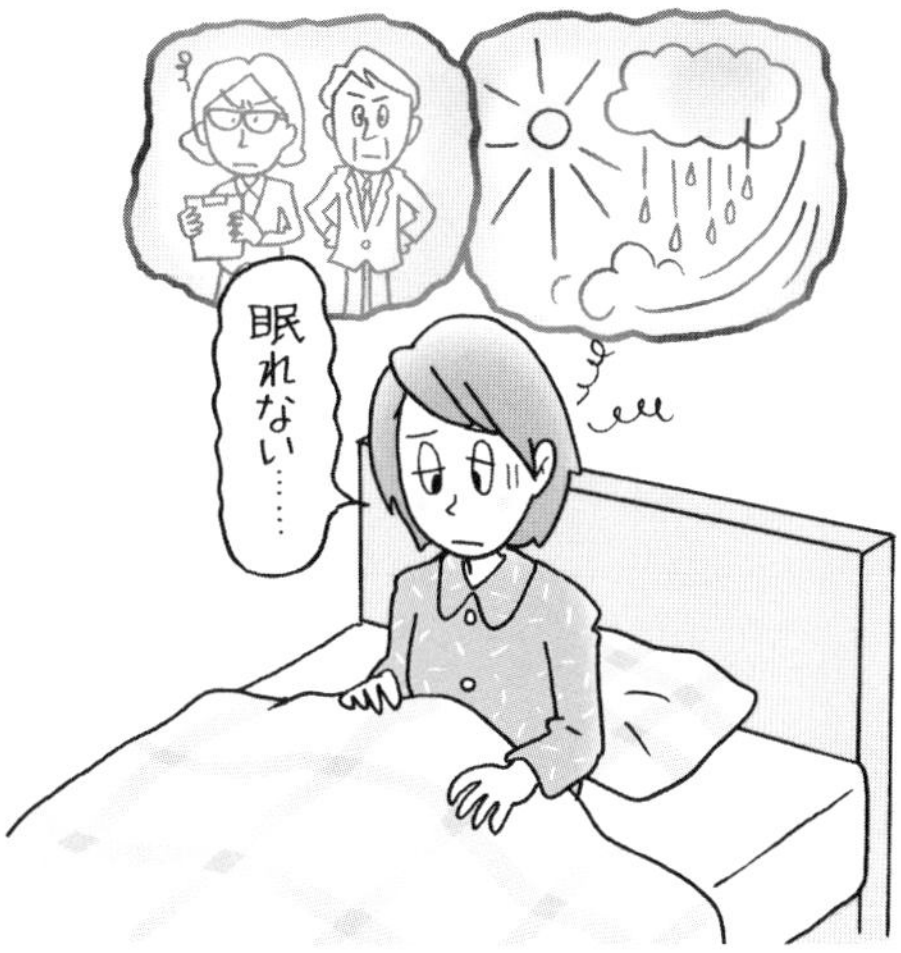

◆ストレスから睡眠障害を引き起こすことも

恒常的なストレスから、なかなか寝つけなかったり、夜中に目が覚めたり、疲労感を感じて朝起きられないなど、睡眠の質が低下してしまうことがあります。

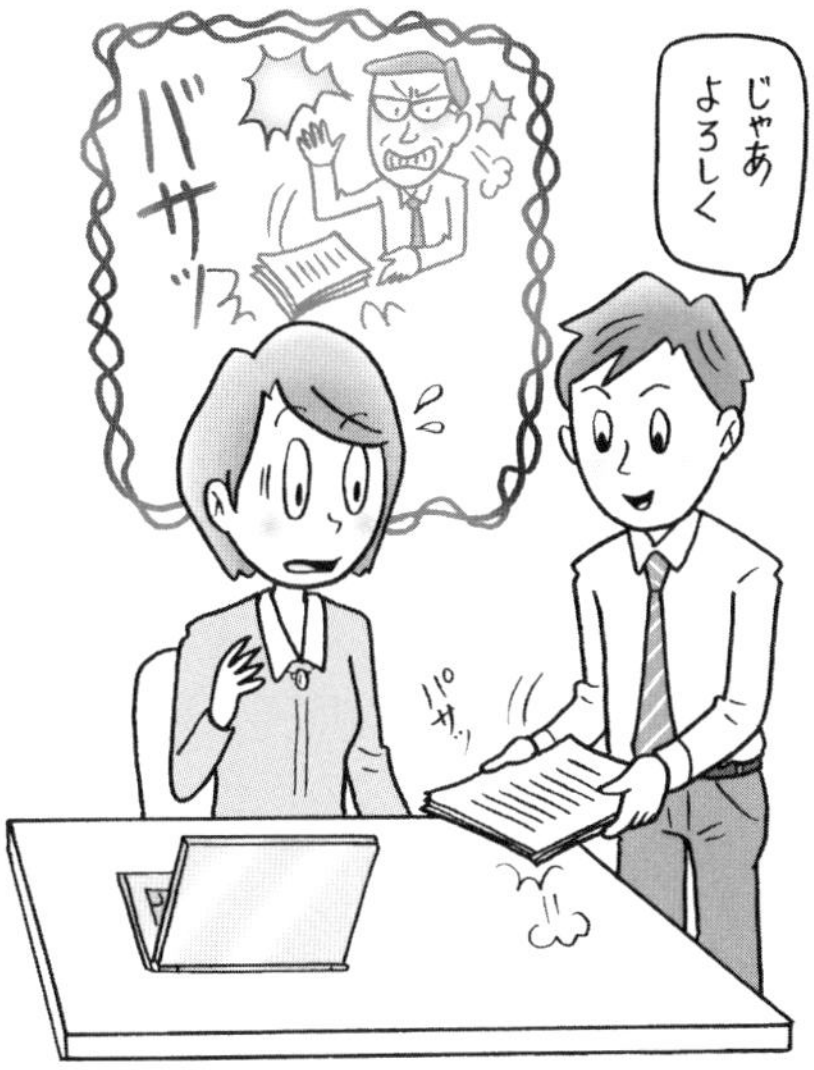

◆ささいなことで気分が大きくアップダウン

日々の天候や気温・湿度の変動によって、気分が左右される場合があります。また、一日の中でも気分のアップダウンを繰り返すこともあります。

◆過去の記憶がフラッシュバックすることも

何かをきっかけに過去の失敗や嫌な記憶が急にフラッシュバックすることがあります。フラッシュバックとは、何年も前のつらいことを突然昨日のことのように思い出すことです。

体調不良を改善するポイント

- ●生活リズムを整える・規則正しい生活を心がける
- ●ストレッチやヨガ、ウォーキング、整体など、無理のない範囲で体を動かしてみる
- ●精神的につらいときは心療内科など専門医に相談してみる
- ●漢方薬やサプリメントを利用する
- ●完璧を求めず、ある程度よくなることを目標にする

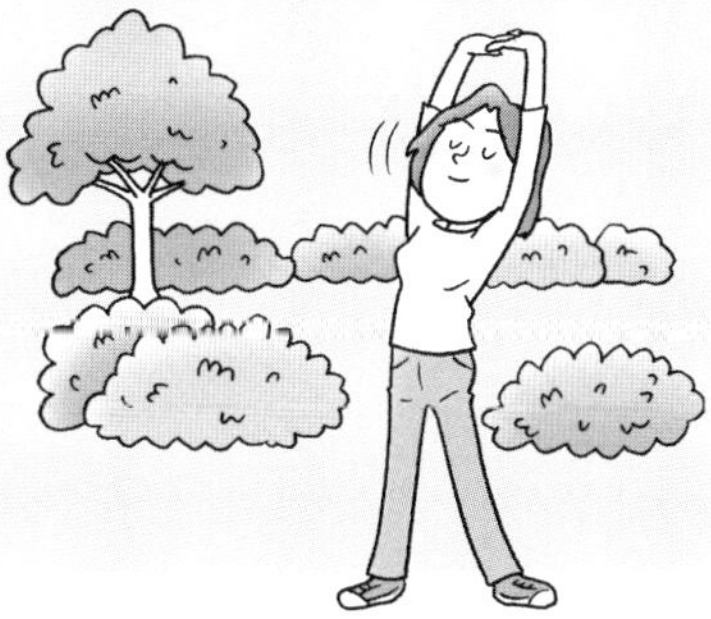

依存症に陥りやすい傾向がある

ADHDの人は、その場ですぐに得られる報酬に弱いところがあります。そこに衝動性の特性が加わると、依存症に陥るリスクがあるといえます。

衝動性の特性からがまんがきかない

依存症とは、特定の何かに心を奪われて、やめたくてもやめられない状態に陥ることです。依存する対象は人それぞれですが、代表的なものにはアルコール、ギャンブル、薬物などがあります。女性の場合、そこに買い物もあげられるでしょう。

特に注意したいのが、ADHDの人です。ADHDは報酬系機能の障害ともいわれていて、長期的にがまんして得られる報酬よりも、その場ですぐに得られる報酬に心引かれる傾向が強いといわれています。

そこに特性である「衝動性」が加わると、ちょっとした興味から深く考えずに手を出して、そのままはまってしまう場合があります。たとえば、好きな色の服が目に入り、思わず買ってしまったりします。とて

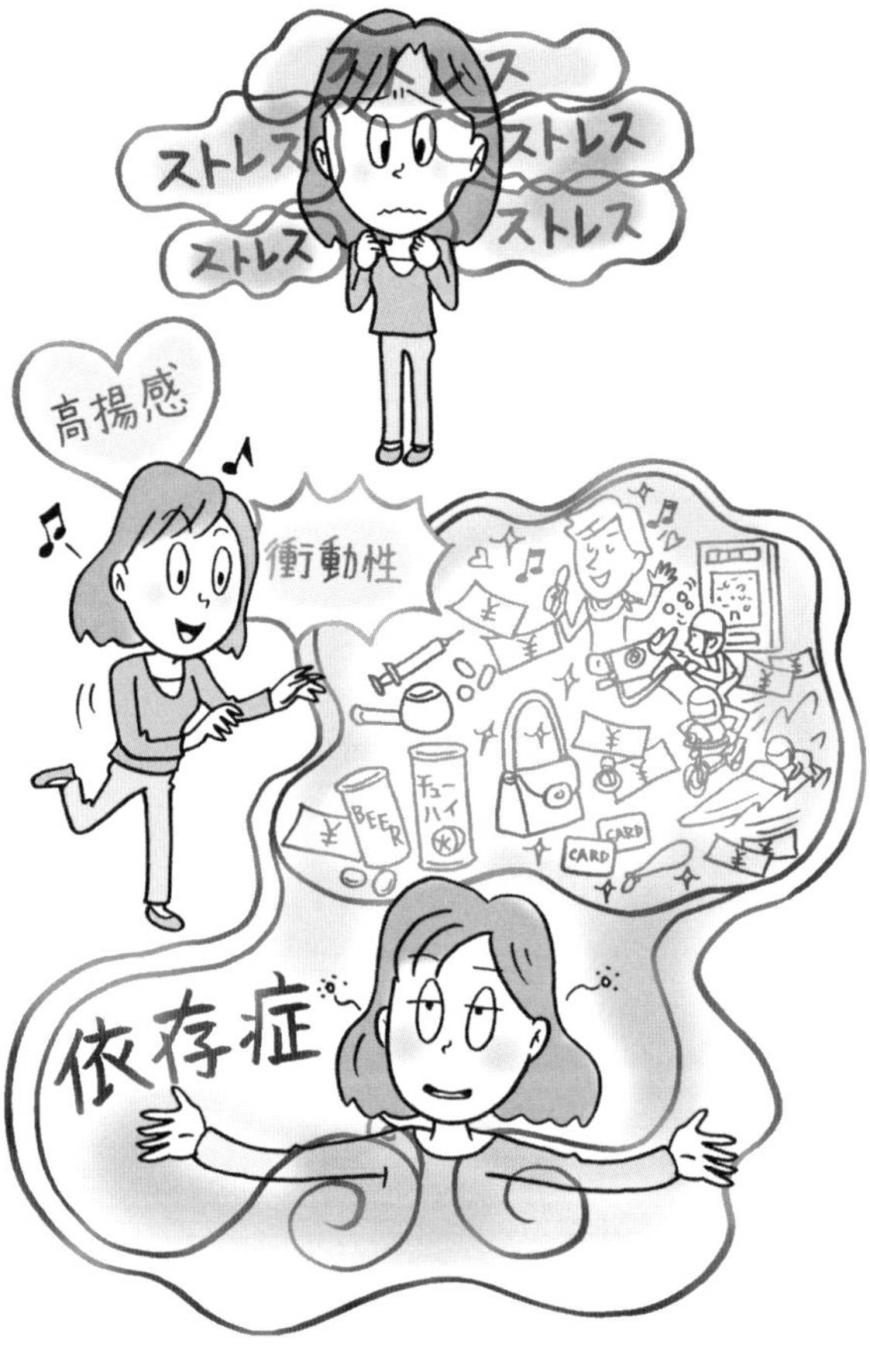

もいい気分になって（報酬を得て）家に帰ると、クローゼットの中には同じような服が何着もあったりするのです。

たまにだったらまだいいですが、気に入るとがまんできずに衝動買いしてしまったり、高価なブランド品でも躊躇なく買ったりして、気づいたらカードの限度額を超えるほど散財してしまい、家計に影響を及ぼす可能性があります。

また、アイドルにはまって追っかけとなりすべて失いたくなったりします。家庭を顧みずに家を空けるようになってしまった例もあります。

ストレス発散から依存症に陥るケースも

ADHDの人はその特性ゆえに、小さいころからさまざまな失敗を繰り返し、親や先生から叱られてばかりいたという人が少なくありません。自分でもそれを自覚しているため、「自分はダメな人間」と思い込み、自己肯定感が育まれないまま大人になった可能性があります。

そんな劣等感やストレスを発散する手軽な方法として、〝何か〟に依存する場合があります。何かに依存しているときだけは、嫌なことを忘れられる、ストレスから解放されると感じている場合は少々危険です。

実際、嫌なことを忘れようと昼間にこっそりお酒を飲むようになり、それが習慣になってしまったお母さん、ワクワクする高揚感から毎日パチンコに通っているお母さんが実際にいました。それに気づいた家族がやめるように言っても、言葉で伝えただけではなかなかやめられません。

まだ依存症とまではいかない段階でも、日常生活に問題が発生している場合や、家族に迷惑が及んでいるような場合には、対策を講じる必要があります。

トラブルを回避するポイント

◉何かに「依存しているかもしれない」ことを認める
◉隠さずに家族に相談してみる
◉医療機関や専門のカウンセラーに相談する

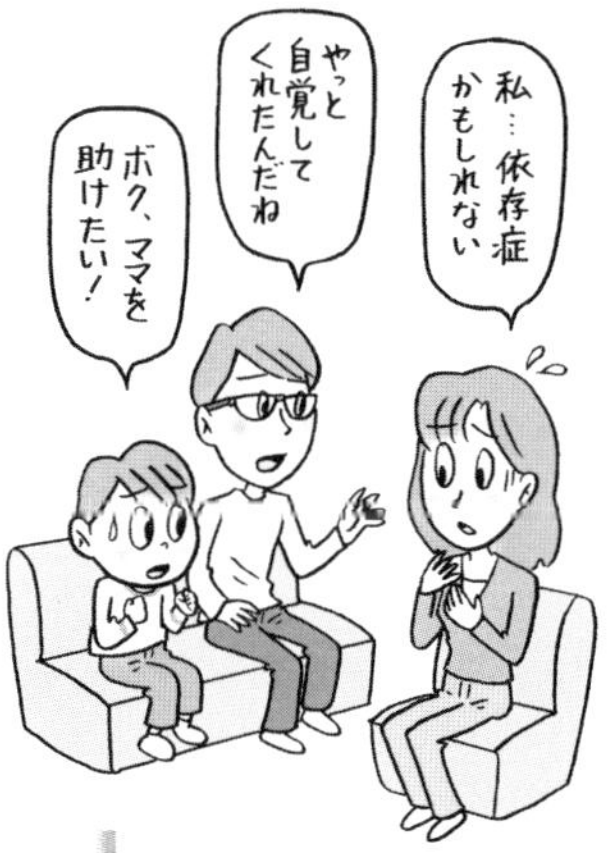
私…依存症かもしれない
やっと自覚してくれたんだね
ボク、ママを助けたい！

二次障害を引き起こす

発達障害のある人とその親との関係、周囲との関係、特性による生きづらさなど、さまざまな要因が重なると「二次障害」を招くことがあります。

自己肯定感の低さから引き起こされる二次的な障害

発達障害のさまざまな特性により、日常生活や学習、人間関係などさまざまな場面で起こることは一次的な問題です。一方、その特性とは別に、本人が受ける過剰なストレスやトラウマなどが引き金となって起こる二次的な障害を「二次障害」といいます。

二次障害が起こりやすいのは、小学校高学年から中学生にかけてのいわゆる思春期です。思春期のころは、自我が芽生えてくると同時に、他人のことが気になり始めます。また、男女ともに心身にさまざまな変化が起こり、精神的にも不安定になりがちです。そうした中で、友だち付き合いがうまくできなかったり、授業についていけなくなったり、スポーツが苦手だったりして、成功体験を積み重ねることができず、自己肯定感が育まれないと、二次障害のリスクが高まります。

二次障害は、身体面、精神面、行動面など広範囲にあらわれ、症状は多岐にわたります。それらは子どもだけでなく、大人になっても続いたり、あるとき再発したりする場合もあります。

特にＡＤＨＤの人は二次障害に陥りやすい

特に起こりやすいのはＡＤＨＤの人です。ＡＤＨＤは特性からくるさまざまな問題行動が、比較的小さいころからみられます。そのため長きにわたって大人から「ダメよ」「何度言えばわかるの？」「いい加減にしなさい」などと繰り返し叱られてきているケースが少なくありません。特性に対する周囲の大人の理解が乏しいと、こうした叱責や無視などを受け続けてしまい、自己肯定感や自尊心が持てないまま成長することが多いものです。

ＡＳＤの人も、人付き合いが苦手で、空気を読んで周囲に合わせることが難しく、こだわりも強いという特性ゆえに、周囲から理解が得られず仲間外れにされやすいなど、さまざまなストレスを抱えています。特に女性の場合、女性特有の付き合いやガールズトークについていけず、孤独感や劣等感を覚える場合が少なくありません。そのつまずきがトラウマとなり、大人になってもそれを引きずる場合があります。

そうしたことが引き金となって、二次障害を引き起こす可能性があるのです。

二次障害のおもな症状

身体的な症状	●頭痛	●不眠
	●腹痛	●嘔吐
	●食欲不振	●過呼吸症候群　など
精神的な症状	●不安や緊張	●無気力
	●不機嫌	●うつ症状
	●意欲減退	●対人恐怖　など
行動面の問題	●反抗	●いじめ
	●不服従	●非行　など
	●暴言・暴力	

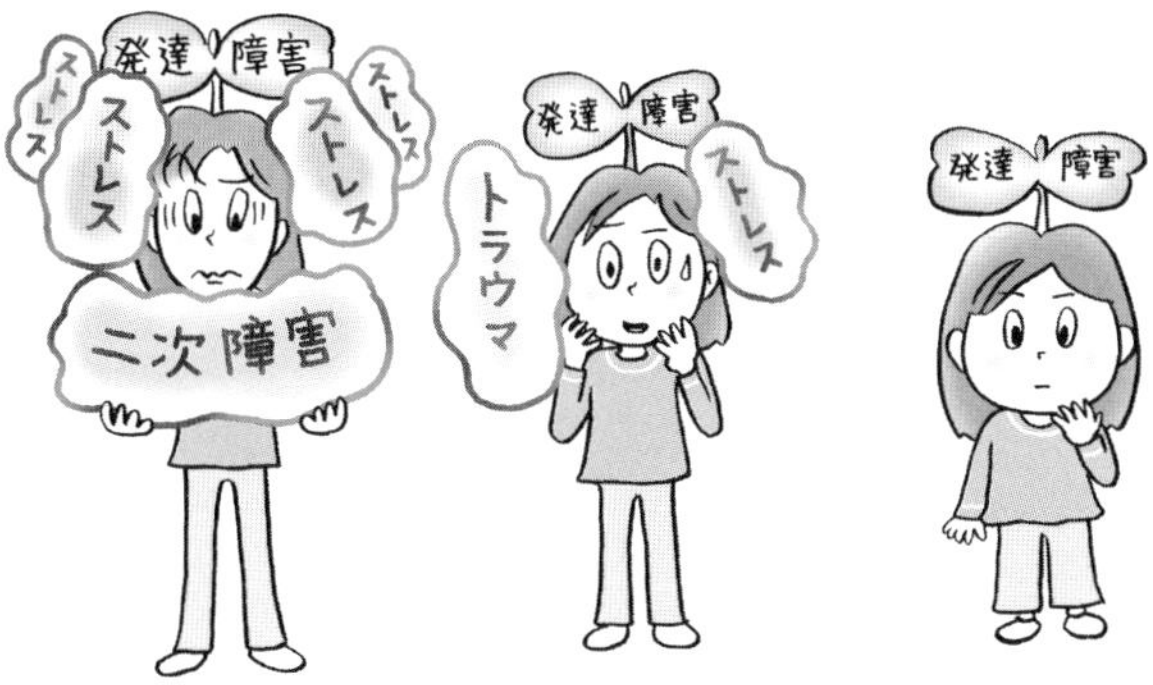

二次障害を防ぐポイント

- 生活リズムを整える
- 得意なことや好きなことを見つけて取り組む
- 対人関係に必要なマナーやルールを身につける
- 薬物療法を検討してみる
- 目的達成のため代替手段を考える。(自転車に乗れなければ、いつか自動車に乗れば良い。算数ができなくても料理が得意、など)

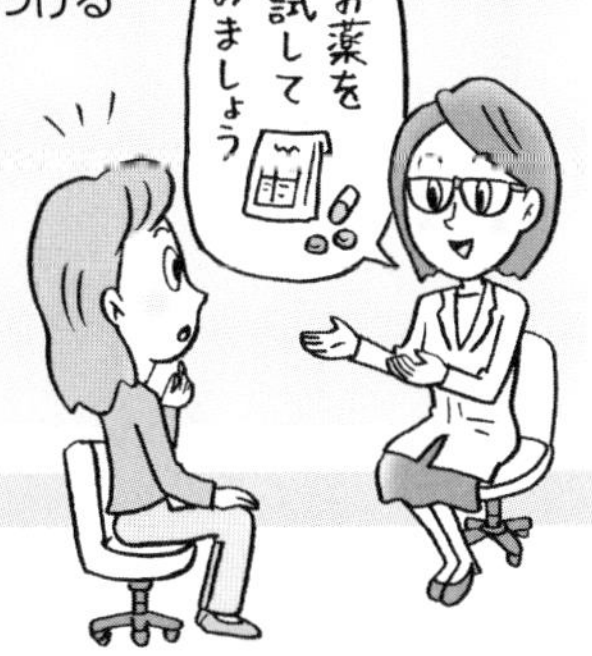

column 5

発達障害の女性の生きづらさ

発達障害があっても知的発達に遅れがない女性は、子どものころは特性による問題行動が目立たない、あるいは限定的だったりして、周囲から気づかれないことが多いものです。本人も特に違和感を持っていない場合も少なくありません。

しかし、思春期以降になるとさまざまなことが表面化してきます。思春期は自我が芽生えて自分を見つめるようになり、他人の目を気にし始める時期です。ところが、ASDの子どもは社会性の乏しさや対人コミュニケーションの障害により、「自分はどこかほかの人と違う」と感じ始めることが多いようです。周囲からは問題がないように見えても、本人は違和感やずれを抱いて、周囲に合わせようと必死に頑張っている場合があります。そのため、本人は悩んでいてもなかなか気づいてもらえません。

また、思春期以降は対人関係が複雑になり、周囲とのギャップが次第に大きくなっていきます。特性のために暗黙の了解や女性特有のガールズトークについていけず、孤立感を深めたり、自分が周囲からどう思われているかわからず混乱している場合があります。

ところが、ASDの人は物事を「白か黒か」「0か100か」でとらえる傾向があり、対人関係に関してもギリギリまでがまんしてしまう場合が少なくありません。

女性の場合はさらにそこへ、いわゆる「女らしさ」「女らしいふるまい」を期待されがちです。身だしなみやマナー、人付き合いなどをうまくこなせないASDの女性は、つねにプレッシャーにさらされているといっても過言ではないのです。

こうした女性は日々葛藤を抱え、しかし周囲からは理解されずに、生きづらさを感じてしまうのです。

第6章

自分の特性を知って、さまざまな課題を改善しよう

発達障害の特性のあらわれ方や症状には個人差が大きいものです。それによるさまざまな困難や生きづらさを改善していくには、まず、自分の特性について正確に理解することが重要です。その上で適切な改善策を講じ、日々の課題を改善・解決していきましょう。

自分の特性を正しく把握しよう

生活の中での生きづらさは、自分の努力不足のせい……？　もし、「普通とはちょっと違う？」と思うことがあるなら、特性によるものかもしれません。

気になったら一度、医療機関で診察を

夫婦関係がギクシャクしている、子どもの学校にまつわる人付き合いが苦痛、職場で度々トラブルを起こしてしまう……。もし、日常生活に何らかの不都合があり、そこに発達障害の特性が関わっているのでは？と考えているなら、一度、医療機関で医師の診察を受けてみましょう。

発達障害は、一般的に二～三歳ごろから特性が目につくようになりますが、特性に気づかれない場合もあります。特に女性の場合、もともとおとなしい性格だったり、社会性やコミュニケーションに特段問題がない場合、特性に気づかないまま大人になるケースも少なくありません。しかし、特性を抱えながら、社会の中で複雑な人間関係をこなしていくのは大変なことです。

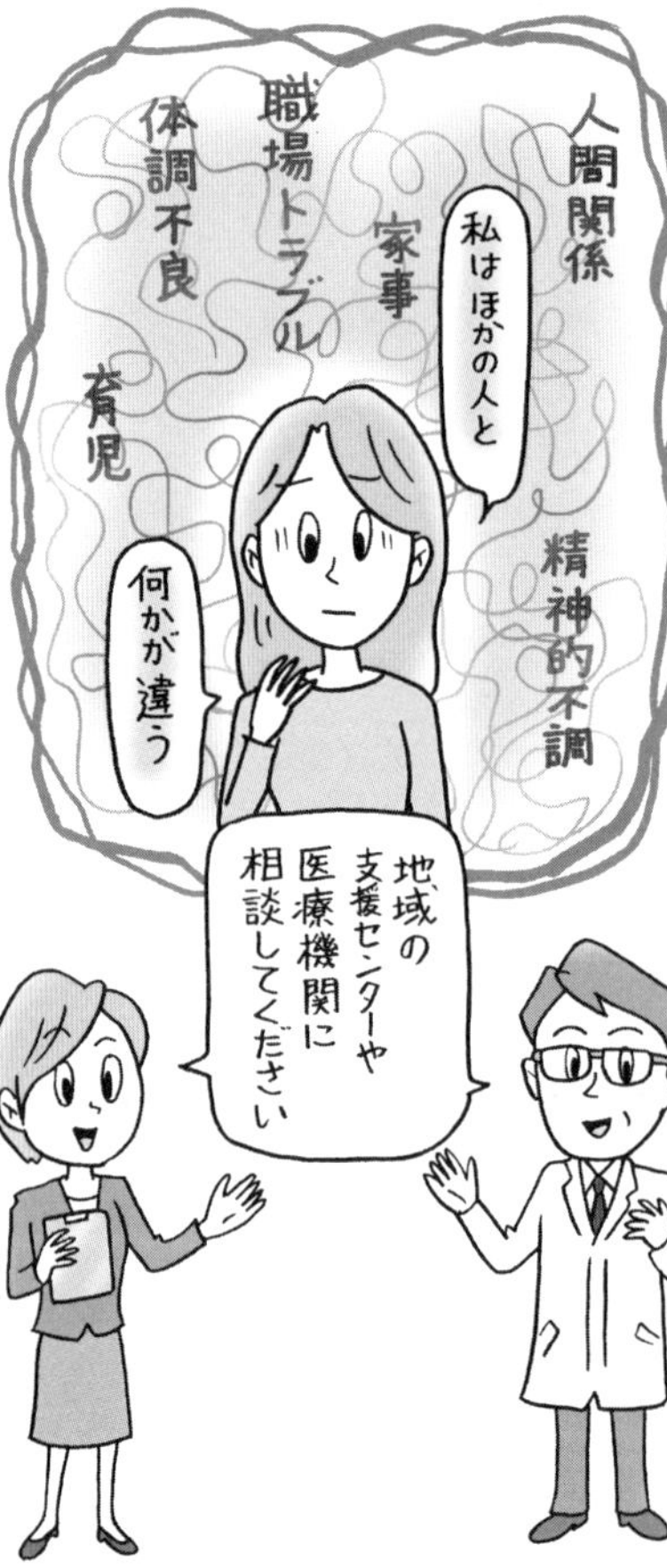

人間関係
家事
職場トラブル
体調不良
育児
精神的不調
私はほかの人と
何かが違う
地域の支援センターや医療機関に相談してください

医療機関では、医師や専門家による問診やカウンセリング、必要に応じて各種テストや検査などを行い、慎重に検討されます。仮に発達障害の診断が出た場合、ショックな気持ちもあるでしょう。しかし、自分の

特性が可視化され、これまでの生きづらさの原因がはっきりすることで、もやが晴れたような気持ちになり、前向きに対処していく心構えが芽生えることも多いものです。

あるいは確定診断までに至らなかったとしても、医師や専門家とのやりとりを通じて、自分の傾向を知るきっかけにもなります。

大人の発達障害の診察は、精神科または心療内科で行っています。また近年では、発達障害を専門に診るクリニックも増えています。早く診断をつけたいとあせらず、まずは自分の状況を相談するつもりで受診してみるのも一案です。

公的機関を活用する方法もある

もし、どの医療機関を受診したらよいかわからない、いきなり医療機関を訪ねるのは躊躇するという場合は、公的機関に相談してみるのも方法です。

たとえば、地域の保健所や保健センターでは相談窓口があり、大人の発達障害にも対応しています。また、発達障害者支援センターは、発達障害のある人への支援を総合的に行う専門機関です。医師の診断を受けていない人でも相談することができます。

具体的な支援内容は、地域の支援センターによって異なる場合があり、日常生活の困りごとや対人コミュニケーションについて気になることを相談できたり、就労に関してアドバイスをしてくれるところもあります。また、必要に応じて保険や医療、福祉、教育、労働などの関係機関と連携し、指導やサポートを行っているところもあるので、積極的に活用してみましょう。

相談できる公的機関

■保健所・保健センター

地域の保健所や保健センターでは、発達障害に関する相談にのっています。

■発達障害者支援センター

発達障害者（児）への支援を総合的に行う専門機関です。保健、医療、福祉、教育、労働などの関係機関と連携し、発達障害者（児）と、その家族からのさまざまな相談に応じ、指導と助言を行っています。

■精神保健福祉センター

心の健康相談（引きこもりや精神障害など）の窓口で、各都道府県に一つ以上設置されています。発達障害の特性による心の問題についても扱っています。

■大学の研究室に併設された総合相談センター

発達障害に関する相談窓口を持っている大学もあります。

セルフケアのポイントを押さえておこう

発達障害のある女性はさまざまなストレスを抱えながら、必要以上に頑張っています。ときにはうまくいかない自分を許し、労わってあげることが必要です。

セルフケア①

【疲れやストレスに気づこう】

発達障害のあるお母さんは、人並み以上に気を張って頑張っています。疲れやストレスを感じたら休むことも必要です。ところが、毎日気が張っているために、それに気づかない場合があります。そこで自分の「お疲れサイン」を把握しておきましょう。サインに気づいたら、早めに対処することが大切です。

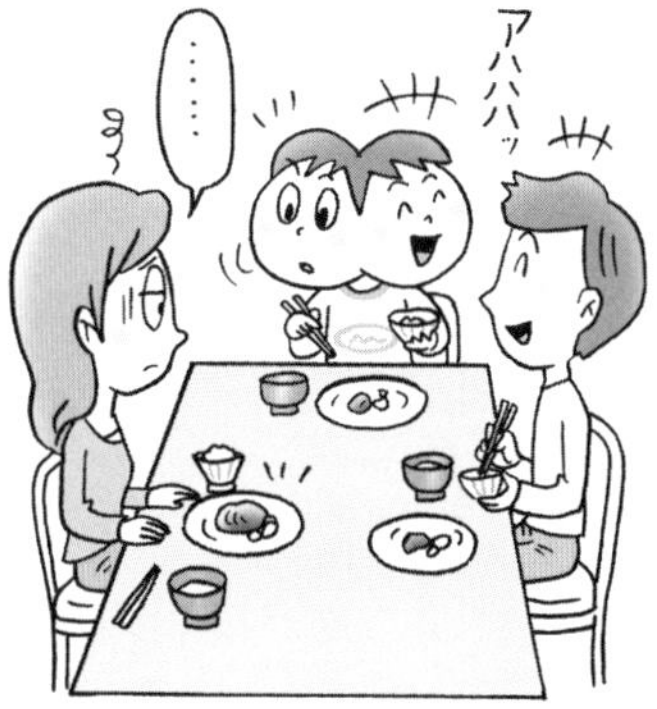
……
アハハハッ

「お疲れサイン」チェック

- □ やる気がおきない・面倒くさい
- □ 笑わなくなった
- □ 気晴らしができない
- □ 体調がすぐれない
- □ 寝つきが悪い・早朝目が覚める
- □ 食生活が乱れがち
- □ 献立が考えられない

セルフケア②

【“個の時間”を設けよう】

お母さんは自分のことを後回しにして、家族のことを優先してしまいがちです。自分も疲れているのに、きちんと休養が取れていない場合があります。自分のことをおろそかにしていると、あるとき電池が切れたようになってしまう可能性があります。ときには“お母さん”を完全にオフにして、自分だけの自由な時間をつくりましょう。

“個の時間”をつくるメリット

- □ お母さんの役割から解放され、本来の自分が“オン”になる
- □ 心身がリラックスする
- □ 張りつめがちな心に余裕が生まれる
- □ お母さんが“オフ”になると家族の意識も変わる
- □ 今食べたいスナック菓子を食べながらぼーっとしてみる

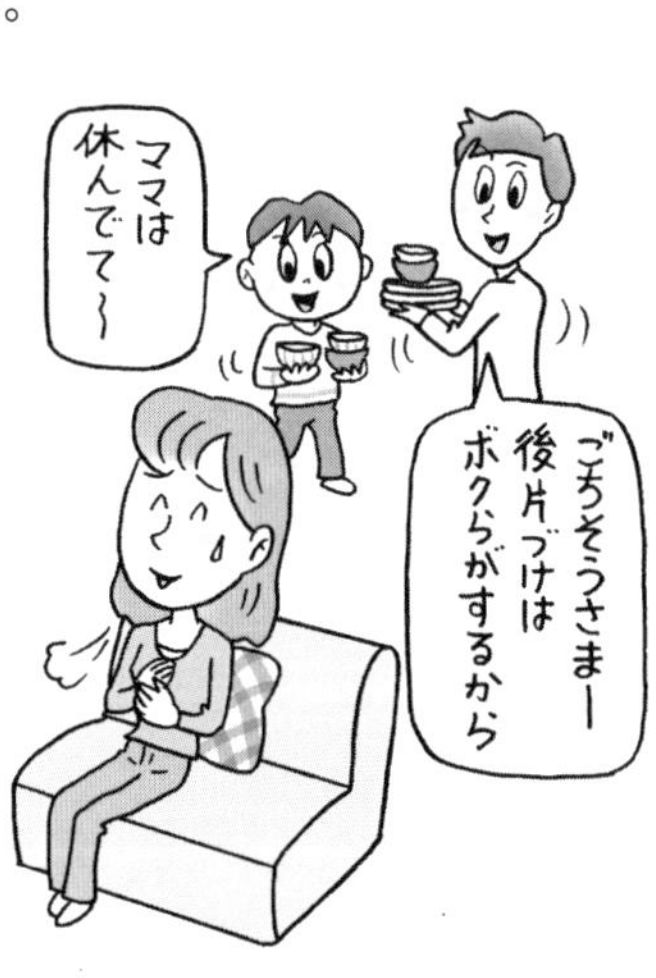
ママは休んでて〜
ごちそうさまー 後片づけはボクらがするから

セルフケア③

家族全体で役割分担を決めよう

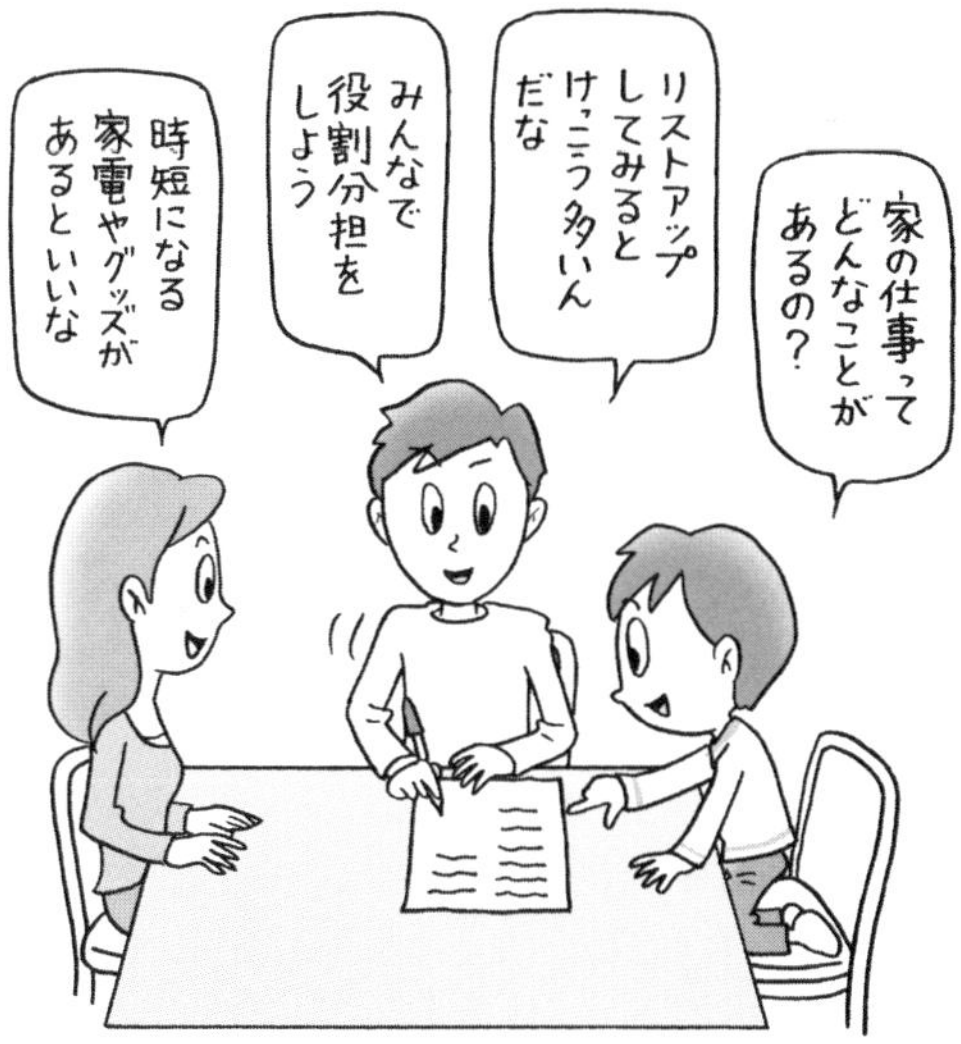
家の仕事ってどんなことがあるの？
リストアップしてみるとけっこう多いんだな
みんなで役割分担をしよう
時短になる家電やグッズがあるといいな

お母さん一人で一切合切を引き受けることはありません。家族それぞれに家での役割を振り分けたり、家族間のコミュニケーションのとり方を変えたり、家庭内の設備を見直すなどして、お母さんの負担を軽減する工夫をしましょう。それがうまく機能すると、家族間のやりとりもスムーズになります。

家族の役割を
決めるポイント

- □家族それぞれに役割を振り分ける
- □生活環境を改善したり工夫してみる
- □家庭内設備を見直してみる
- □定期的に家族で話し合う

セルフケア④

頼れる人や場所を見つけよう

主治医以外にも、お母さん自身の悩みや困難について相談できる相手を見つけておきましょう。いざというとき、第三者の意見を気軽に聞けるような環境があれば、悩みを一人で抱え込むことが減ります。また、同じ悩みを持つ人が集まる会に参加するなど、日ごろの不安や不満を吐き出す場所があると心の支えになります。

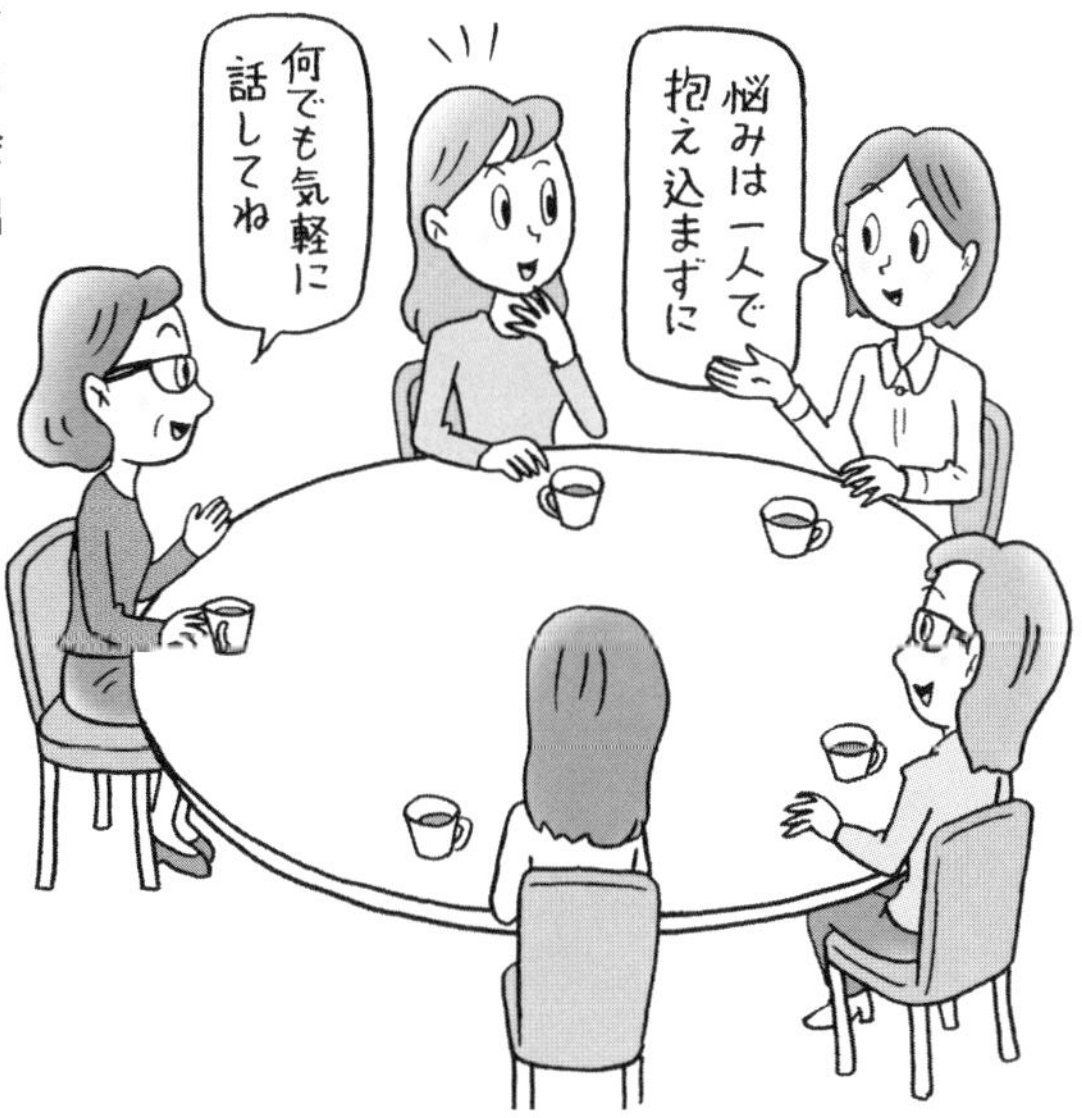
悩みは一人で抱え込まずに
何でも気軽に話してね

いざというとき
頼りになる人や場所

- □主治医
- □発達障害者支援センター
- □自分の特性を知る両親
- □気の置けない友人
- □自分と同じ悩みを持つ人が集まる会

薬物療法を試してみよう

発達障害の症状の治療にいくつかの薬物が用いられています。特性からくる不調の緩和や二次障害の予防に一定の効果を発揮することがわかっています。

薬物療法も選択肢の一つ

発達障害の症状を根本的に治すことは難しいですが、一部の症状の緩和に薬が一定の効果を発揮することが知られています。

たとえば、ADHDの特性である多動性や衝動性は、原因はまだ解明されていませんが、脳の中の神経伝達を助ける働きのある薬を服用することで、症状が改善することがわかっています。

薬に対して抵抗がある人もいるかもしれませんが、薬物療法をかたくなに避けたことで、感情のコント

ADHDの治療に用いられる おもな薬の種類

■メチルフェニデート（商品名：コンサータ）

脳内のドーパミンの量を増やして、自己抑制を司る前頭前野の機能を向上させることで、ADHD特有の不注意や多動性、衝動性を抑える働きがあります。

■アトモキセチン（商品名：ストラテラ）

脳内のノルアドレナリンに作用し、働きをよくすることで、集中力を高め、段取りや時間概念を改善する働きがあります。

■グアンファシン（商品名：インチュニブ）

脳内のノルアドレナリンの受容体を刺激して、神経伝達を改善する働きがあります。多動性や衝動性、不注意を抑える作用は他の二剤より弱いですが、感情に作用して感情の爆発を防ぎ、他人に対する思いやりやる気を喚起します。

サプリメントも効果的

ADHDはオメガ3脂肪酸や鉄サプリなど。また、記憶力にはイチョウ葉エキス。ASDにはビタミンB6、マグネシウムなどのサプリメントが効果を現すこともあります。

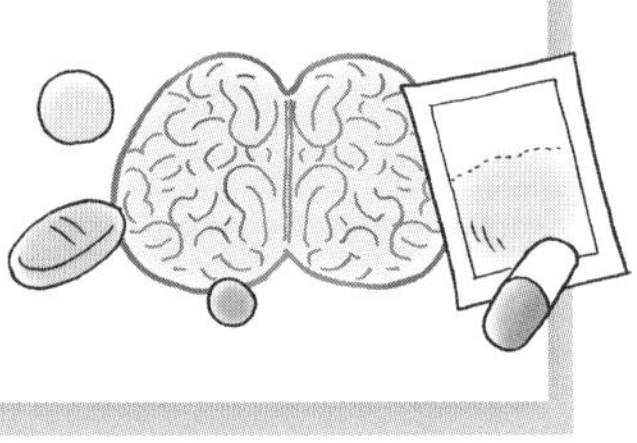

ロールができず、トラブルを招いてしまったというケースも少なくありません。

薬物療法を行えば身の回りの困りごとがすっきり解決するわけではありませんが、薬である程度症状を抑えながらストレスの軽減に努めることで、生活全般を楽にしたり、二次障害を予防する効果が大いに期待できます。

ASDの治療でも用いられている、薬物療法と漢方薬

ADHDの治療では、その特性である多動性や衝動性を抑えたり、集中力を高める上で薬に一定の効果があることが知られており、かねてから薬物療法が取り入れられてきました。

一方、ADHDほどではありませんが、ASDの治療でも薬が使われるケースがあります。よく用いられるのは、リスペリドン（商品名：リスパダール）とアリピプラゾール（商品名：エビリファイ）です。

リスパダールは抗精神病薬で、ASDの特性であるイライラやかんしゃく、不安や緊張をやわらげる効果があります。エビリファイは鎮静や気分の安定に効果があり、衝動性をコントロールしたいときに用いられます。

また、ASDの女性の中には、月経前後に体調を崩し、頭痛やめまい、体が重い、だるい、おなかが張る、腰が痛い、寝つきが悪いといった月経前症候群（PMS）に悩んでいる人も少なくありません。この場合、心身のメンテナンスが非常に重要です。

たとえば、漢方薬の「抑肝散（よくかんさん）」はかんしゃくや興奮、イライラなどの症状をやわらげる作用があるほか、女性ホルモンの変化によってあらわれる心身の変調にも効果があり、よく用いられます。また、「甘麦大棗湯（かんばくだいそうとう）」には怒りの感情を鎮めたいときに効果があるとされ、ほんのり甘い味がするので飲みやすい漢方薬です。

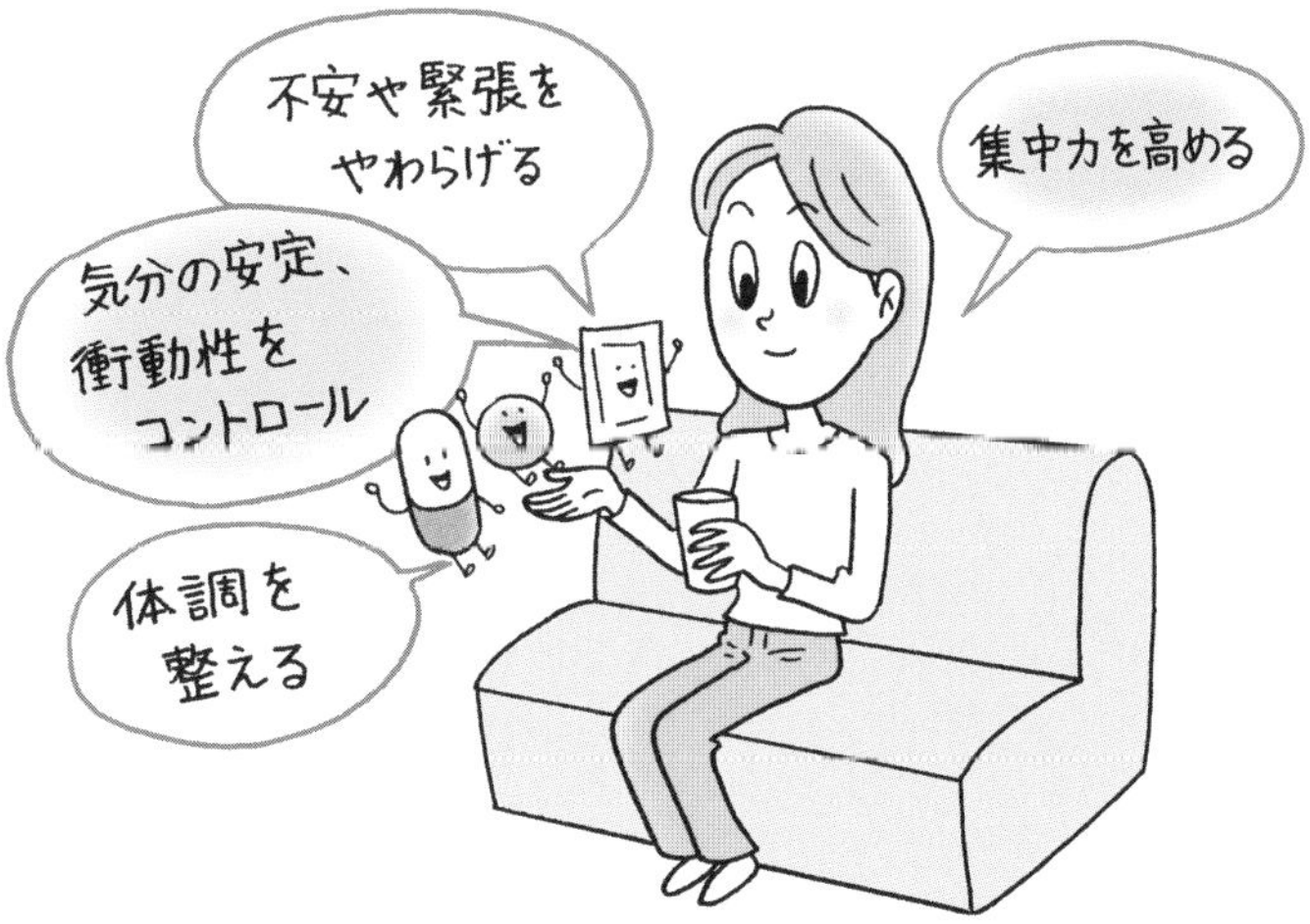
不安や緊張をやわらげる
集中力を高める
気分の安定、衝動性をコントロール
体調を整える

何でも話せる友だちを〝一人〟つくろう

発達障害のある女性は、対人関係やコミュニケーションが苦手です。しかし、無理に女性グループに参加したり、友だちをつくろうとする必要はありません。

友だちは無理につくらなくてもいい

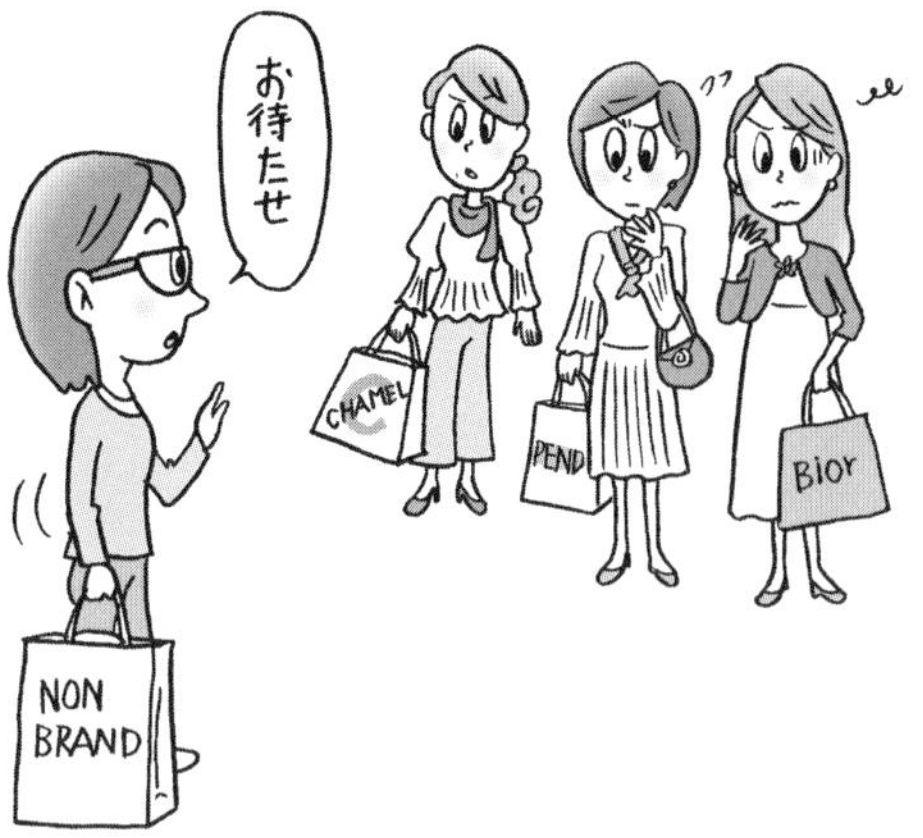

男性の場合、比較的単独で行動したり、一人で過ごしていても平気な人が多いのですが、女性の場合は大人になってもグループをつくって行動することが多いものです。

ひと口にグループといっても、ママ友同士のグループ、職場の同性社員のグループなどさまざまですが、それぞれのグループ内には序列や会話、ファッションなどに一定のルールがあり、グループ内での話題はほかの人には話さない、定期的にランチをする、だれかの家に持ち回りでお茶をしに行くなどの約束事があったりします。

ところが、ASDの女性は基本的にマイペースで、自分の興味があること以外に関心がない、話の全体像より細部にこだわる、非言語的なコミュニケーションが苦手で人の表情や態度から相手の気持ちを想像することができない、冗談や皮肉が理解できないなどの特性があり、グループ内で浮いていたり、嫌われてしまうことがあります。

また、ASDの女性の中には、「何で？」と思うような場に身を置いているケースがあります。たとえば、見た目の派手なママ友グループや、アクティブな活動をしている趣味のグループなどです。もっと自分の雰囲気に合ったグループに参加すればいいのに、「子どもの友だちのお母さんがいるグループだから」と無理に合わせたり、がまんしてしまうのです。

ＡＤＨＤの女性の場合は、気配りができない、人の話に割って入る、的外れな発言をする、約束が守れない、時間にルーズといった特性があり、友だちとの間に波風やトラブルを招きやすい傾向があります。

結論をいえば、いずれの場合も、無理に他人と合わせて疲れたり傷ついたりするよりも、一人でいる方が楽なのであれば、「友だちを無理につくらなくてもいい」と割り切ってもいいと考えます。

気の合う、何でも話せる友だちが一人いればいい

そうしたことにパワーを使うより、まず、自分の好きなことや興味のあることに時間を費やした方がいいでしょう。その趣味がきっかけで、話の合う友だちが見つかる場合もあります。あるＡＳＤのお母さんは、「天体観測が好き」という共通の趣味があるママ友と知り合い、「何でも話せる友だちができた」とうれしそうに話していました。

だれとでも仲良くする必要はありません。発達障害のある女性は特に、気が合う、心許せる友だちとだけ付き合えばいいと思います。できればその相手が、聞き上手な人、共感してくれる人だったら理想的です。共感して、「私だったらこうするな」と話せる人。そういう人が〝一人〟いることで、いざというときに頼りになり、人間関係の悩みも半減するはず。そういう人を見つけるために、人の話を聞く姿勢、相手が興味を引くような話題の提供などの引き出しを用意するといいでしょう。

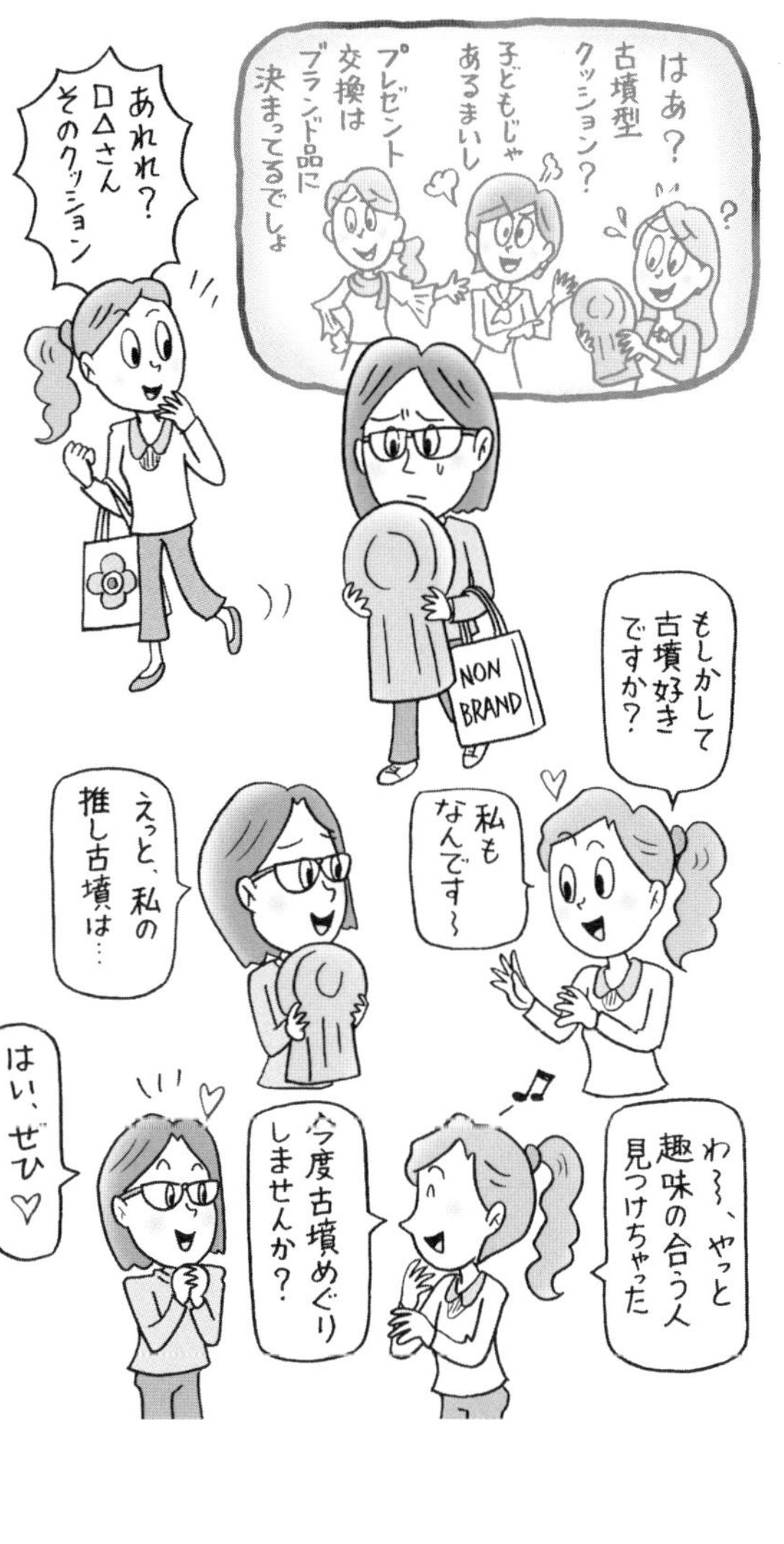
はぁ？
古墳型クッション？
子どもじゃあるまいし
プレゼント交換はブランド品に決まってるでしょ
あれれ？ □△さん そのクッション
NON BRAND
もしかして古墳好きですか？
私もなんです～
えっと、私の推し古墳は…
わ～、やっと趣味の合う人見つけちゃった
今度古墳めぐりしませんか？
はい、ぜひ♡

メンターを見つけよう

悩みや困りごとがあったとき、メンターの存在は心強い味方になります。だれかに相談することで、気づきや発見があり、物事のとらえ方が変わったりします。

メンターがいることで見方や考え方が広がる

発達障害の特性を抱えていると、家庭生活や社会生活のさまざまな場面で、うまくいかないことがひんぱんに起こります。そうしたくてしているわけではなく、特性のためにうまくいかないのです。そのため不安や緊張を強いられ、かといってそれを自分で解消する手立ても見つからず、いっぱいいっぱいになっていることが少なくありません。

そんなときに頼りになるのが、メンターです。メンターとは、「信頼できる相談相手」「優れた指導者」という意味です。

医療機関では、日ごろ困っていることや悩んでいることについて、なかなかゆっくりと聞いてもらうことができません。しかし、メンターなら相談者にじっくり対応し、適切なアドバイスをしてもらえるでしょう。また、自分の困りごとをだれかに伝えることで頭の中が整理され、見方や考え方が広がったり、自ら解決法を見つけたりするきっかけになります。

とはいえ、メンターはだれでもいいというわけではありません。発達障害の知識のある専門医や臨床心理士、カウンセラーなどが適切です。主治医に紹介してもらったり、自分で情報を集めるなどして、信頼できるメンターを見つけましょう。

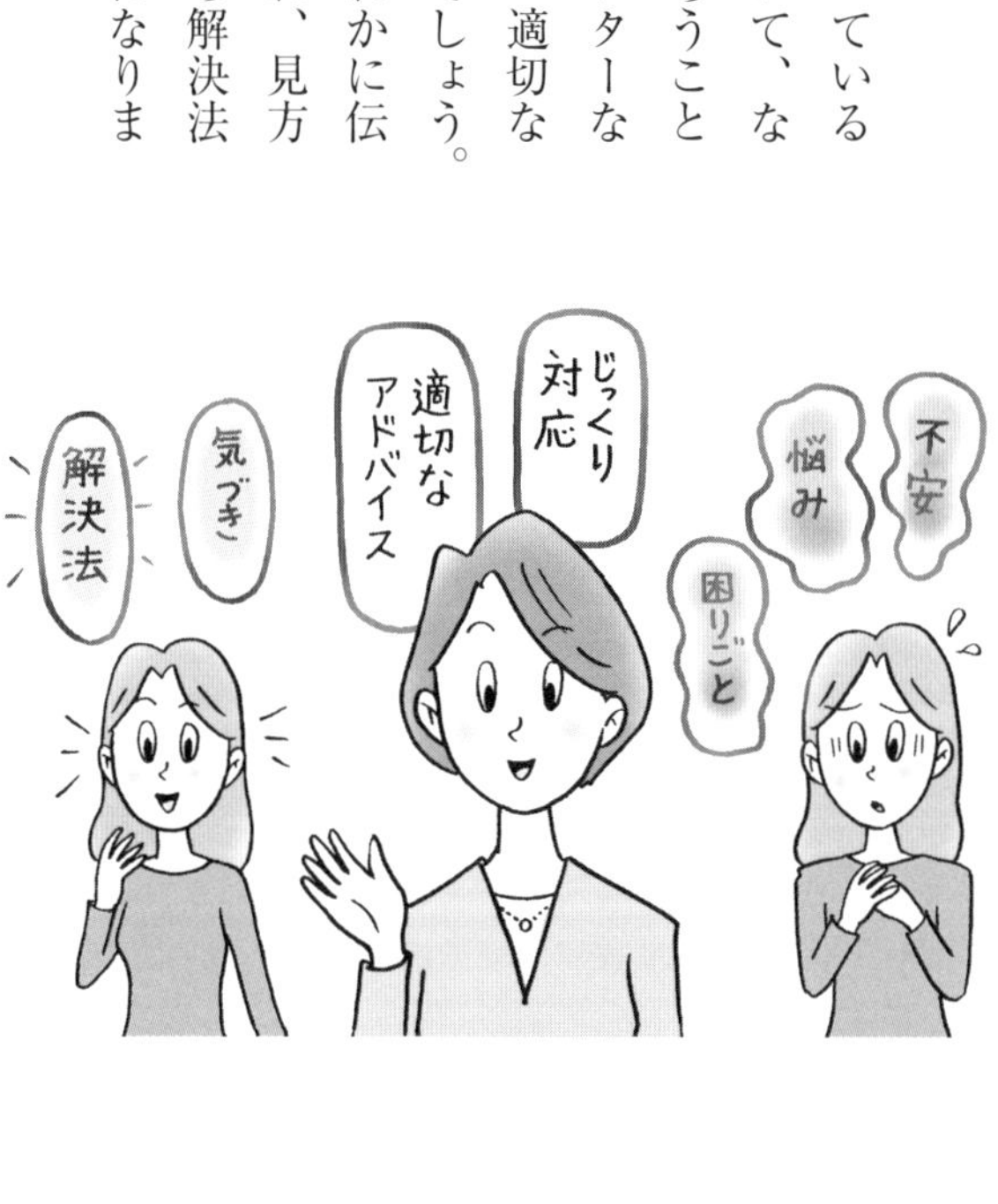
不安
悩み
困りごと
じっくり対応
適切なアドバイス
気づき
解決法

ソーシャルスキルトレーニング（SST）を活用してみよう

社会的な行動がとれるように訓練する方法の一つに「SST」があり、幼児から高齢の方まで幅広い年代の人に対応しています。

対人関係のスキルを身につけるSST

ソーシャルスキルトレーニング（SST）は、認知行動療法をベースにした、人が社会でさまざまな人と関わりながら生きていくために必要な技術を身につける訓練法です。人は成長の過程で出会うさまざまな人との関わりの中で、「した方がいいこと」「してはいけないこと」などを経験的にルールとして身につけていきます。

しかし、発達障害のある人は、それらをうまく身につけられないまま大人になっているケースが少なくありません。そのため、その場に合った対応が取れなかったり、同じ失敗を繰り返したりして、家庭や社会の中でさまざまな困難や生きづらさを感じていることが多いものです。SSTはそうした状況の改善を目指す有効な手段になります。

大人を対象とするSSTは、精神科のデイケア、就労移行支援事業所、就労継続支援A型事業所、B型事業所、地域活動支援センター、就労・生活支援センターなどで行われていることがあります。特性のあらわれ方によって、どのようなプログラムが最適かは変わってくるので、一度、専門家のアドバイスを受けた上で活用してみるといいでしょう。

SSTのおもな流れ

①教示　なぜソーシャルスキルが必要なのかを知る
↓
②モデリング　良いお手本、不適切なお手本を見ながら学ぶ
↓
③リハーサル　ロールプレイングなどの方法で実際に練習する
↓
④フィードバック　リハーサルの内容を振り返り、評価する
↓
⑤般化　身につけたソーシャルスキルを現場で発揮できるようにする

家族療法 1

家族関係の改善を目指す家族療法

家族療法は、家族全体をケアの対象とする治療法の一つです。発達障害に特化はしていませんが、家族に発達障害がある場合の困りごとの改善にも効果的です。

発達障害は家族関係に大きく影響する

お母さんは、ある意味、家族の精神的な支柱を担っています。そのお母さんに発達障害がある場合は、その特性によって起こるさまざまな困りごとへの対応や支援を行うことが大切です。ただし、特性がある本人だけでなく、その家族にも何らかの影響が及び、関係が悪化しているような場合に検討されるのが家族療法です。

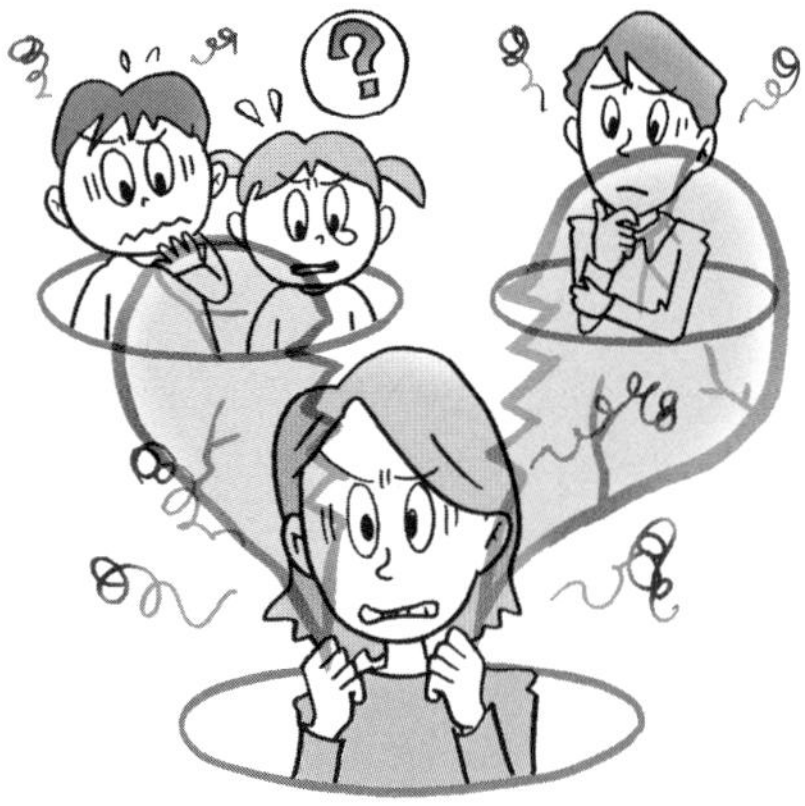

発達障害は、家族関係とも密接に関わっています。たとえば、お母さんの特性に対する家族の理解が不足しているために、家族関係がギクシャクしてしまう可能性があります。また、お母さんが自分の特性に気づかず、日常的に困った行動や態度を取ったり、家族に対して無関心だったりするケースもあります。

そうした問題を放置していると、本人の心身への負担も大きく、子どもの健やかな成長をも妨げます。家族全体をケアの対象とした家族療法は、子どもの成長や家族関係の改善を図る上で有効な選択肢といえます。

“部分”ではなく“全体”を見ながら家族関係の改善を図る

家庭の中で何らかの問題が起きたとき、どうしてもその部分だけを見てしまいがちです。たとえば、お母さんが不機嫌な顔をして台所に立っていたら、「どうしたんだろう」「何か余計なことを言ってしまったかな」などと思いを巡らし、原因を突き止めて改善を図ろうと考えます。

しかし、不機嫌になった原因は一つとは限りませんし、そもそもASDの特性がある場合、ちょっとしたきっかけで不機嫌になったりイライラしてしまうことがあります。

そうした部分ではなく、全体を見渡して、家族の関係性が影響し合うことで問題が起きているととらえるのが家族療法の特徴です。家族を一つの「機能」として考え、誰が悪いのではなく、お互いの関係性によるのだと考えて、家族全体の機能回復を図ります。

家族関係の固定化を防ぐことで変化する

家族の関係性は、本来変化しやすいものです。ところが、発達障害のある家族がいる家庭では、関係が固定化してしまうことがあります。

たとえば、お母さんに発達障害があり、お父さんが問題を見かけたときにそれを注意しますが、なかなか改善の兆しが見えません。やがてお父さんは「何を言っても変わらない」とあきらめ、働きかけることを止めてしまう場合があります。

あるいは、特性による問題行動は変わらないからとすべてを受け入れ、特性のある家族に周囲が合わせた生活をする場合もあります。

こうした「放置」も「受け入れすぎ」も、コミュニケーションの双方向性を失わせる要因となります。その結果、家族の関係性が固定化され、機能不全に陥るおそれがあります。

家族が置かれている状況を客観的に知り、家族の関係性が変わるきっかけをつくる上で家族療法は有効です。本人または家族全員が受けて、家族との関わり方を見直していくことで、いい方向に向かっていく可能性があります。

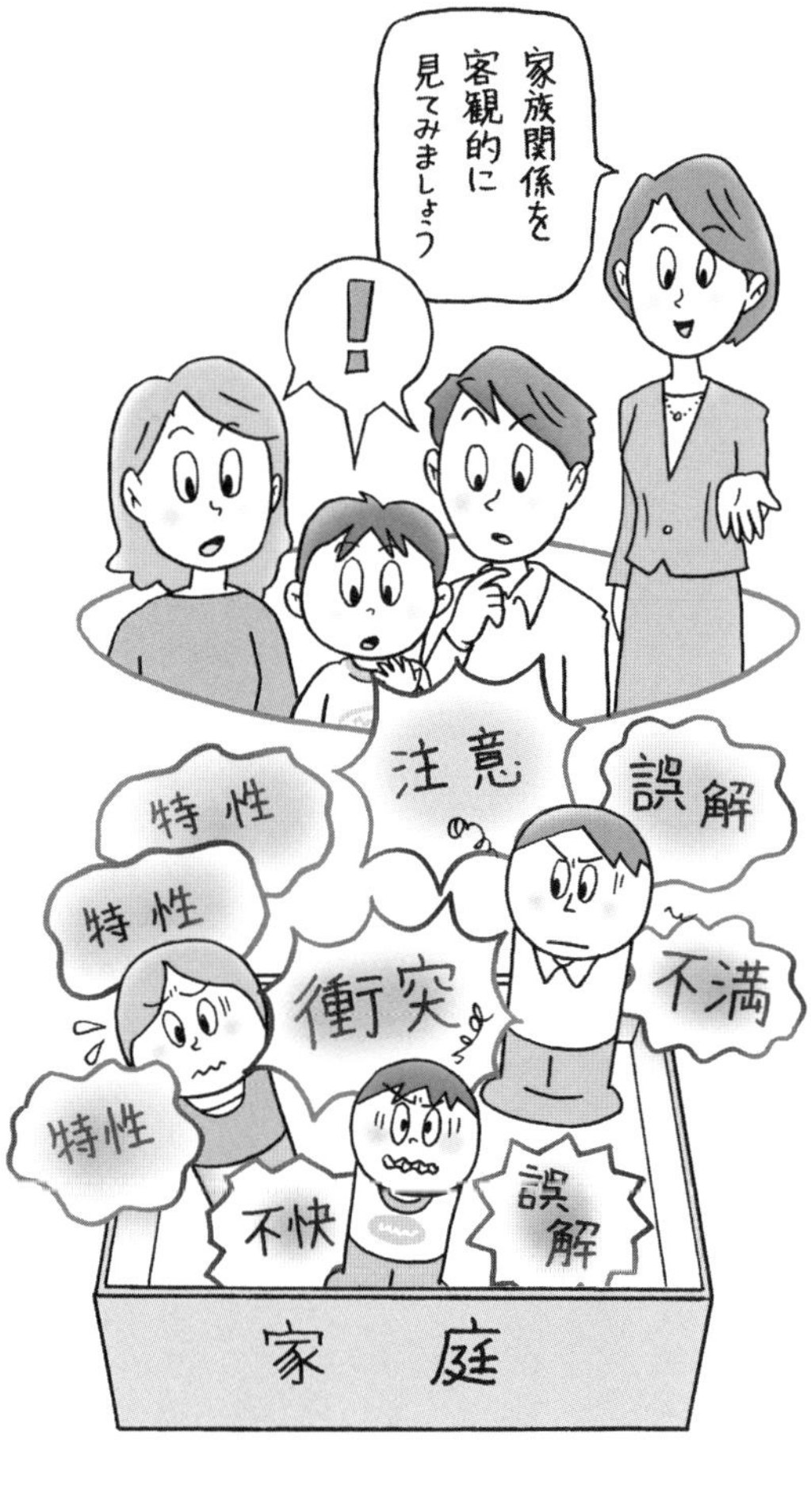
家族関係を客観的に見てみましょう
!
注意
誤解
特性
特性
衝突
不満
特性
不快
誤解
家庭

家族療法の形式と技法

家族療法は、基本的に面談形式で行われます。医師や臨床心理士などとの面談を通して、家族の関係性を見直していきます。

面談形式で関係性を見直す

家族療法は、基本的に面談する形で行われます。

相談者が医師や臨床心理士の質問に答えたり、相談者が家族に関する悩みを話したりします。

ふだんは頭の中で考えていたことを、対話を通じて外に出すと、客観的にとらえられるようになり、考えが整理できたり、対処法が見つかるメリットがあります。

面談の形式には、おもに個人と集団の二種類があります。

個人の面談は、悩みを抱えている

家族療法のおもな形式

■ 個人での面談

悩みを抱えている人が、一人で面談に臨みます。医師や臨床心理士が相談者の悩みや訴えを聞き、さまざまな技法を活用して、家族全体の問題点を考えながら対応していきます。

■ 集団での面談

夫婦、親子、家族全員といった形で、医師や臨床心理士と面談を行うこともできます。家族の関係性がわかりやすく、適切なアドバイスにつながりやすくなります。

■ その他

脳内のノルアドレナリンの受容体を刺激して、神経伝達を改善する働きがあります。多動性や衝動性、不注意を抑える作用は他の二剤より弱いですが、感情に作用して感情の爆発を防ぎ、他人に対する思いやりややる気を喚起します。

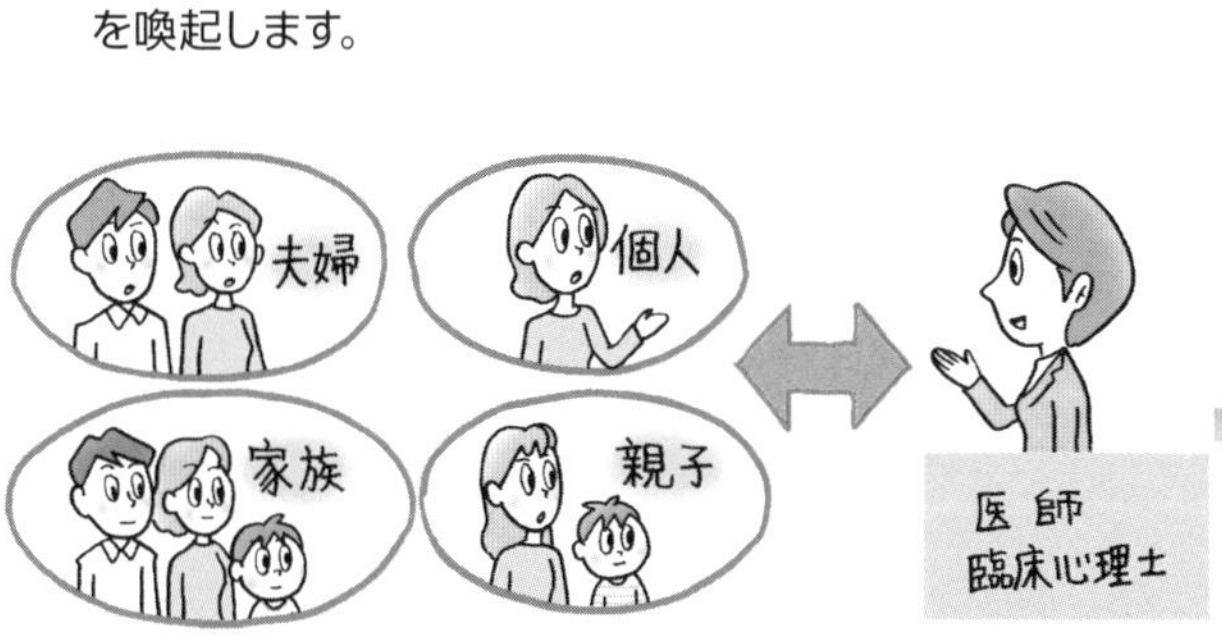

本人が、一人で相談するものです。医師や臨床心理士は相談者の日常生活を含むさまざまな話を聞きながら、家族の全体像を把握し、適切なアドバイスをしていきます。

集団の面談は、お母さんと子ども、お父さんと子ども、夫婦、家族全員など、複数で相談するものです。特性のある本人がそこにいれば、家族の関係性が医師や臨床心理士により伝わりやすくなります。

面談以外にも、自分の考えや困っていることなどをノートに書き出し、生活習慣の見直しに役立てるという手法もあります。

家族療法で用いられるおもな技法

システムズアプローチ

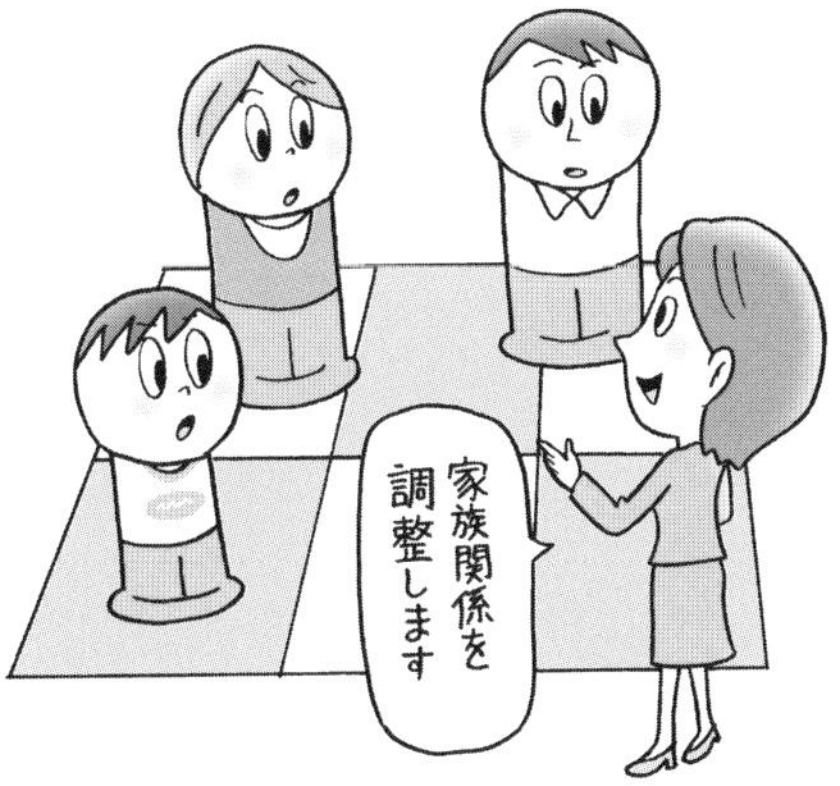
家族関係を調整します

家族を一つのシステムとしてとらえる技法です。システムの中に医師や臨床心理士も加わって、客観的な視点で調整を図ります。家族療法の基本的な方法です。

ジョイニング

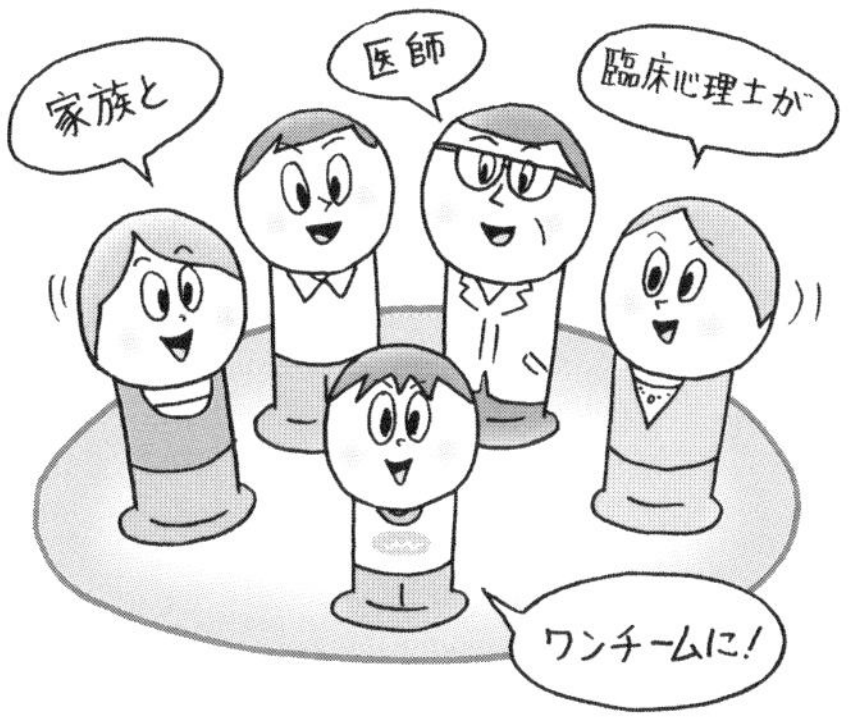
家族と
医師
臨床心理士が
ワンチームに!

医師や臨床心理士が、家族の仲間になるような関わり方をします。家族の様子や関係性を間近で観察し、理解を深めます。

リフレーミング

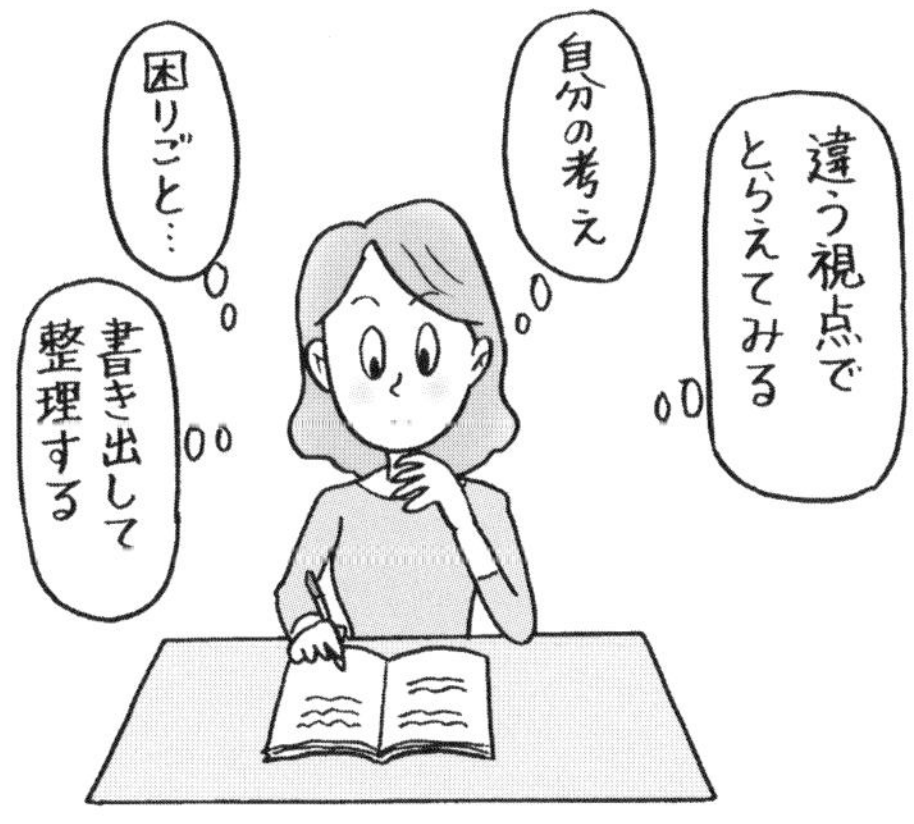
困りごと…
自分の考え
違う視点でとらえてみる
書き出して整理する

「この人はこだわりが強い」といった枠組みを外して、「集中力がある」などのように新たな視点を与えることでとらえ方を変えていきます。

家族療法 3

家族療法が受けられる機関

家族療法は、精神科や小児科、カウンセリングセンターなどで実施されています。相談したい内容や目的に合わせて、上手に機関を選びましょう。

発達障害にくわしい機関を選ぼう

家族療法は、おもに精神科や心療内科、カウンセリングセンターなどで行われています。子どもに発達障害があり、その治療の過程で子どもの親にも発達障害があることがわかった場合、受診している小児科や児童精神科でも、家族の問題解決のサポートを行っているところがあります。

とはいえ、家族療法を行っている機関がすべて、発達障害のある家族の問題に対応できるとは限りません。中には、発達障害にあまりくわしく

受診先は目的に合わせて選択する

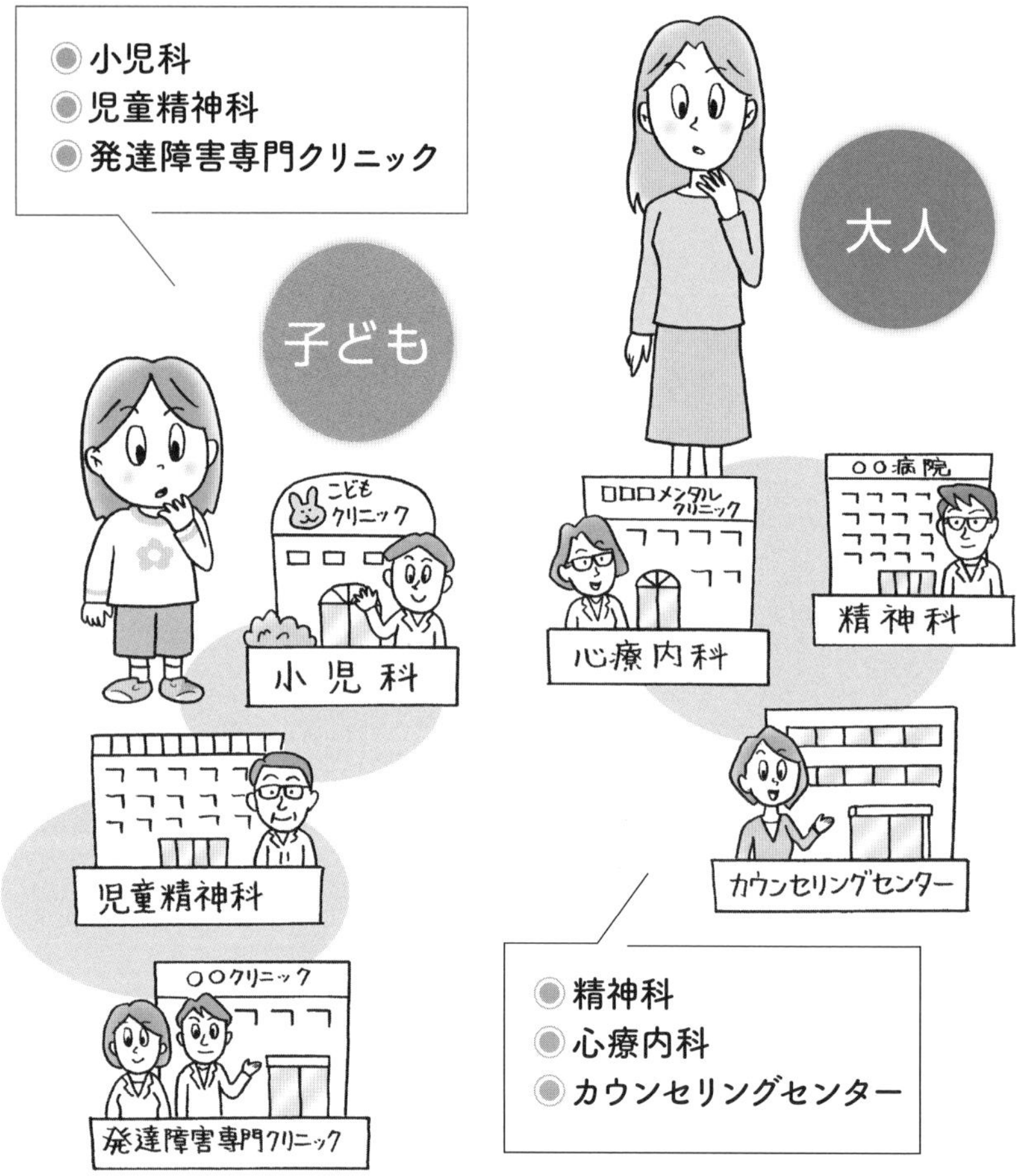

小児科
児童精神科
発達障害専門クリニック
子ども
大人
こども クリニック
小児科
ロロロメンタルクリニック
心療内科
○○病院
精神科
児童精神科
カウンセリングセンター
○○クリニック
発達障害専門クリニック
精神科
心療内科
カウンセリングセンター

ない機関もあります。そうしたところでは、家族の中で起こっているさまざまな問題の裏に、発達障害の特性が関わっていることを想定せずに治療を進める可能性があります。その結果、いつまでたっても改善が見られなかったり、かえって状況を悪化させてしまうことにもなりかねません。

　発達障害の問題にも対応しているかどうかは、事前にしっかり確認した上で機関を探すといいでしょう。ホームページなどで、家族への対応を案内している機関もあります。そういった情報も参考にしてみましょう。

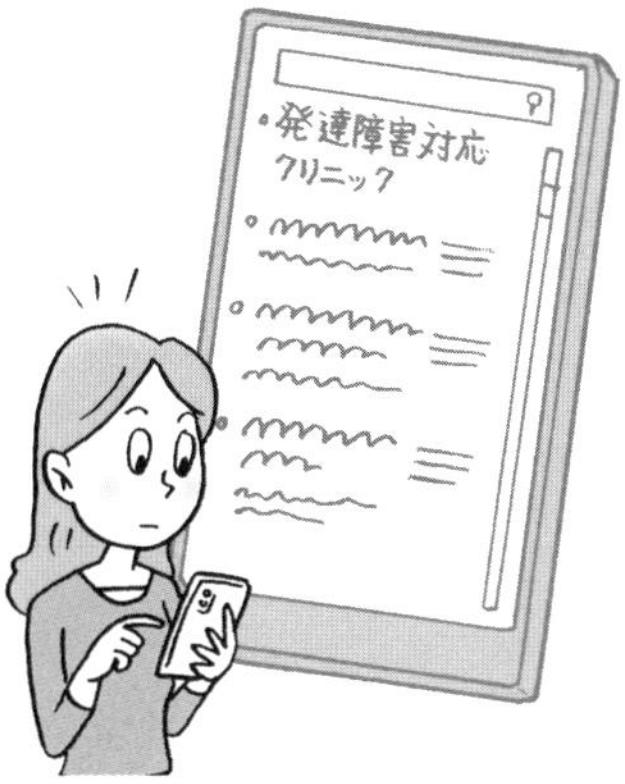
発達障害対応
クリニック

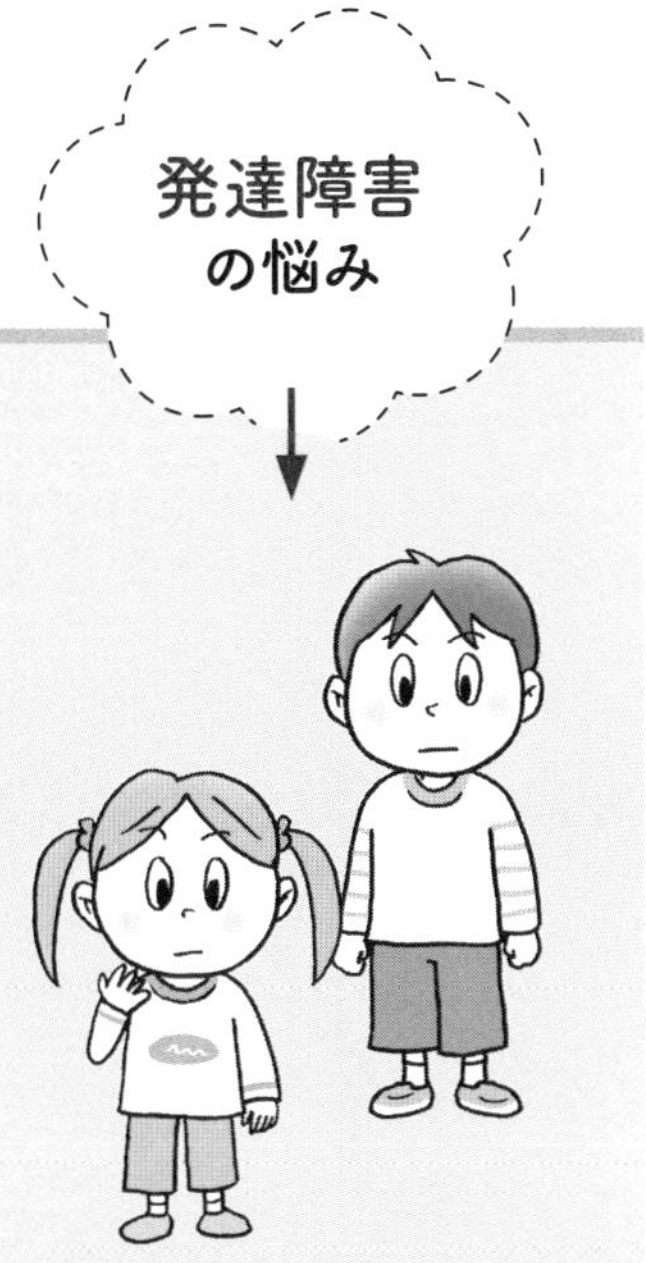
発達障害
の悩み

小児科や児童精神科などでは、子どもの発達障害の相談や治療を行いながら、家族の関わり方などについてのアドバイスを得ることもできます。

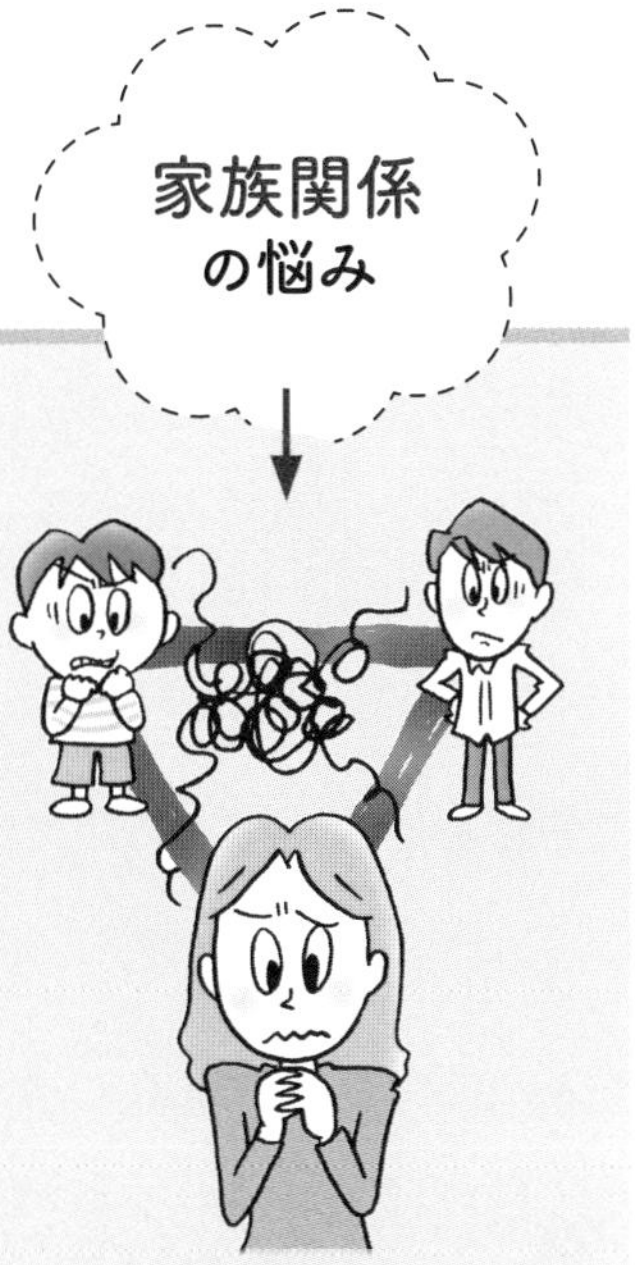
家族関係
の悩み

カウンセリングセンターでの相談は、人間関係の悩みが中心です。家族を見すえたアドバイスをもらうことはできますが、発達障害に関する専門的なアドバイスを期待できないケースもあります。事前に調べておきましょう。

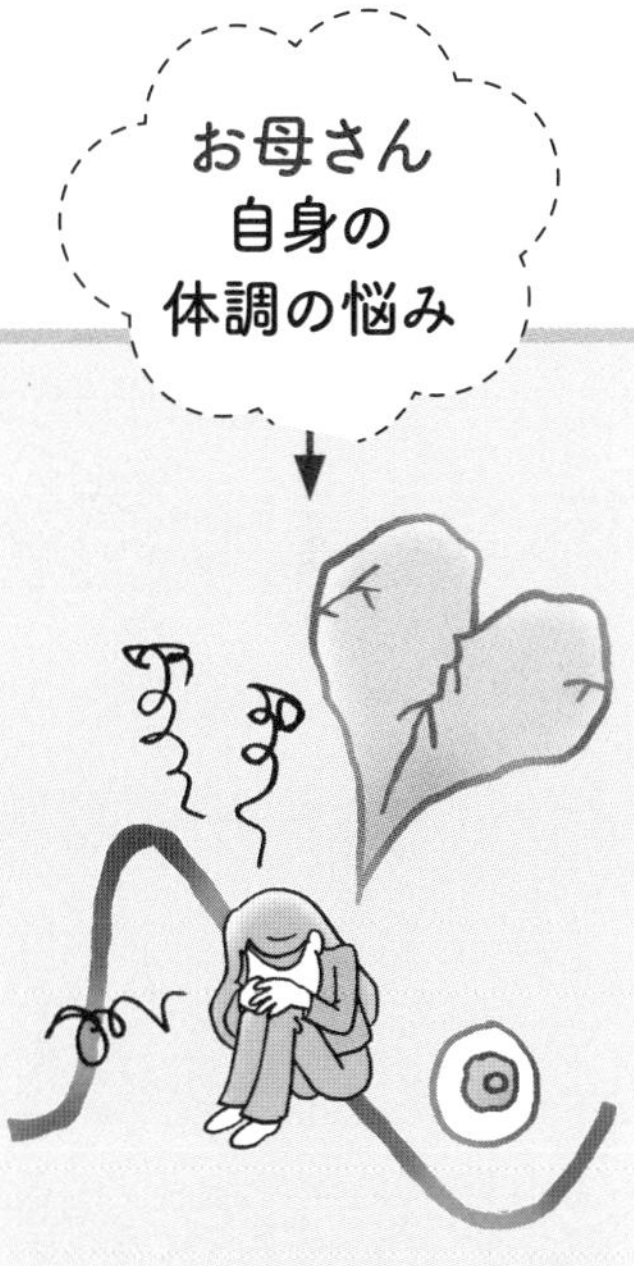
お母さん
自身の
体調の悩み

精神科や心療内科では、大人の心身の不調がおもな相談内容となります。心身の不調を相談しながら、家族との関わり方に話を広げていきます。家族関係の悪化によって体調を崩していると考えられる場合、精神科や心療内科への受診が適切です。

夫婦療法で夫婦の困りごとを改善に導く

夫婦関係にまつわるさまざまな葛藤や困りごとを改善したいときには、夫婦療法（カップル療法）という選択肢もあります。

夫婦の問題に焦点をしぼったカウンセリング

夫婦療法とは、夫婦の間で起こる多様な問題に焦点をしぼり、それを解決するために行うカウンセリングです。婚姻はせず親密な関係で生活している未婚の男女を対象としたカップル療法というものもあります。どちらも内容は基本的に変わりません。夫婦療法やカップル療法に厳密な定義はありませんが、二人の関係にまつわることなら何でもテーマとして扱います。

例えば、コミュニケーション不全、夫婦ゲンカ、子どもの教育方針の食い違い、金銭問題、ドメスティックバイオレンス（DV）やモラルハラスメント、セックスレスなど多岐にわたります。

夫婦療法を扱っている機関

夫婦療法を希望するなら、まずはカウンセリングセンターへ行ってみましょう。ただ、すべてのカウンセリングセンターが、発達障害にまつわる問題を扱っているとは限りません。その場合、発達障害を扱っている精神科や心療内科に相談してみましょう。

児童精神科や発達障害専門クリニックでも、子どもの治療の一環として夫婦関係についてアドバイスしてくれるところもあります。

夫婦療法は、基本的に夫婦そろって受けることが望ましい形といえますが、夫婦関係が悪化しているような場合は、まずどちらか一人がカウンセリングを受けるといいでしょう。その影響で夫婦関係が落ち着きを取り戻したら、二人で受けるという流れもあります。

夫婦療法は、夫婦の関係を通じて家族関係も扱うことになるので、家族全体にもよい影響を与えます。一人で悩みを抱え込まず、活用を検討してみるとよいでしょう。

夫婦療法の受け方

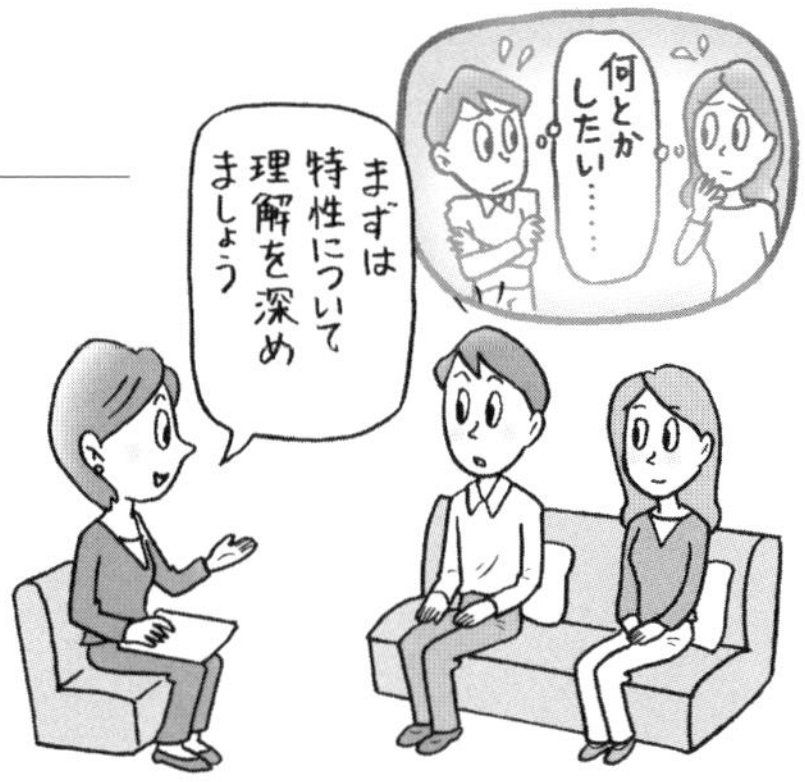
何とかしたい……
まずは特性について理解を深めましょう

◆夫婦そろってカウンセリングを受ける

夫婦関係がギクシャクしていることを二人が自覚していて、改善を図りたいと考えている場合、夫婦そろってカウンセリングを受けるのが望ましい形です。互いが同じ場面でも違うように見ていると気づきます。

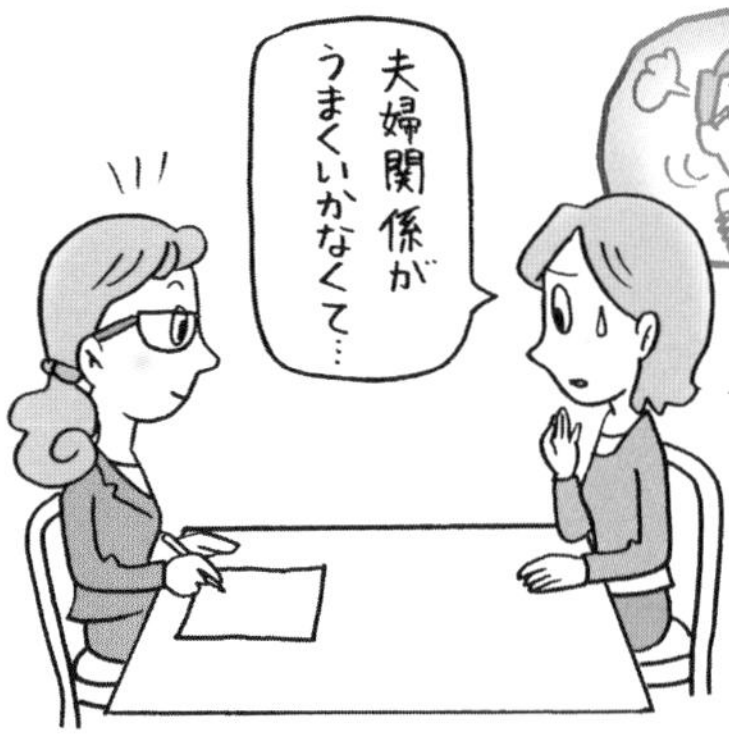
夫婦関係がうまくいかなくて…

◆どちらか一人がカウンセリングを受ける

悩んでいる方が、一人でカウンセリングを受け、夫婦関係について相談することも可能です。むしろ夫婦関係が悪化している場合は、一人で相談することが現実的な対応です。二人が自分の側から話すとののしり合いが生まれます。

◆あとから二人でカウンセリングを受ける

まず、夫婦のどちらか一人がカウンセリングを受け、どうすればよいか相手の立場に立って話してもらう。相談した本人の状態が落ち着いたことで夫婦関係が少し上向いたら、二人そろってカウンセリングを受ける方法もあります。

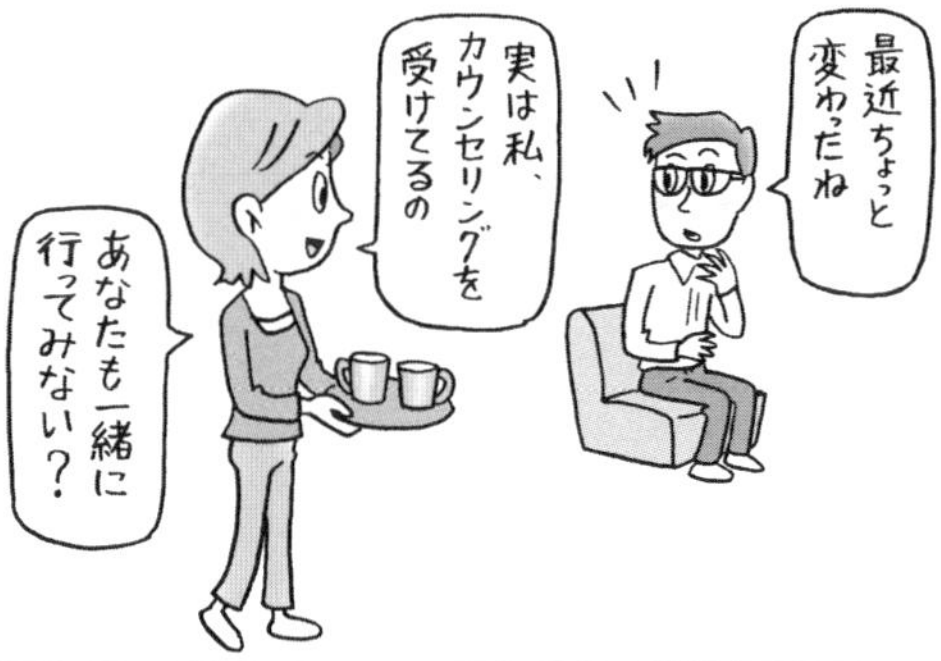
最近ちょっと変わったね
実は私、カウンセリングを受けてるの
あなたも一緒に行ってみない？

夫婦療法で扱われるテーマ

基本的に夫婦関係にまつわる問題であれば、何でも相談できます。

- ●コミュニケーション全般の悩み、会話の減少、夫婦ゲンカ
- ●育児や教育への方針の食い違い
- ●夫婦の金銭感覚の違い、夫婦間の収入格差
- ●浮気、不倫、セックスレス
- ●DV、モラルハラスメント
- ●カサンドラの状態

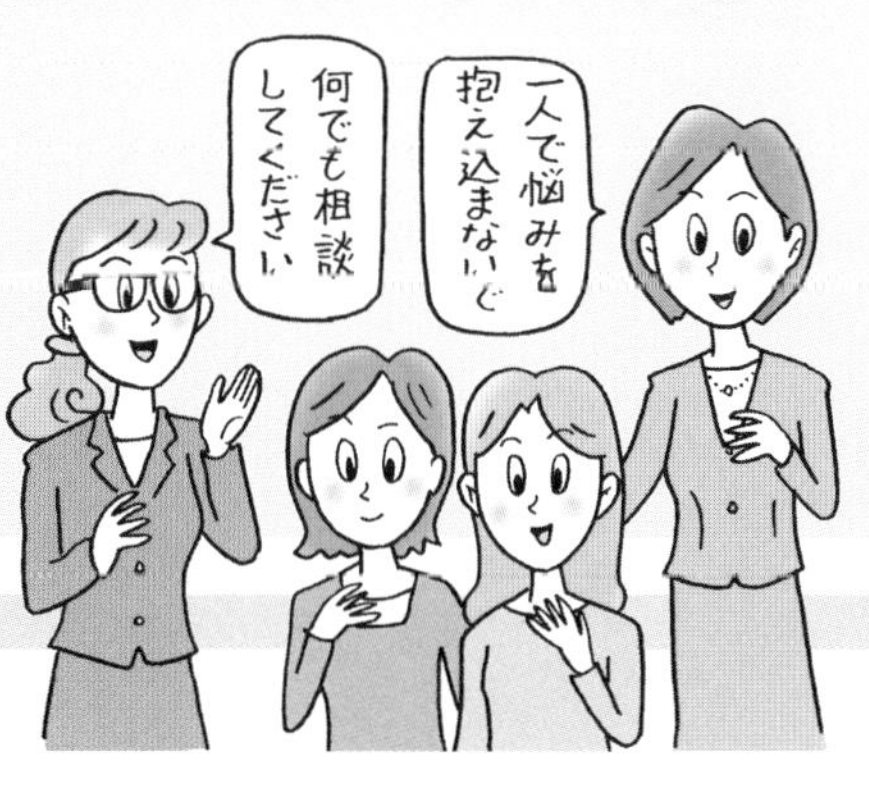
一人で悩みを抱え込まないで
何でも相談してください

監修者略歴◢ **宮尾益知**（みやお　ますとも）
東京生まれ。徳島大学医学部卒業。東京大学医学部小児科、自治医科大学小児科学教室、ハーバード大学神経科、国立成育医療研究センターこころの診療部発達心理科などを経て、2014年にどんぐり発達クリニックを開院。主な著書・監修書に『発達障害の治療法がよくわかる本』、『発達障害の親子ケア』、『女性のADHD』、『女性のアスペルガー症候群』（いずれも講談社）、『アスペルガーと愛』（東京書籍）、『発達障害の子どもが元気になる　やさしい言葉かけ』、『家族で支援する子どものASD』（いずれも小社）など。専門は発達行動小児科学、小児精神神経学、神経生理学。発達障害の臨床経験が豊富。

滝口のぞみ（たきぐち　のぞみ）
東京生まれ。青山学院大学卒、白百合女子大学大学院博士課程修了、博士（心理学）。帝京平成大学大学院准教授を経て、現在青山こころの相談室代表。青山学院大学非常勤講師。臨床心理士、公認心理師。専門は夫婦関係および発達障害で、現在、主に成人の発達障害とそのパートナーを対象としたカウンセリングを行っている。

参考図書◢
『女性のための発達障害の基礎知識』　宮尾益知／著　河出書房新社
『ASD（アスペルガー症候群）、ADHD、LD　女性の発達障害』　宮尾益知／監修　河出書房新社
『ASD（アスペルガー症候群）、ADHD、LD　女性の発達障害　就活／職場編』　宮尾益知／監修　河出書房新社
『ASD（自閉症スペクトラム障害）、ADHD、LD　女の子の発達障害　改訂版』　宮尾益知／監修　河出書房新社
『お父さんが発達障害とわかったら読む本』　宮尾益知／監修　河出書房新社
『カサンドラのお母さんの悩みを解決する本』　宮尾益知／監修　河出書房新社
『ASD（アスペルガー症候群）、ADHD、LD　大人の発達障害　日常生活編』　宮尾益知／監修　河出書房新社
『夫がアスペルガーと思ったとき妻が読む本　増補改訂版』
宮尾益知・滝口のぞみ／著　河出書房新社
『発達障害を家族で乗り越える本』　宮尾益知／監修　河出書房新社
『発達障害の“二次障害”を理解する本』　宮尾益知／監修　河出書房新社

Staff◢ 装丁／志摩祐子（レゾナ）
本文デザイン・ＤＴＰ／志摩祐子、西村絵美（いずれもレゾナ）
カバー・本文イラスト／横井智美
企画・構成／青文舎（西垣成雄）
編集／関根利子

私が発達障害とわかったら読む本
お母さんの“疲れ”はASDやADHDが原因かもしれない

2023年8月20日初版印刷
2023年8月30日初版発行

監　修　宮尾益知　滝口のぞみ
発行者　小野寺優
発行所　株式会社河出書房新社
〒151-0051
東京都渋谷区千駄ヶ谷2-32-2
電話　03-3404-1201（営業）
03-3404-8611（編集）
https://www.kawade.co.jp/

印刷・製本　図書印刷株式会社

Printed in Japan　ISBN978-4-309-25462-3